青春期 U0266809 展

李观明　朱伟杰　张欣宗　主编

科学出版社

北　京

内 容 简 介

本书是一本关于青春期生殖健康的科普读物。全书分为 17 章，共 202 个问答，内容包括青春期生殖健康的内涵与重要性、青春期生殖生理、青春期常见生殖系统问题与疾病、青春期生育力维护、青春期心理健康对生殖健康的影响、家长要重视孩子的青春期生殖健康、性传播疾病损害青春期生殖健康、环境因素与青春期生殖健康、遗传因素与青春期生殖健康、生育力保存、人类辅助生殖技术的现状与发展趋势，以及青春期生殖健康的宣教措施等。书中采用一问一答的形式，系统地介绍了青春期生殖健康的概念，青春期生殖健康涉及的知识与问题，青春期生殖健康与成年期生育力的关系，损害青春期生殖健康的因素与后果，青春期生育力维护方式，以及社会、学校和家长需重视孩子的青春期生殖健康等，以期为青春期人群和感兴趣的读者深入浅出地科学介绍青春期生殖健康的相关知识。

本书对从事儿科学、生殖医学、男科学、妇产科学和心理学等学科的医务人员、专业技术人员、高等医学院校师生，以及中小学师生和青春期人群家长有参考价值。

图书在版编目（CIP）数据

青春期生殖健康 / 李观明，朱伟杰，张欣宗主编. —北京：科学出版社，2024.3
ISBN 978-7-03-078095-9

Ⅰ. ①青… Ⅱ. ①李… ②朱… ③张… Ⅲ. ①青春期－生殖健康 Ⅳ. ①R169

中国国家版本馆 CIP 数据核字（2024）第 043987 号

责任编辑：岳漫宇 / 责任校对：严 娜
责任印制：肖 兴 / 封面设计：图阅盛世

科 学 出 版 社 出版
北京东黄城根北街16号
邮政编码：100717
http://www.sciencep.com
北京建宏印刷有限公司印刷
科学出版社发行 各地新华书店经销
*
2024 年 3 月第 一 版 开本：880×1230 1/32
2024 年 6 月第二次印刷 印张：14 1/2
字数：458 000
定价：168.00 元
（如有印装质量问题，我社负责调换）

《青春期生殖健康》编写人员名单

主　编　李观明　朱伟杰　张欣宗

副主编（按姓氏笔画排序）

王奇玲　区竞志　刘　芸　刘跃伟　江　欢
张　洲　张　璟　林典梁　贺小进　黄向红

编　者（按姓氏笔画排序）

王　鹏　江西中医药大学附属生殖医院
王田娟　安徽医科大学第一附属医院
王奇玲　广东省生殖医院
区竞志　广州市海珠区华海双语学校
毛丽华　联勤保障部队第九〇〇医院
卢丽华　北京大学深圳医院
叶　宇　广东医科大学顺德妇女儿童医院
叶桂芳　广东省生殖医院
成小燕　湘潭市中心医院
朱伟杰　暨南大学生命科学技术学院
朱洁茹　中山大学附属第三医院
朱晗媛　广州市海珠区华海双语学校
刘　芸　联勤保障部队第九〇〇医院
刘芷君　浙江中医药大学生命科学学院
刘跃伟　中山大学公共卫生学院

江　欢　深圳市龙岗区妇幼保健院

江素华　福建省妇幼保健院

汤冬冬　安徽医科大学第一附属医院

许　传　安徽医科大学第一附属医院

许瑞君　中山大学公共卫生学院

李关健　安徽医科大学第一附属医院

李观明　广东省生殖医院

李倩仪　广东省生殖医院

李湘平　广东省人民医院

李颖欣　中山大学公共卫生学院

杨　文　安徽医科大学第一附属医院

杨　杰　西北妇女儿童医院

肖　玲　广州市海珠区未成年人心理咨询与援助中心

吴　欢　安徽医科大学第一附属医院

何　倩　浙江省妇幼和生殖保健中心

沈群山　安徽医科大学第一附属医院

宋　兵　安徽医科大学第一附属医院

宋亚丽　东莞市妇幼保健院

张　凡　浙江省妇幼和生殖保健中心

张　洲　西北妇女儿童医院

张　莹　广东省生殖医院

张　璟　广东省生殖医院

张文红　广州医科大学附属第三医院

张欣宗　广东省生殖医院

张梦媛　广东省生殖医院

林典梁　福建省妇幼保健院

欧建平　中山大学附属第三医院

胡　雷　广东省生殖医院
钟恺欣　广东省生殖医院
饶　燕　江苏省昆山市第二中学
贺小进　上海市第一人民医院
耿　浩　安徽医科大学第一附属医院
夏　桢　江苏省昆山市兵希中学
倪小晴　安徽医科大学第一附属医院
唐雨倩　广东省生殖医院
陶捷文　联勤保障部队第九〇〇医院
黄　川　中信湘雅生殖与遗传专科医院
黄向红　湘潭市中心医院
盛慧强　浙江省妇幼和生殖保健中心
梁以欣　广州市海珠区华海双语学校
梁明洁　广东省生殖医院
曾庆欣　梅州市人民医院

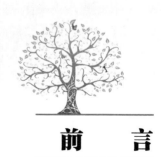

前　言

　　青春期是个体生命历程中必经的一个发育阶段，也是男性和女性生殖系统发育和生殖能力形成的关键、唯一时期，生殖系统从未成熟发育到成熟。1994 年 9 月联合国人口与发展大会接受了世界卫生组织（WHO）提出的生殖健康定义：生殖健康是指生殖系统及其功能和过程所涉一切事宜上身体、精神和社会等方面的健康状态，而不仅仅指没有疾病或不虚弱。这一概念涵盖了整个生命的各个年龄阶段，包括青春期。结合 WHO 的生殖健康概念内涵和青春期的生殖生理特点，青春期生殖健康是指在青春期阶段，生殖系统、生殖功能和生殖过程中的各方面均处于健康和良好状态，且没有生理与心理上的疾病或不适，即是在青春期生殖系统发育和生殖能力形成达到最佳状态。生殖健康是我国政府当前实施的一项国家公共服务，国家非常重视青春期生殖健康的科普教育。因此，开展青春期生殖健康教育和科普宣传，科学、准确地传播青春期生殖健康的知识是促进和保护青少年健康成长的需要。

　　本书是我国第一本关于青春期生殖健康的科普读物。全书分为 17 章，共 202 个问答，内容包括青春期生殖健康的内涵与重要性、青春期生殖生理、青春期常见生殖系统问题与疾病、青春期生育力维护、青春期心理健康对生殖健康的影响、家长要重视孩子的青春期生殖健康、性传播疾病损害青春期生殖健康、环境因素与青春期生殖健康、遗传因素与青春期生殖健康、生育力保存、人类辅助生殖技术的现状与发展趋势，以及青春期生殖健康的宣教措施等。书中采用一问一答的形式，系统地介绍了青春期生殖健康的概念，青春期生殖健康涉及的知识与问题，青春期生殖健康与成年期生育力的关系，损害青春期生殖健康的因素与后果，青春期生育力维护方式，以及社会、学校和家长需重视孩子的青春期生殖健康等。

在编写过程中，本着兼具专业性与普及性、知识性与实用性、普遍性与代表性等原则，力求全面、简明和通俗地对青春期生殖健康相关知识进行科普解说。本书内容新颖，其中有不少专业问题首次以科普形式进行解答。此外，为方便拥有不同知识背景的读者根据自己的兴趣和需求进行选择性阅读，本书对每个问答力求保持知识相对独立性和完整性。每章的问答编排顺序也由浅入深，循序渐进，以期为青春期人群和感兴趣的读者深入浅出地科学介绍青春期生殖健康的相关问题与知识。

本书编者是我国医疗机构的临床医师和临床科室的年轻业务骨干，大学、中学院校生殖健康领域相关研究方向的专家、学者，他们具有系统的生殖健康相关知识以及丰富的实践经验。编者们在繁重的医疗、科研和教学之余，挤出时间撰写各自负责的内容，使本书在较短的时间内完成了编写，在此表示衷心的感谢。

青春期生殖健康在我国受到越来越多的关注，社会针对青春期生殖健康教育需求也在持续增长。青春期生殖健康的相关知识和科普宣教实践进展迅猛，尚有诸多新内容有待介绍，本书中的解答也难免有欠妥或错误之处，敬请读者、同行指正。

李观明　朱伟杰　张欣宗

2023 年 6 月 26 日

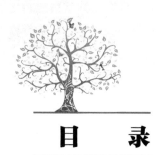

目　录

第1章　青春期生殖健康的内涵与重要性

01　什么是青春期生殖健康？　　　　　　　　　　　2

02　生殖健康的概念是怎样形成的？　　　　　　　　4

03　青春期的年龄分期是怎样的？　　　　　　　　　6

04　青春期生殖健康的重要性是什么？　　　　　　　8

05　青春期生殖健康与成年生殖能力有什么关系？　　10

第2章　男性青春期生殖生理

01　什么是下丘脑-垂体-睾丸轴？　　　　　　　　14

02　男性青春期的生殖激素有什么变化？　　　　　　16

03　精子是怎样产生的？　　　　　　　　　　　　　18

04　精子是怎样成熟的？　　　　　　　　　　　　　20

05　精子有什么结构与功能？　　　　　　　　　　　22

06　什么是附属性腺？　　　　　　　　　　　　　　24

07　精液由什么成分组成？　　　　　　　　　　　　26

08 什么是异常精液？ 28

09 异常精子有什么表现？ 31

10 什么是精子受精能力？ 33

第3章 男性青春期常见生殖系统问题与疾病

01 什么是男性青春期发育延迟？ 36

02 遗精会影响男性青春期生殖健康吗？ 38

03 手淫会影响男性青春期生殖健康吗？ 40

04 腮腺炎会影响男性青春期生殖健康吗？ 42

05 什么是包皮过长或包茎？ 44

06 什么是睾丸扭转？ 46

07 什么是睾丸鞘膜积液？ 48

08 什么是精索静脉曲张？ 50

09 什么是血精症？ 52

10 什么是隐睾症？ 54

11 青春期男性发生附睾囊肿怎么办？ 56

12 青春期男性发生逆行射精怎么办？ 58

13 什么是前列腺炎？ 60

14 什么是睾丸肿瘤？ 62

15 甲状腺功能与男性青春期生殖健康有关系吗？ 64

16 高催乳素血症会影响男性青春期生殖健康吗？ 66

17 男性在青春期会产生抗精子抗体吗？ 68

18 新冠病毒影响男性青春期生殖健康吗？ 70

19　什么是男孩性早熟？ 72

20　男孩性早熟会影响青春期生殖系统发育吗？ 74

第 4 章　男性青春期生育力维护

01　吸烟会影响男性青春期生殖健康吗？ 78

02　酗酒怎样影响男性青春期生殖健康？ 80

03　肥胖怎样影响男性青春期生殖健康？ 82

04　过度消瘦会影响男性青春期生殖健康吗？ 84

05　营养不良会影响男性青春期生殖健康吗？ 86

06　偏食会影响男性青春期生殖健康吗？ 88

07　频繁泡温泉会影响男性青春期生殖健康吗？ 90

08　长期熬夜会影响男性青春期生殖健康吗？ 92

09　久坐会影响男性青春期生殖健康吗？ 94

10　体育锻炼与男性青春期生殖健康有关系吗？ 96

11　男性在青春期应怎样注意日常饮食？ 98

12　长期饮用浓茶会影响男性青春期生殖健康吗？ 100

13　长期食用快餐会影响男性青春期生殖健康吗？ 102

14　经常穿紧身裤会影响男性青春期生殖健康吗？ 104

15　男性在青春期常食补品对生殖健康有什么影响？ 106

16　手机辐射对男性青春期生殖健康有什么影响？ 108

第 5 章　女性青春期生殖生理

01　什么是下丘脑-垂体-卵巢轴？ 112

02 女性青春期的生殖激素有什么变化？ 114

03 卵巢与卵泡是怎么回事？ 116

04 卵子的结构是怎样的？ 118

05 什么是排卵？ 120

06 宫颈黏液有什么作用？ 122

07 子宫有什么作用？ 124

08 输卵管有什么作用？ 126

09 卵子是怎样接受精子（受精）的？ 128

10 卵子会异常吗？ 130

第6章　女性青春期常见生殖系统问题与疾病

01 什么是女性青春期发育延迟？ 134

02 性早熟会影响青春期生殖健康吗？ 136

03 月经紊乱会影响青春期生殖健康吗？ 138

04 什么是痛经？ 140

05 什么是经前期紧张综合征？ 142

06 什么是异常子宫出血？ 144

07 甲状腺功能与女性青春期生殖健康有关系吗？ 146

08 高催乳素血症会影响女性青春期生殖健康吗？ 148

09 什么是青春期多囊卵巢综合征？ 150

10 什么是子宫发育不全？ 152

11 青春期妊娠危害生殖健康吗？ 154

12 女性在青春期会产生抗卵巢抗体吗？ 156

13　新冠病毒对女性青春期生殖健康有什么影响？　　　158

第 7 章　女性青春期生育力维护

01　肥胖怎样影响女性青春期生殖健康？　　　162

02　过度消瘦对女性青春期生殖健康有什么影响？　　　164

03　偏食会影响女性青春期生殖健康吗？　　　166

04　长期熬夜会影响女性青春期生殖健康吗？　　　168

05　体育锻炼与女性青春期生殖健康有关系吗？　　　170

06　女性在青春期应怎样注意日常饮食？　　　172

07　长期食用快餐会影响女性青春期生殖健康吗？　　　174

08　女性在青春期常食补品对生殖健康有什么影响？　　　176

09　酗酒怎样影响女性青春期生殖健康？　　　178

10　吸烟会影响女性青春期生殖健康吗？　　　180

第 8 章　青春期心理健康对生殖健康的影响

01　青春期心理健康体现在什么方面？　　　184

02　青春期心理健康与生殖健康有关系吗？　　　186

03　什么是青春期生殖健康教育的基本原则？　　　188

04　青春期生殖系统发育可能导致什么心理问题？如何避免？　　　190

05　如何培养正确的心理适应生殖系统的发育？　　　192

06　青春期在哪些基本方面维护生殖健康？　　　194

07　青春期生殖健康教育的性别差异？　　　196

08　性别角色对青春期生殖健康的影响？　　　198

09 影响青春期男性生殖健康的不良心理因素有哪些？ 200

10 影响青春期女性生殖健康的不良心理因素有哪些？ 202

11 心理治疗在青春期生殖健康教育的应用？ 205

12 学习书法对青春期生殖健康有什么影响？ 208

13 学习绘画对青春期生殖健康有什么影响？ 210

14 学习唱歌对青春期生殖健康有什么影响？ 212

15 学习乐器对青春期生殖健康有什么影响？ 214

16 学习舞蹈对青春期生殖健康有什么影响？ 216

第9章　家长要重视孩子的青春期生殖健康

01 父母应该如何正确看待孩子的青春期生殖健康？ 220

02 父母如何引导孩子正确应对自己身心的发展？ 222

03 父母应该主动与孩子谈及青春期生殖健康问题吗？ 224

04 影响父母对青春期孩子生殖健康教育的因素有哪些？ 226

05 孩子遭遇青春期生殖系统发育问题困惑时，父母应该怎么做？ 229

06 家长需要了解青春期生殖健康的知识吗？ 231

07 家长应怎样关心孩子的青春期生殖健康？ 233

08 家庭如何开展青春期生殖健康常识教育？ 235

09 家庭、学校、社会应怎样配合做青春期生殖健康教育？ 237

10 适合青春期生殖健康教育的多方联合模式？ 239

11 单亲家庭如何对孩子进行青春期生殖健康教育？ 241

第10章　性传播疾病损害青春期生殖健康

01 什么是性传播疾病？ 244

02　性传播疾病有什么传播途径？　　　246

03　性传播疾病对青春期生殖健康有什么危害？　　　248

04　感染性传播疾病一般有什么早期表现？　　　250

05　怎样预防性传播疾病？　　　252

06　什么是淋病感染？　　　254

07　梅毒感染怎样影响青春期生殖健康？　　　256

08　什么是尖锐湿疣？　　　258

09　性病性淋巴肉芽肿是怎么回事？　　　260

10　什么是沙眼衣原体感染？　　　262

11　乙型肝炎会影响青春期生殖健康吗？　　　264

12　生殖器疱疹是怎样引起的？　　　266

13　什么是生殖道支原体感染？　　　268

14　什么是人乳头瘤病毒感染？　　　270

15　人类免疫缺陷病毒怎样危害青春期生殖健康？　　　272

第11章　环境因素与青春期生殖健康

01　环境因素与青春期生殖健康有关系吗？　　　276

02　环境雄激素对青春期生殖健康有什么危害？　　　278

03　环境雌激素对青春期生殖健康有什么危害？　　　280

04　环境抗生素对青春期生殖健康有什么危害？　　　282

05　塑化剂对青春期生殖健康有什么危害？　　　284

06　重金属污染会影响青春期生殖健康吗？　　　286

07　环境噪声大会影响青春期生殖健康吗？　　　288

08 空气中混有哪些成分会影响青春期生殖健康？　　　290

09 水中混有哪些成分会影响青春期生殖健康？　　　292

10 核污染水或放射性物质污染对青春期生殖健康有什么危害？　　　294

11 除草剂对青春期生殖健康有什么危害？　　　296

12 除虫剂对青春期生殖健康有什么危害？　　　298

13 花粉症对青春期生殖健康有什么影响？　　　300

14 纳米材料对青春期生殖健康有什么影响？　　　302

第 12 章　遗传因素与男性青春期生殖健康

01 克氏综合征对男性青春期生殖健康有什么影响？　　　306

02 努南综合征对男性青春期生殖健康有什么影响？　　　308

03 脆性 X 染色体综合征对男性青春期生殖健康有什么影响？　　　310

04 XY 部分性腺发育不全对男性青春期生殖健康有什么影响？　　　312

05 黄体生成素受体变异对男性青春期生殖健康有什么影响？　　　314

06 先天性肾上腺皮质增生症对男性青春期生殖健康有什么影响？316

07 5 α -还原酶缺乏症影响男性生育能力吗？　　　318

08 雄激素不敏感综合征对男性青春期生殖健康有什么影响？　　　320

09 米勒管永存综合征影响男性生育能力吗？　　　322

10 睾丸缺如综合征对男性青春期生殖健康的危害有哪些？　　　324

11 单纯性尿道下裂对男性青春期生殖健康有什么影响？　　　326

12 什么是低促性腺激素性性腺功能减退症？　　　328

13 隐睾症对男性青春期生殖健康有什么影响？　　　330

14 不良遗传因素对青春期男性生殖器官发育有什么影响？　　　332

第 13 章　遗传因素与女性青春期生殖健康

01　特纳综合征对女性青春期生殖健康有什么影响？　　　　336

02　早发性卵巢功能不全对女性青春期生殖健康有什么影响？　　338

03　多囊卵巢综合征对女性青春期生殖健康有什么影响？　　　340

04　脆性 X 染色体综合征对女性青春期生殖健康有什么影响？　342

05　低促性腺激素性性腺发育不良对女性青春期生殖健康　　　344
　　有什么影响？

06　先天性肾上腺皮质增生症对女性青春期生殖健康　　　　　346
　　有什么影响？

07　5α-还原酶缺乏症对女性青春期生殖健康有什么影响？　　348

08　糖皮质激素受体变异对女性青春期生殖健康有什么影响？　350

09　卵泡刺激素受体缺陷对女性青春期生殖健康有什么影响？　352

10　先天性子宫发育不良对女性青春期生殖健康有什么影响？　354

11　先天性阴道闭锁对女性青春期生殖健康有什么影响？　　　356

12　遗传因素对青春期女性月经的影响？　　　　　　　　　　358

13　遗传因素对青春期女性乳房发育的影响？　　　　　　　　360

第 14 章　男性生育力保存

01　为什么要进行男性生育力保存？　　　　　　　　　　　　364

02　人类精子库是怎么回事？　　　　　　　　　　　　　　　366

03　精子是怎样冷冻保存的？　　　　　　　　　　　　　　　368

04　什么是睾丸组织冷冻保存？　　　　　　　　　　　　　　370

05　精子可以冷冻保存多长时间？　　　　　　　　　　　　　372

06 怎样进行自精保存？ 374

07 冻存的精子以后怎样使用？ 376

第 15 章 女性生育力保存

01 为什么要进行女性生育力保存？ 380

02 什么是卵母细胞冷冻保存？ 382

03 什么是卵巢组织冷冻保存？ 384

04 什么是未成熟卵母细胞培养？ 386

05 冻存的卵巢或卵子以后怎样使用？ 388

第 16 章 人类辅助生殖技术的现状与发展趋势

01 人类辅助生殖技术与青春期的生殖健康有什么关系？ 392

02 什么是精子洗涤？ 394

03 什么是人工授精？ 396

04 什么是体外受精-胚胎移植？ 398

05 什么是卵胞质内单精子注射？ 400

06 什么是显微取精？ 402

07 什么是睾丸组织培养？ 404

08 什么是植入前遗传学诊断？ 406

09 什么是性别控制？ 408

10 什么是性状控制？ 410

11 人类辅助生殖技术能够控制遗传病遗传给下一代吗？ 412

12 什么是人造精子？ 414

13　什么是人造卵子？ 416

14　什么是人造子宫？ 418

15　人造生命有可能吗？ 420

第 17 章　青春期生殖健康的宣教措施

01　针对中学教师开展青春期生殖健康的知识培训有意义吗？ 424

02　媒体应怎样做青春期生殖健康的宣传？ 426

03　书刊应怎样做青春期生殖健康的宣传？ 429

04　医疗机构应怎样做青春期生殖健康的宣传？ 432

05　网络应怎样做青春期生殖健康的宣传？ 434

06　短视频应怎样做青春期生殖健康的宣传？ 437

07　科普基地应怎样做青春期生殖健康的宣传？ 439

08　指导中学生实验观察精子、卵子和胚胎的形态与结构有什么效果？ 441

主要参考文献

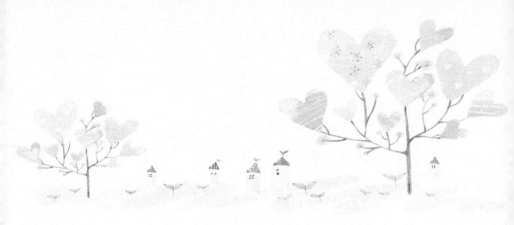

第 1 章

青春期生殖健康的内涵与重要性

01
什么是青春期生殖健康？

◎朱伟杰

人体是一个复杂的多系统生命体，由极其大量的细胞构成。在漫长进化过程中，这些细胞已经高度分化，具有多种不同的特殊结构和功能。细胞类群可组合成为施行不同功能活动的各种器官，这些器官又组成若干功能系统，包括神经系统、消化系统、呼吸系统、循环系统、内分泌系统和生殖系统等。

人体的每个系统都有独特作用，而且相互联系、相互制约。例如，神经系统调节和控制其他各系统的功能活动，使机体成为完整的统一体，同时通过调整机体功能活动，使机体适应内外环境的变化；消化、呼吸、循环与泌尿这四个功能系统联合，一方面源源不断地向机体补充营养物质和氧，同时又持续地向外环境排出各种代谢产物等，实现了机体与外环境之间的物质交换。人体在大气环境中的生命活动，就是全身所有各功能系统协调一致的整体性活动，而作为体现生命基本特征之一的生殖系统，则为产生生殖细胞、繁衍后代，以及分泌性激素、维持男性和女性特征发挥着独特贡献。

生殖系统的功能是在青春期开始发生，经历了数年的发育得以完成。自青春期开始，在垂体促性腺激素的作用下，男性睾丸得到发育，产生精子和分泌雄激素，雄激素直接关系着男性第二性征的产生和男性的身体、体格状况的发育；同样地，女性在青春期卵巢发育，产生卵子和分泌雌激素，雌激素直接关系着女性第二性征的产生和女性的身体、体格状况的发育。故此，随着生殖系统从未成熟发育到成熟，青春期是男性和女性生殖系统发育和生殖能力形成的关键、唯一时期。

1994年9月，联合国在埃及开罗召开的国际人口与发展会议，接受了世界卫生组织（WHO）确定的生殖健康定义：生殖健康是指生殖系统及其功能和过程所涉一切事宜上身体、精神和社会等方面的健康状态，而不仅仅指没有疾病或不虚弱。这一概念涵盖了整个生命的各个年龄阶段，包括青春期。结合 WHO 的生殖健康概念内涵和青春期的生殖生理特点，青春期生殖健康是指在青春期阶段，生殖系统、生殖功能和生殖过程中的各方面均处于健康和良好状态。简单地说，青春期生殖健康是在青春期，生殖系统发育和生殖能力形成并达到最佳状态。

如果在青春期阶段，由于各种外源性因素（如环境污染、食物毒性、不良物理化学作用等），或机体内源性因素（如疾病、遗传等），或人为因素（如性传播疾病感染、不安全流产、不良生活习惯等），造成了生殖系统发育紊乱、障碍，甚至损伤，会导致降低或丧失生殖能力，损害生殖健康。这些生殖系统的负效应可能影响一生。因此，必须充分重视和维护好青春期生殖健康，这将受益终身。

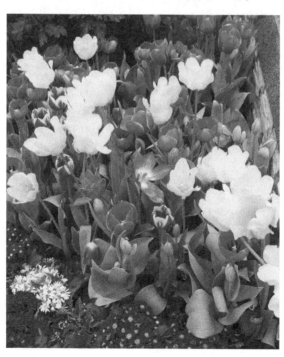

０２
生殖健康的概念是怎样形成的？

◎朱伟杰

　　生殖健康概念从起源、形成到确立，经历了近百年历史。20 世纪初，西方国家一些妇女团体提出应向妇女及其家庭提供有质量的生殖健康服务，倡议生育控制或避孕有助于把妇女从无计划妊娠中解放出来，有助于妇女承担社会角色，这是生殖健康概念的最早起源。

　　第二次世界大战后，世界人口急剧增长，世界各国意识到控制人口的重要性，计划生育被广泛地接受和采纳。在 20 世纪 60 年代开始，随着妇女地位的提高，计划生育中单纯地提供避孕节育已不能满足育龄夫妇，尤其是妇女的需求，一些妇女组织呼吁关注妇女的健康问题，特别是与生殖有关的健康问题，要为妇女提供优质服务。在 20 世纪 70 年代，世界范围内面临着青少年性行为泛滥，性传播疾病蔓延，青少年非意愿怀孕、不安全人工流产、未婚生育、妊娠与分娩并发症、孕产妇和婴儿死亡增多、不育症发生率增高等一系列日渐突出的实际问题，对人类健康包括生殖健康造成了危害性潜在威胁，也预示了人类生殖能力可能出现危机，这些促使国际社会重视和急待解决生殖健康的现实需求。因此，含义广泛、内容丰富的生殖健康概念在这样的历史背景下应运而生。

　　1988 年，世界卫生组织（WHO）人类生殖研究、发展与科研培训特别规划主任 Barzelatto J.博士最先在国际上提出生殖健康的概念，建议生殖健康应主要涉及计划生育、孕产妇保健、婴幼儿保健和性传播疾病控制四个方面。同年，WHO 人类生殖研究特别规划署主任 Fathalla M.F.博士在 Barzelatto J.的概念基础上，进一步完善了生殖健康概念，于 1990 年在芬兰首都赫尔辛基召开的第七届世界人类生殖大会上，第一次以公开发表的形式给出了生殖健康的概念，并定义了生殖健康的基本框架、内容和范畴。

1994 年 9 月，在埃及首都开罗举行的国际人口与发展会议成为重新界定生殖健康概念的分界点，大会经过反复磋商和辩论，确定了 WHO 的生殖健康定义：生殖健康是指生殖系统及其功能和过程所涉一切事宜上身体、精神和社会等方面的健康状态，而不仅仅指没有疾病或不虚弱。此次会议正式将生殖健康的概念、策略与行动等列入《国际人口与发展会议行动纲领》（以下简称《行动纲领》）的第 7 章"生殖权利和生殖健康"中。中国政府派代表团参加了此次大会，参与讨论并签署了《行动纲领》。与会 179 个国家共同签署了《行动纲领》，这标志着国际社会对生殖健康概念的普遍接受与认可。1995 年 9 月在北京召开的第四次世界妇女大会上，对开罗会议关于生殖健康及其权利的定义进一步确认和随之广泛使用，并将其作为人类发展优先关注的领域和共同目标。

确定的生殖健康概念超出了医学范畴，把生殖健康与整个社会的发展、人口增长、生命素质、全人类共同进步等重大问题紧密联系在一起。

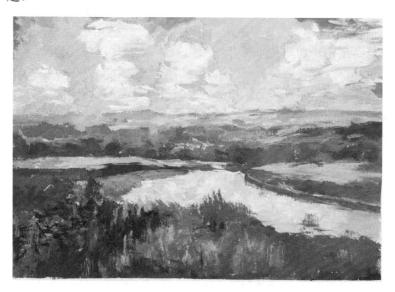

03

青春期的年龄分期是怎样的？

◎朱伟杰

　　人的一生经历婴儿期、幼儿期、儿童期、青春期、青年期、成年期和老年期，其中每个阶段，根据身体的变化和发育、生理特点，给予了相应的年龄范围，这有利于认识某一年龄范围的身体状况，以及采取针对性措施维护身体健康。

　　世界卫生组织将"青春期"和"年轻人"两个名称，分别定义为10～19岁和10～24岁年龄组人群。青春期的启动年龄受种族、区域、性别、遗传、营养、社会阶层和文化背景等因素影响，一般而言，女孩的青春期发育比男孩早开始1～2年。根据青春期中身体的主要发育变化，可将青春期分为早期、中期和晚期。青春期早期，主要表现是身体高度迅速增高，出现突增高峰，性器官和第二性征开始发育，一般约持续2～3年。青春期中期，性器官发育呈现初步成熟特征，生殖系统显示出初步功能：男孩首次出现遗精，女孩出现月经初潮，男孩、女孩第二性征发育明显，身高增长速度逐渐减缓，通常持续3～4年。青春期后期，性器官和第二性征继续缓慢发育，逐渐达到成人水平，体格非常缓慢生长，直至骨骺完全愈合，通常持续3年。青春期发育是连续过程，这三个时期之间没有清晰分界，而且青春期起始年龄、发育速度、发育程度和完成年龄有着很大的个体差异。

　　了解青春期的年龄分期及其特点，对于向男孩、女孩进行生殖健康的适时、适度、适量教育，并给予科学指导和及时帮助，是有现实意义的。国际上非常重视青春期生殖健康，这从开罗会议《国际人口与发展会议行动纲领》中有专门章节论述青春期生殖健康相关问题即可体现。我国政府和多个部门也充分强调了青春期生殖健康的重要性。

　　开展青春期生殖健康教育，学校、家庭、媒体、社会均有相应责

任，共同参与，才能取得良好的效果。但是，目前社会各界对青春期
生殖健康尚存在狭义理解，例如，未能清晰认识青春期生殖健康教育
与性教育的联系与区别，在不少情况下，以为青春期生殖健康教育等
同于讲授男性、女性器官解剖，以及性功能的生理、卫生知识；将生
殖健康简单地认为是不育症治疗，或者是计划生育的避孕，等等。这
些反映出社会未能对青春期生殖健康概念的内涵有实质性的正确理
解，制约了开展相应的教育活动。

　　生殖健康概念的内涵广泛、丰富，涵盖了个体在生命的不同时期。
故此，生殖健康是连续的、终生的。不同年龄范围的生殖健康教育需
求是不同的，须体现和符合相应年龄阶段的特点，教育才易收到效果。
任何年龄阶段的生殖健康教育，不仅是前一阶段教育的延续，还应为
下一个年龄阶段的生殖健康做好铺垫。学校和社会应根据青春期的年
龄分期，向青春萌动的初一年级学生，甚至小学高年级学生施以相应
的青春期生殖健康教育。

　　总之，青春期生殖健康不仅是身体健康的重要部分，而且决定了
成年期的生殖能力正常与否，也是老年期生殖健康状况的基础之一，
开展青春期生殖健康教育尤为重要。

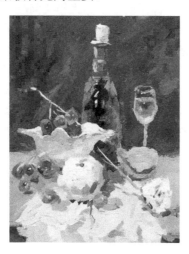

04
青春期生殖健康的重要性是什么?

◎朱伟杰

生殖健康是世界卫生组织倡导的 21 世纪人类社会生存、发展与进步的一项主题。

1994 年 9 月,联合国在埃及开罗召开的国际人口与发展会议,与会 179 个国家通过了《国际人口与发展会议行动纲领》(以下简称《行动纲领》),这显示了《行动纲领》的各项内容包括生殖健康已经成为全世界的共同承诺。

《行动纲领》全文为 7 万多字,共 16 章。第 7 章"生殖权利和生殖健康"由五部分组成:A. 生殖权利和生殖健康;B. 计划生育;C. 性传播疾病和人体免疫机能缺陷病毒(HIV)[*]的预防;D. 性行为和两性关系;E. 青少年。

在第 7 章中给出了生殖健康的概念,充分强调要关注青少年群体的生殖健康,也凸显出青春期生殖健康相关问题是当前须予以重视和解决的。例如,"特别是满足青少年教育和服务的需求,使他们能够积极地、负责任地对待性的问题。世界上很多人由于下列原因达不到生殖健康:有关人的性知识不足和生殖健康资料和服务不足或不当;……多数国家内,青少年由于缺乏资料和有关服务而特别易受伤害""满足一生中不断改变的生殖健康需求""必须制订革新方案,向青少年和成年男子提供生殖健康资料、咨询和服务""各级领导和立法人员必须落实其对生殖健康,包括计划生育的支持"。

在 E 部分,专门强调了重视青少年群体的生殖健康,例如,"青少年作为群体的生殖健康需求迄今一向为现行的生殖保健所忽视。社会针对青少年生殖健康需求的行动应是提供信息,帮助他们成长并且能做出负责任

---

[*]此内容引自联合国官网中文版,关于 HIV 的中文名与我国科技名词审定的中文名有所差异,我国定名为人类免疫缺陷病毒。

的决定。特别应向青少年提供能够协助他们了解自身性特征的信息和服务，保护他们不发生不愿要的怀孕、感染性传播疾病以致不育""各国应保护和提倡青少年获得生殖健康教育、宣传和保健的权利"。

继开罗会议后，在多个重要的国际大会进一步强调要关注生殖健康，改善对人群的生殖健康服务，提高人群生殖健康水平。例如，2000年 9 月联合国在美国纽约召开了千年首脑会议，包括中国在内的 189 个会员国通过了《千年宣言》。《千年宣言》设立了 8 项千年发展目标：①消灭极端贫困和饥饿；②实现普及初等教育；③促进两性平等并赋予妇女权力；④降低儿童死亡率；⑤改善产妇保健；⑥与艾滋病病毒/艾滋病、疟疾和其他疾病做斗争；⑦确保环境的可持续能力；⑧制订促进发展的全球伙伴关系。其中④、⑤和⑥均属生殖健康范畴，③和⑦也与生殖健康有密切联系。联合国 2015 年颁布《变革我们的世界：2030 年可持续发展议程》具体目标和要求，明确指出"到 2030 年，确保普及性健康和生殖健康保健服务"。2015 年 9 月，中国和联合国妇女署在北京共同举办的"全球妇女峰会"，生殖健康是其中一项重要内容。

生殖健康是我国政府当前实施的一项国家公共服务。国家在《国民经济和社会发展第十三个五年规划纲要》中列明："提高生殖健康……公共服务水平"。

国家非常重视青春期生殖健康的科普教育。《中国妇女发展纲要（2021—2030 年）》中列明：主要目标之一是"生殖健康和优生优育知识全面普及"，策略措施是"在学校教育不同阶段以多种形式开展科学、实用的健康教育，促进学生掌握生殖健康知识"。2021 年 11 月，教育部要求"加强学校青少年性与生殖健康教育，积极鼓励并要求多形式、多途径和多部门联动开展青少年性与生殖健康科普工作"。开展青春期生殖健康的科普教育，是国家的倡导和要求，具有重要的现实意义和深远影响。

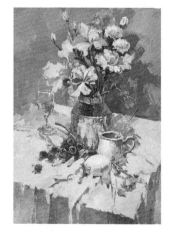

05

青春期生殖健康与成年生殖能力有什么关系？

◎朱伟杰

生殖是生命活动的基本特征之一，生命的延续通过生殖得以实现。人类的生殖能力经历发生、形成、发展、成熟和衰退的过程，其中，青春期是男性和女性生殖能力在一生中唯一的发生和形成时期。

进入青春期后，在下丘脑-垂体-性腺轴的内分泌调控下，男性睾丸产生精子和分泌雄激素，女性卵巢产生卵子和分泌雌激素，青春期生殖系统从未成熟发育到成熟。

生殖系统是身体的重要组成部分，生殖健康与身体健康紧密联系。设想：如果青春期男性或女性生殖系统受到损害，睾丸不能产生雄激素，卵巢不能分泌雌激素，那么，男性或女性还出现第二性征吗？显然不可能。再设想：假如睾丸没有精子发生，卵巢不能产生卵子，那么，还可能繁衍子代吗？显然也不可能。故此，青春期生殖系统的发育与功能状态，不仅直接关联于身体发育和健康状况，而且对成年生殖能力有决定作用。

青春期是男性或女性一生中睾丸或卵巢发育最活跃、最敏感的独特时期，决定了生殖能力的形成规模和成年期生殖能力的状态，而且青春期也是易受损伤和危险的阶段，青春期生殖系统受到的损伤是不可逆的。我国当前的不育症患者数高达数千万人，发病率逾10%，而且发病率呈逐年升高的趋势。不育症会给个人与家庭带来很大的烦恼与痛苦，已经成为我国公共卫生领域的严峻社会问题，而男性和女性成年期的生育障碍，究其原因，有一部分与青春期生殖系统的损伤、不注重生殖健康有关。例如，性传播疾病感染后，可能造成输精管或输卵管粘连、堵塞，导致精子或卵子的输出通道阻断，精子与卵子就不可能相遇、受精；男性在青春期经常酗酒、严重吸烟、习惯热水泡浴，都会令睾丸生精细胞和间质细胞发育不良，导致雄激素合成减少，精子生成量、精子活力和正常形态精子率下降，非整倍体精子率升高，可能导致成年期不育，或者子代出生缺陷；女性在青春期过度消瘦或肥胖、经常饮酒过量、不当使用含激素类药物或食物，会导致月经周期紊乱、卵巢早衰、成年期不孕、自然流产等。故此，如果青春期损伤了生殖系统，不仅损害身体健康，而且会导致成年后生殖能力降低甚至不育，或导致先天性生殖缺陷婴儿出生。尤其须认识到，在生殖系统发育过程中，青春期造成的生殖系统损伤可能在 10 年以上才有所体现。生育障碍或不育，需在他们的成年期结婚后才会显现出来，而情况更为严重的是，他们的一些后代在长大后要生育时才发现患有先天性生殖缺陷。

总之，青春期生殖健康直接关系着身体健康和成年生殖能力正常与否。损害生殖健康不仅损害身体健康，而且会导致成年期不能生育。

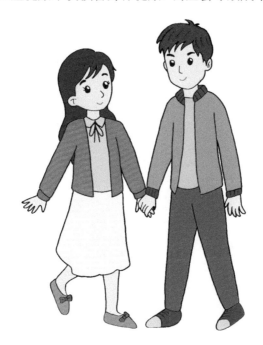

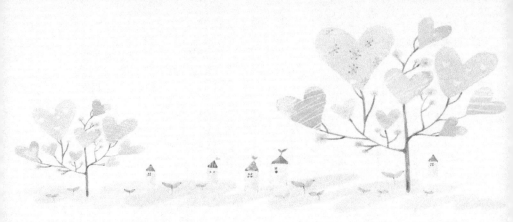

第 ② 章

男性青春期生殖生理

⓿❶

什么是下丘脑-垂体-睾丸轴?

◎杨 杰，张 洲

　　生命起源于两性生殖细胞的融合，再由胚胎分化成胎儿，这是生命经历的第一次奇特演化过程。新生儿分娩后逐渐经过婴幼儿期和儿童期进入青春期，使得蛰伏已久的生长发育再次迎来爆发。从个体的发展过程来看，男性青春期的启动就是由一系列复杂的神经内分泌调节引起雄激素水平迅速上升开始的，而这些变化主要就是由男性体内下丘脑-垂体-睾丸轴的启动并逐渐活跃引起的。

　　或许人们对于下丘脑-垂体-睾丸轴不太熟悉，初闻还以为是机械传动装置。但其实就是它控制着雄激素的分泌，贯穿男性生长发育的全过程，在不同年龄阶段发挥着不同的作用。从婴儿晚期到青春期前期，下丘脑处于高度抑制或静息状态，下丘脑-垂体-睾丸轴也一直处于静默休眠状态。当进入青春期后，反馈抑制作用降低，体内的下丘脑-垂体-睾丸轴逐渐启动并活跃起来，雄激素水平开始上升并达到峰值。睾酮作为雄激素的"主力军"，可以刺激性器官发育、促进睾丸产生精子，并且维持男性第二性征。男性青春期后出现阴茎变长变粗、睾丸体积增大、喉结凸显、长出胡须和阴毛等都与此有关。

　　下丘脑作为人体的神经-内分泌高级调节中枢和转换站，各种信息通过不同的神经汇集到一起，经过分析和加工后，下丘脑将接收的各种神经信号转换为体液信号，即通过"召唤"促性腺激素释放激素（GnRH），将指令传达给垂体。垂体在接收到下丘脑的指令后，又通过"召唤"促性腺激素（Gn）给睾丸派遣任务。促性腺激素是一对"双胞胎"，包括卵泡刺激素（FSH）和黄体生成素（LH），其中，卵泡刺激素主要促进精子的发生，黄体生成素则主要刺激雄激素的合成和分泌，同时起到维持精子发生的作用。当雄激素的分泌过多或过少时，睾丸又可以向下丘脑和垂体提出"抗议"（负反馈），促使它们做出适当的调节。这样，整个系统就形成了一个复杂的信息传输机制和闭合性负反馈调节网络，使男性的生殖功能尽可能地保持在稳定状态。由于它们之间就像一个完整精密的传动轴，所以在医学上称之为下丘脑-垂体-睾丸轴。

为了方便理解，可以将下丘脑、垂体和睾丸简单比作军队中统帅、将领和士兵的上下级关系。下丘脑就如同军中的统帅，掌管着各部的将领；垂体则相当于领兵打仗的将领；而睾丸就是负责作战的士兵。统帅将作战任务传达给将领，将领再指挥着士兵进行战斗。同时，士兵也会将战场上时局的变化及时反馈给将领或统帅，从而影响和调整整个战略的决策和部署。

男性生殖活动的全过程是在下丘脑-垂体-睾丸轴的调控下完成的。这个内分泌轴的任何环节出现问题，都会使激素出现紊乱，进而导致生长发育的异常或生殖功能的下降。例如，下丘脑-垂体功能障碍引起的男性青春期发育延迟，通常表现为男性第二性征不明显，生殖器官不发育，仍似儿童时期；器质性病变导致的性早熟，即男孩在9岁前出现第二性征的发育；睾丸功能异常引起的原发性性腺功能减退症等。通过对血液中生殖内分泌相关激素的测定，结合体格检查和临床表现，可以对下丘脑-垂体-睾丸轴的发病部位进行精确定位，明确病因并及时治疗。

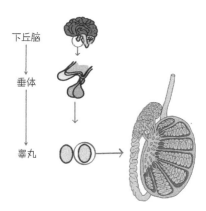

下丘脑

垂体

睾丸

02

男性青春期的生殖激素有什么变化?

◎杨 杰，张 洲

小李同学正在为脸上不断出现的"青春痘"影响了颜值而苦恼；邻桌的小王同学感觉声音正不由自主地发生变化，破坏了他歌声的美感；热爱运动的张同学发现自己的裤子和鞋子又小了；而坐在第一排的周同学开始默默地关注隔壁班的长发女生了……

种种迹象表明，他们已步入人生的花季——青春期。青春期是从幼儿期过渡到成人期的一个转折阶段，即从出现第二性征开始，到体格发育停止。在这一阶段中，机体在生长、发育、代谢、内分泌功能及心理状态诸方面均发生着显著变化，其中尤以生殖系统的发育与功能的日趋成熟最引人注目。而这些变化主要都是由下丘脑-垂体-性腺轴的激活和生殖激素分泌的增多所引发的。生殖激素是具有高度生物活性的参与人体内调节与生殖过程的激素，男性的生殖激素主要包括：睾酮（T）、卵泡刺激素（FSH）、黄体生成素（LH）、催乳素（PRL）和雌二醇（E_2）。其中睾酮是男性体内重要的生殖激素，由睾丸间质细胞分泌，具有维持男性第二性征，促进精子生成的作用；卵泡刺激素、黄体生成素和催乳素均来源于垂体分泌，具有刺激和促进睾酮产生和精子发生的作用；男性的雌二醇主要来源于睾丸分泌的雄激素转化，参与睾丸生精作用的调节。

其实不妨把垂体和睾丸想象成男性体内的两大"生殖激素加工厂"，其中，垂体主要负责上游加工，睾丸则负责下游生产。只是在青春期开始前，这些"厂房"虽已建好，但"生产线"尚未完全投产，主要原因是下丘脑-垂体-睾丸轴一直处于高度抑制或静息状态。直到该轴系统苏醒，各级活动逐渐加强并充分发挥功能，两大"工厂"立马就"火力全开"。通常青春期开始的标志就是下丘脑的促性腺激素释放激素（GnRH）发生器在夜间睡眠时出现加大的脉冲或分泌峰，然后逐渐扩展至全天候的脉冲式分泌。与此同时，垂体和睾丸对各类性激素的反应性也随之升高，血浆中的卵泡刺激素、黄体生成素和睾酮也呈现出与促性腺激素释放激素同步的脉冲式分泌，并逐步达到成人水平。

在青春期后期，男性血浆中睾酮含量相较于新生儿时期升高约100倍。而催乳素的分泌不稳定，情绪、运动、饥饿、进食等均可影响其分泌，具有与睡眠相关的节律性。男性体内的雌二醇主要由睾酮在芳香化酶的作用下转化而来。正常情况下，雌二醇需要与睾酮保持动态平衡，对下丘脑和垂体有反馈调节作用，还可以在青春期发育过程中与生长激素相协同，加速骨骼的生长，促进骨内钙、磷沉积以维持正常骨质。

虽然进入青春期，男性体内的生殖激素都呈现"井喷式"增长，但是激素水平增长过快或过慢都会引起生长发育的异常，如性早熟和青春期发育延迟等。所以，生殖激素只有控制在合理的生理范围内，才能"我的青春我做主"。

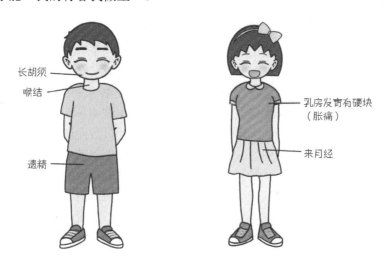

长胡须
喉结
遗精

乳房发育有硬块
（胀痛）
来月经

❂3

精子是怎样产生的？

◎杨　杰，张　洲

听说男性一天产生的精子数量大约在数百万到上千万不等，仅一次射精量就可以释放出超过 2 亿条精子……突然感觉身边的每个男同学都是潜在的"亿万富翁"。那么，这么多的精子究竟是如何产生的？现在就来揭开它的神秘面纱。

男性在进入青春期后，下丘脑-垂体-睾丸轴逐渐苏醒，在多个生殖激素的作用下，睾丸开始分泌雄激素和产生精子。精子的外形类似于蝌蚪，可以分为头、颈和尾三部分，它俗称"小蝌蚪"也正是源自于此。其作用是与女性的卵子在输卵管内结合成受精卵，形成新的生命。

如果将睾丸比作生产精子的大工厂，那么这个工厂里面有 200～300 个生产车间（也就是睾丸小叶），每个生产车间里有 2～4 条精子生产线（相当于曲细精管），如果将这些生产线连起来相当于 80 层楼的高度。正是如此"庞大"的工厂规模，才承担起了这数以亿计的生产量。在每条生产线上还有两类关键的细胞，一类是制造成熟精子的原材料——生精细胞，另一类是为生产提供保护和营养的后勤保障团队——支持细胞。

生精细胞是精子发生过程中处于不同发育阶段生殖细胞的总称，包括精原细胞、初级精母细胞、次级精母细胞、精子细胞和精子。精原细胞是曲细精管上皮的原始生殖干细胞经过多次有丝分裂而形成的细胞，是雄性生殖细胞的"祖先"。在男性幼年期的精原细胞处于休眠状态，进入青春期后它们才"如梦初醒"，开始逐渐恢复有丝分裂。精原细胞增殖和分裂发育成初级精母细胞，初级精母细胞再通过两次减数分裂，形成 4 个单倍体的圆形精子细胞。精子细胞不再进行分裂，经历复杂的变态后从圆形变为蝌蚪形状细胞，即形成精子。精子携带亲代的一半染色体，受精过程中与女性的卵子融合，即形成二倍体的受精卵，亲代各自传递给子代一半的遗传物质，保持了生物染色体的完整性。

支持细胞是位于曲细精管中的体细胞，为发育中的精子提供保护和营养，同时具有调节生精细胞周期的作用。如果说，生精细胞像一个个小宝宝，支持细胞则像是默默无闻、任劳任怨的好妈妈，为精子的成长无私地奉献着自己一切：从精子出生开始，就要给它提供良好的成长环境——参与构成血-睾屏障，形成并维持有利于精子发生的微环境，供它吃喝——提供成长所需营养；年幼时，扶着它蹒跚学步——微丝、微管的伸缩牵引成熟的生精细胞向腔面滑动；远走后，给它收拾残局——吞噬和消化精子生成期脱落的残余细胞质；狂妄自大时对它严加管束——分泌抑制素、抑制垂体分泌卵泡刺激素；情绪低落时又给它加油打气——合成并分泌雄激素结合蛋白，与雄激素结合以促进精子发生。单独分离培养的生精细胞在体外存活时间不到一天，说明精子是离不开支持细胞这位"伟大的母亲"的。

没想到精子的形成过程竟是如此神奇，如此复杂吧？虽然整个精子发生的过程目前已经清楚了，但是其中一些具体环节、变化原因和信号转导还不明确。

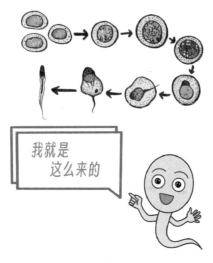

精子发生过程

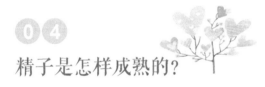

04
精子是怎样成熟的?

◎杨　杰，张　洲

　　精原细胞经过一系列的增殖和分裂，最终形成初具蝌蚪模样的精子，但是在睾丸内的这些"小蝌蚪"尚未成熟，还只是个尚未长大的"小屁孩"，既不是"游泳健将"，也很难博得"卵子小姐"的芳心。就像树上刚刚摘下来的青香蕉，想要成为商店里可以售卖的黄香蕉，在运输、储存的过程中还需要经历一个逐渐成熟的过程。只有经历很多磨难，成功到达附睾尾部的精子，才能算得上是一个成熟的精子，获得前向运动和受精能力的"魔法加持"，在以后进入了女性生殖道的漫漫征途中，才有可能突出重围与卵子相遇并结合。

　　附睾位于睾丸后缘上方，为一对细长扁平，外观呈新月形的器官，主要由长而弯曲的附睾管构成，可以分为头、体、尾三部分。头部通过输出小管连接着睾丸的曲细精管，尾部与输精管相通。附睾各段通过上皮细胞分泌和吸收活动的共同协作，实现高度区域化，保证不同区段精确的功能划分，为精子成熟和储存提供适宜的环境。

　　睾丸内产生的精子由于尚不具备运动能力，需要借助曲细精管的收缩蠕动，与睾丸液一起被运送到睾丸网中。输出小管和附睾头部近端吸收大部分睾丸液，使精子得以浓缩。附睾体部可以合成和分泌大量的蛋白质和酶类，使经过此处的精子逐渐出现从原地摆动、转圈运动到前向运动的变化，同时获得了识别卵细胞的能力。附睾尾部的管腔相对较大，上皮细胞吸收能力很强，是储存精子的主要场所。精子在附睾中发生的这一系列生理生化变化的过程，称为精子成熟。通过观察精子的运动方式，可以了解精子处于哪个成熟阶段，这是衡量精子成熟与否的一个指标。

　　翻越"千山万水"到达附睾尾部的精子最终完成集结，实现蜕变，并暂时在此处休整。通常，青春期男性睾丸产生的精子大部分储存于附睾尾部，储存在附睾里面的成熟精子数量上总体处于动态平衡，每天都有衰老的精子自行降解，也有逐渐成熟的精子源源不断地补充进来。

精子从精原细胞逐步分裂成初级精母细胞，再到次级精母细胞，最后从圆形的精子细胞变成一个具有头、颈、尾的小蝌蚪状精子，大约需要两个半月的时间。睾丸内成形的精子进入附睾，从附睾头部到附睾尾部逐渐成熟还需要两周的时间。所以，通常认为精子从一个年幼的精原细胞，发育到一个具有运动能力和受精能力的成熟精子，需要三个月左右的时间，即为完成一个完整的生长周期。在这个过程中，除了精子自身的因素，还受到附睾管腔微环境的影响。这包括附睾的发育情况、炎症情况、吸收能力和分泌能力等。故此，附睾管腔微环境的稳态是保障精子成熟、转运和储存的重要条件。一旦打破这种平衡，导致附睾功能异常，就会使精子的成熟程度、运动能力和精子质量下降，引起不育症的发生。

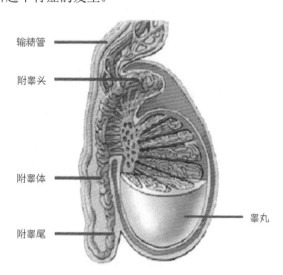

精子有什么结构与功能？

◎杨 杰，张 洲

青春期的孩子身心还处于发展期，对周围事物充满着好奇心，对未知世界充满着探知欲。为什么自己的身体正悄然地发生着变化，让自己有点惊慌失措？为什么某个夜晚会出现遗精？为什么精子如此神奇，一个小小的细胞却可以突破"艰难险阻"最终与卵子结合，发育成胎儿？要解答这些问题，首先就得从精子的特殊结构和功能讲起。

精子很小，小到用肉眼无法直接观察到，需要借助显微镜才能一睹它的真容。如果在光学显微镜下观察，会看到精子外观形似蝌蚪，长约60μm，分为头、颈和尾三部分。

精子头部呈卵圆形，从宽面看犹如一枚鸡蛋，从窄面看更像一个梨。如果在电子显微镜下观察，可以将精子头部分为细胞核和顶体两部分。

细胞核占据了头部的大部分区域，由高度浓缩的染色质构成，外部包裹着核膜；顶体则更像是头上的一顶加绒厚帽子，由外到内依次是顶体外膜、顶体基质和顶体内膜。细胞核内含遗传物质，是父源遗传信息的携带者。与体细胞相比，精子为单倍体，遗传物质的数量只有体细胞的一半，染色质的致密度也更高，所以精子的体积很小，更有利于其穿透功能。受精后精子与卵子融合重新形成二倍体，保持了生物染色体的完整性。

顶体是一个特化的溶酶体，含有多种与受精相关的水解酶，如透明质酸酶和酸性磷酸酶等。这些水解酶就像潜伏在特洛伊木马里的先头战士，当精子与卵子结合，全副武装的士兵就跳出木马，悄悄地摸向卵子的城门，干掉睡梦中的守军，迅速攻破城门，为后面遗传物质的进入清除障碍。

精子尾部也称鞭毛，是精子的动力装置，长度约占整个精子长度的90%。尾部包含中段、主段和末段三个部分。中段的中轴为轴丝，外面依次包绕着外周致密纤维和线粒体鞘；主段外侧没有螺旋缠绕的线粒体鞘包裹，代之以高度特化的纤维；末段仅有包裹着细胞膜的轴丝，所以精子的尾部从中段到末端逐渐变细。轴丝贯穿精子尾部全长，由周边的9对双联微管和中央2根单独的微管组成，是精子运动的主要结构基础。在中段和主段的轴丝外侧有9根外周致密纤维，其作用主要是作为精子尾部的骨架，同时与精子尾部弹性回缩有关。中段的线粒体鞘就像电池，为精子的运动提供能量。中段尾部有一致密环形板状结构，称为终环，被作为中段和主段的分界标志。

用电子显微镜观察，可以看到精子头部与尾部之间有颈部，颈部含有近端中心粒，这个结构参与完成受精。

精子独特的结构赋予了精子独特的功能和使命——为繁衍生命作独特的贡献。

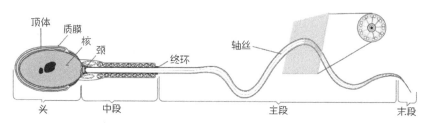

人精子结构模式图

06
什么是附属性腺？

◎杨 杰，张 洲

　　附属性腺是男性生殖系统的重要组成部分，是在青春期发育的，主要包括前列腺、精囊和尿道球腺。这些附属性腺的分泌物和附睾液与精子共同组成了精液，并对精子起到一定的营养和活化作用。

1. 前列腺

　　前列腺位于膀胱下方，小腹正中部位，由腺组织和平滑肌组织构成，是男性特有的不成对的附属性腺，也是男性附属性腺中最大的实质性器官。质韧，色淡红，呈"倒栗子"形。上端宽大为前列腺底，下端尖细为前列腺尖，底与尖之间的部分为前列腺体。在青春期前，前列腺还没有完全发育，体积约有一颗黄豆大小。进入青春期后，随着睾丸的发育，激素水平急剧升高，前列腺的体积会成倍增大，分泌功能也不断加强。成年后，前列腺的发育逐渐达到峰值，相当于一个板栗的大小。通常在50岁前，前列腺的体积都相对稳定，不会发生太大变化。

　　前列腺既有外分泌功能，也有内分泌功能，另外还有控制射精和排尿的作用。前列腺上皮细胞能持续分泌一种无色稀薄的弱酸性（pH6.5，炎症时可达pH7.7，呈弱碱性）乳状液，即前列腺液。前列腺液是精液的重要组成成分，约占精液体积的30%，含有多种电解质、酶类和有机化合物，有利于精液的液化和精子的运动，对精子的正常功能具有重要作用。

2. 精囊

　　精囊，又称精囊腺，位于膀胱底部、前列腺上方、输精管壶腹的外侧，左右各一，为长椭圆形的囊状器官。主要由迂曲的小管构成，表面凹凸不平，呈多囊泡状。切面内呈憩室样管状结构，多分支并连接成网。精囊的大小因人、年龄、充盈度而异。与前列腺的发育一样，进入青春期后精囊迅速增大，表面也由光滑变为囊泡状。虽名为精囊，但它并不是储存精子的器官，其功能主要是分泌弱碱性的淡黄色黏稠液体，占到精浆总量的 60%～70%，有营养和稀释精子的功能。作为精囊的特异性分泌成分，尤其是果糖和前列腺素，是精子获取能量与动力的主要来源。青少年如果经常性憋尿、久坐、缺乏锻炼、不注意卫生、生活不规律等都容易引发精囊炎，出现尿频、尿急、尿痛等症状。

3. 尿道球腺

尿道球腺是一对豌豆大小、呈黄褐色的球形器官，左右各一，通常位于球部尿道两侧皮肤黏膜下，是男性附属性腺中最小的腺体。尿道球腺主要由有分泌功能的腺泡构成，可以分泌一种清亮而有黏性的液体，也称尿道黏液。尿道黏液也是精液的组成部分，最初射出的精液主要是尿道球腺的分泌物，具有润滑尿道和刺激精子活动的作用。

在青春期，作为男性生殖系统组成部分的附属性腺，其发育和功能的正常性也是男性生殖健康的基础之一。

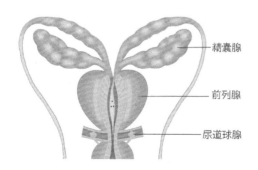

精囊腺

前列腺

尿道球腺

07

精液由什么成分组成?

◎杨 杰，张 洲

男孩到了约十三岁，有时在睡梦中不知不觉地发生射精的现象称为遗精。遗精对于男生来说是一种正常的生理行为，是男孩生殖腺开始发育并逐步趋向成熟的标志，几乎所有的男性都经历过。初次发现遗精时是不是都被内裤上黏黏的灰白色液体吓坏了？其实那就是精液。精液是青春期后的男性在射精时从尿道中排出的胶冻状液体。正常精液通常呈半透明或灰白色，是一种黏稠的液体混合物，主要由精子和精浆组成。

精子在睾丸内产生，进入附睾后逐渐发育成熟。虽然精子是精液中的核心成分，但其在精液中的体积占比很低，仅占约 5%。而精浆才是精液中的绝对主力，占精液总体积的比例超过了 90%。精浆主要是由精囊液、前列腺液、附睾液以及少量尿道球腺液组成。精浆是输送精子的必备载体，从化学成分上看，除了含有大量水、果糖、蛋白质和多肽外，还含有多种其他糖类（如葡萄糖）、酶（如前列腺素）、无机盐和有机小分子，为精子提供了丰富营养物质和充足能量，具有重要生殖生理功能，也是男性生殖系统疾病无创性诊断的重要生化标志物。

精囊液是精浆中含量最多的成分，约占整个精浆体积的 60%～70%，主要由精囊分泌，是一种淡黄色黏稠的碱性液体。其中果糖作为精囊的特有分泌物质，是精子主要的营养和能量来源。同时，精囊液中还有一些特殊的酶类物质——凝固因子，与精液刚排出时胶冻样凝固状态的形成有关。前列腺液主要是由前列腺分泌的一种乳白色、相对稀薄的液体，呈酸性，其分泌受雄激素的控制，约占精浆体积的 15%～30%。前列腺液有促进精液液化的作用，通过观察前列腺液的性状，如出现比较黏稠、发黄甚至伴有血色的情况，则提示前列腺可能发生炎症甚至癌变的风险。附睾液主要由附睾分泌，其中富含甘油磷酸胆碱等，可以起到调节附睾内微环境、具有促进精子成熟的作用。正常状态的附睾液呈酸性、渗透压较高、氧含量减少，这样的内环境迫使精子的活动和代谢逐渐下降并处于一种静息状态，有利于精子在附睾内的储存，并为后续的转运积蓄能量。

如果将精子比作是鱼，那么精浆就好比是水，只有水好鱼才活得好。因此，想要维系精子的正常生理功能，就离不开精浆的正常状态及其营养与滋润；而没有了精子，精浆也就失去了存在的意义。

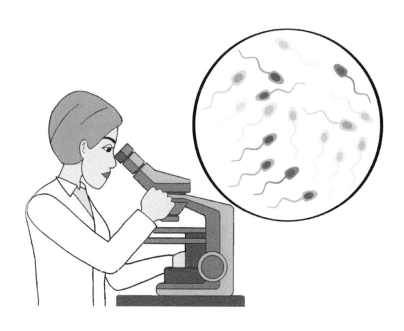

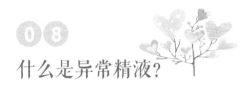

08
什么是异常精液?

◎杨 杰,张 洲

睾丸及其附属性腺的功能正常是形成正常精液的必要条件。但是,如果睾丸和附属性腺的功能不正常,导致形成的精液有一项或多项检测参数不合格,就属于异常精液。如果精液的外观、性状和气味等出现以下特征时,需要引起注意,有时可能是异常精液的表现。

1. 体积

正常精液的体积大多在 1.5～6mL,精液量超出这个范围,都可能提示精液异常。很多时候精液量过少是生理性的,可能与青春期精力旺盛经常手淫有关,稍加控制就能恢复正常。但如果遗精时发现每次精液量都过少,甚至没有精液排出,就可能与睾丸和(或)附属性腺的功能受损有关,同时也要警惕"逆行射精"的发生。当然,精液的量也不是越多越好,首先精液体积过大主要由于精浆分泌过多,相对而言就稀释了精子的浓度,不利于其正常授精;其次精液量持续较多,还可能与垂体分泌功能亢进和精囊炎症有一定的关系。

2. 颜色

青春期男性的精液颜色多为灰白色或乳白色,如果长时间没有遗精或手淫,可能略带淡黄,这些都是正常的精液颜色。但如果发现精液的颜色开始逐渐变黄、发绿,伴有恶臭,甚至出现"脓精"时,则很可能提示为局部的生殖道或附属性腺感染出现的炎症。若还伴有血丝、血块，甚至出现"血精"时，除了考虑精囊结核、精囊结石或急性精囊炎引起的精囊病变，还需要重点排查是否有精囊或前列腺肿瘤的可能。

3. 性状

精液刚射出时，一般为黏稠的胶冻状，在体外 15～30min 后，逐渐呈均匀液体状，精液这种由胶冻状向液体状的转化称为液化。精液这种性状的变化是保护精子运动的一种正常生理现象，主要由前列腺和精囊的分泌物共同参与完成。如果超过 60min 精液仍不液化或不完全液化，即为液化异常。这主要还是前列腺或精囊的炎症和功能异常，导致液化因子与凝固因子间的平衡被打破所引起的。此外，如果精液完全透明或过于稀薄，也提示可能为严重少精子症或无精子症，睾丸发育不良、精道梗阻和生殖道炎症都是重要诱因。

4. 气味

正常的精液通常会散发出类似栗子花或石楠花的特殊气味，这种特殊气味主要是由前列腺液中的精氨氧化散发出来的。如果遗精或手淫后发觉精液有很浓的腥臭味或其他味道，甚至伴有颜色的变化，这种情况通常与前列腺或精囊发生炎症或感染有关。

5. pH

pH 是精液重要的理化指标，通常在 7.2 左右。由于精液的 60%～70%来自于精囊，精囊液偏碱性，所以精液整体呈弱碱性，这有助于精子的运动。当精液的 pH 较低，偏酸性时，会对精子的运动能力和代谢造成影响。如果还伴有精液量少，精液透明稀薄，则提示存在射精管阻塞、精囊缺如或功能障碍的可能性。

6. 精子参数

与异常精液有关的精子参数，包括精子活力、精子浓度、精子正常形态率等，这些参数需要借助标准精液分析来确定。一般来说，在青春期不必进行精子参数的测定，因为生殖系统的发育尚未完成。

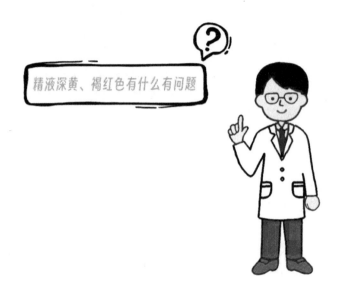

09

异常精子有什么表现?

◎杨 杰，张 洲

异常精子是指精子的数量、形态、运动能力和其他功能出现异常，用肉眼是无法观察的，需要借助显微镜甚至特殊仪器才能进行判断。常见的精子异常包括少精子症、无精子症、畸形精子症、弱精子症以及其他的精子功能性异常。

1. 精子数量异常

精子数量异常对应的疾病有少精子症或无精子症。少精子症是指射出体外的精液中精子总数（或精子浓度）低于正常生育力男性的参考值下限。根据《世界卫生组织人类精液检查与处理实验室手册（第5版）》的参考值，禁欲 2～7 天，至少 2 次精液常规分析提示精液中虽然有精子，但 1 次射精的精子总数 $<39\times10^6$（或精子浓度 $<15\times10^6/mL$），而精液体积、精子活力和精子正常形态率等正常即可诊断为少精子症。如果超过 2 次射精的精液中均未找到精子，则可初步诊断为无精子症。根据精道有无梗阻、睾丸生精功能是否正常，无精子症又分为梗阻性无精子症和非梗阻性无精子症。

引起精子数量异常的病因复杂，下丘脑-垂体-睾丸轴发育异常引起的内分泌疾病、先天性或后天引起的睾丸功能受损等都是常见的原因。如青春期前后男生容易发生腮腺炎并诱发睾丸炎，或者因剧烈运动引起的睾丸外伤甚至发生扭转，因难以启齿而耽误治疗，这些都会使睾丸的生精功能受到不同程度的影响，导致少精子症或无精子症的发生。

2. 精子形态异常

精子形态异常是指精子的头部或尾部出现畸形变化，具体可分为头部、颈段、中段和主段异常，以及过量残留胞质。按照《世界卫生组织人类精液检查与处理实验室手册（第 5 版）》的精子形态学评估标准，精子正常形态率的参考值下限是 4%。当整份精液的正常形态精子的占比低于此参考值下限，则称为畸形精子症。临床上，按照主要畸形精子的类型，又可以分为圆头精子症、大头精子症、无头精子症和精子鞭毛多发形态异常等畸形精子症。引起精子形态异常的原因很多，目前多认为与精索静脉曲张、生殖道感染、环境和遗传因素等关系密切。如青春期时不注重个人卫生和生殖健康，引起泌尿系统的感染，或是追求所谓的"时髦"，年纪轻轻就开始抽烟、喝酒，这些都会导致精子的"颜值"受损。

3. 运动能力异常

精子运动能力低下，甚至无法运动，称为弱精子症。引起弱精子症的因素很多，生殖道感染、服用药物、遗传和免疫等都是常见病因。此外，精索静脉曲张、射精管不完全梗阻、接触有毒有害物质，以及不良生活习惯，会导致弱精子症的发生。

4. 其他精子功能异常

除了精子浓度、精子活力和精子形态外，目前精子功能检测也越来越受到关注。常见的精子功能检测项目有：精子 DNA 完整性、精子顶体反应、精子顶体酶、精子活性氧、精子跨膜信号通路和精子染色体非整倍性检测等。这些精子功能发生异常，会导致精子的运动能力、受精能力和后期胚胎发育能力受到影响。

很多人到了婚育年龄无法正常生育时，才发现精子已严重异常，究其原因，有部分人与青春期没有重视生殖健康有关，损伤了生殖系统，导致精子异常。

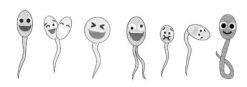

10
什么是精子受精能力?

◎杨 杰,张 洲

受精是指精子和卵子相互识别、相互融合的过程。整个过程看似简单,却需要经历精子获能、精卵识别、顶体反应和合子形成等一系列"关隘"。而精子在进入女性生殖道后,突破"重重关卡",最终"开花结果"发育成受精卵的能力,就被称为精子的受精能力。以下是受精的几个关键环节。

1. 精子获能

精子在附睾内逐渐成熟时就开始获得受精能力,但附睾液中的去能因子暂时抑制了精子的受精能力。精子进入女性生殖道后,在宫颈黏液的帮助下逐渐与精浆分离,穿过宫颈进入宫腔后,精子就可以重新获能。发生获能的精子不仅跑得更快(活力增强)、力量更强(释放酶类增强穿透力)、也看得更准(暴露识别位点),为与"卵子小姐"的约会做好了充分准备。

2. 精卵识别

精子和卵子膜表面都带有相互识别的"定位导航"装置,精子在获能后,暴露出膜表面的结合蛋白,与卵子膜表面的精子受体可以相互吸引,并特异性结合,完成识别过程。精卵识别是受精过程的启动,也是保证种族特异性的关键。

3. 顶体反应

顶体是覆盖于精子核前面的一种帽状结构,相当于行军打仗时的先头部队,是进攻的第一线。当精卵"见面"并"拥抱"后,就会引起精子质膜的构象改变,顶体释放出的各种酶可以"攻破"卵子的"城门",使后续的大部队(细胞核)能够顺利进入卵子,完成受精。

4. 合子形成

通常一个卵子只能与一个精子结合,当第一个精子"攻破城门"时,卵细胞就会产生一系列反应,使整个"城墙"立马得到修复和加固,以阻止其他精子进入。精子进入卵子后,与卵子的细胞质融为一体,在精子的刺激下,处于休眠状态的卵子被再次激活,进行第二次减数分裂,最终形成二倍体的受精卵,即为合子。

至此,受精的过程全部完成,精子终于完成了它的终极使命,为形成新生命做出了独特的贡献。其实,男性在进入青春期后,随着睾丸和附属性腺的发育,精子就已经具备受精的能力,可以使女性受孕。出现遗精行为就是它们"迫不及待"地想证明自己能力的一个正常生理反应。然而,对于青春期男性来说,接受正确的生理卫生知识和生殖健康知识教育是非常重要的。只有充分认识到生殖健康的重要性,并采取相应的措施来保护和维护自己的生殖健康,才能保证生殖系统的正常发育,产生具有受精能力的精子,为未来的正常生育打好基础。

青春期男性处于生理和心理发展关键期,对新事物充满好奇。但这个时候需要提高警惕,更不能因为猎奇而越过道德和法律的界限,任何冲动和不负责任的"偷尝禁果"行为,都可能对自身和他人造成非常严重的后果。

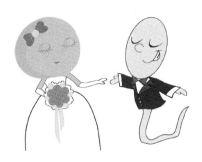

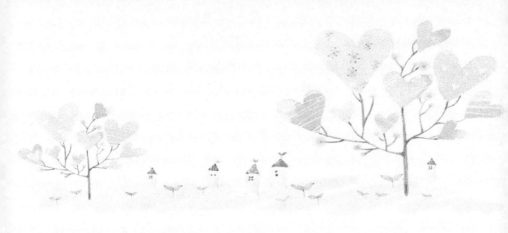

男性青春期常见生殖系统
问题与疾病

第 章

01
什么是男性青春期发育延迟？

◎杨 杰，张 洲

品学兼优的小强同学，最近让家里人犯愁，并不是因为学习成绩退步，而是爸爸发现他不仅个子长得慢，阴茎和睾丸也比同龄孩子的要小得多，爸爸准备带着他去医院做检查，这让一向腼腆的小强很是为难。

有人觉得，这是家长的攀比心在作祟，什么都不能让孩子"落后"；也有人认为，这是青春期发育出了问题，应该重视起来。究竟是"盲目攀比"还是应该"高度重视"，还得从男性青春期的发育说起。

引起男性青春期发育延迟的病因很多，但其共同的临床特征，主要表现为第二性征发育不明显、生殖器幼稚，多处于青春期发育前的阶段。例如，阴茎短小、睾丸发育慢、阴毛和腋毛生长不明显、声音仍为童音以及喉结发育迟缓等。

青春期是从儿童发育为成人的重要过渡时期，也是生殖系统发育的关键时期。在这一时期，身高"猛蹿"是青春期的重要标志，伴随着身高增长，在各类生殖激素的作用下，第二性征相继出现，性腺发育成熟，功能得以完善。男性则表现为生殖器发育，喉结突出，声音变粗，长出胡须、阴毛和腋毛，出现遗精等。但是，当男孩年满 14 岁或超过正常青春期启动平均年龄的 2.5 个标准差，仍无第二性征发育的征兆（睾丸体积＜4mL）即为男性青春期发育延迟。此外，即便青春期启动正常，若其发育进程受阻，5 年后仍未完成第二性征的发育，也被认为是青春期发育延迟。

男性青春期发育延迟除了与疾病、家族遗传等有关，还与一些环境和生理性因素有关。根据有无自主青春期发育，男性青春期发育延迟可以分为暂时性发育延迟和永久性发育延迟两种。

暂时性发育延迟，如体质性青春期生长发育延迟和功能性低促性腺激素性性腺功能减退，在去除慢性疾病或营养不良的影响后即可恢复。永久性发育延迟，如低促性腺激素性性腺功能减退和高促性腺激素性性腺功能减退，是由下丘脑-垂体-睾丸轴功能异常引起的，若不及时治疗，很难再有第二性征的发育。所以，处于青春期时，一旦发现有发育延迟方面的症状，要充分重视，及时去医院就诊，查明病因并积极配合治疗。因此，小强同学爸爸的做法并不是"盲目攀比"，也不是"大惊小怪"，而是为处在青春期的男孩子做的正确决定。

目前，通过病史采集、体格检查、性激素水平测定、影像学检查、染色体检查和其他辅助检查，可以对男性青春期发育延迟进行诊断和病因鉴别。对于男性青春期发育延迟的患者，早发现、早干预、早治疗是关键。通过去除病因和生理剂量的生殖激素补充替代治疗，不仅可以促进男性第二性征的发育，甚至还能逐步恢复成年后的生育能力，同时尽量避免因生长发育延迟而造成的心理负担和心理问题。

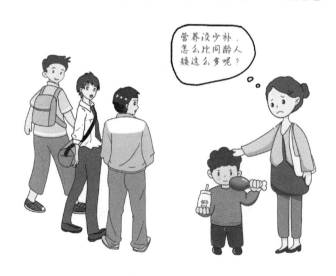

02
遗精会影响男性青春期生殖健康吗？

◎杨 杰，张 洲

《红楼梦》第六回中，袭人服侍刚睡醒的宝玉更衣时，不觉伸手至大腿处，只觉冰凉一片沾湿，唬的忙退出手来，问是怎么了。宝玉含羞央告道："好姐姐，千万别告诉别人要紧！"袭人亦含羞笑问道："你梦见什么故事了？是那里流出来的那些脏东西？"宝玉道："一言难尽。"

这些曾经看过的片段是否还记忆犹新，只是少时不知文中意，明白己是文中人。袭人所称的"脏东西"，其实是青春期男性产生的一种正常生理物质，遗精后的精液。

遗精是指男性没有经过性生活或手淫，生殖系统自发排泄精液的行为。由于这种情况大多发生在夜晚睡眠阶段，故俗称梦遗。坊间一直有"一滴精，十滴血"的传言，视精液为体内的"真精"和"元气"，认为遗精不仅会损伤"元气"，引起肾虚、阳衰，还会影响男性生殖健康，甚至导致男性不育等，从而对一些男性造成很大的精神负担和思想压力，常伴有精神萎靡、虚弱无力、失眠多梦、健忘等一系列精神症状。遗精真的有这么可怕吗？这还得从为什么会发生遗精说起。

男性进入青春期后，调控机体生殖内分泌的下丘脑-垂体-睾丸轴开始苏醒，在生殖激素的作用下，睾丸发育并源源不断地产生精子。同时，附属性腺也不停地加班加点工作，生产精液中的精浆部分。男性逐渐性成熟后，就会出现附属性腺液充盈的情况。当附睾内精子达到饱和状态时，性中枢兴奋性增强，一旦有其他的刺激，如梦见异性、被褥压迫、内裤太紧等，就容易导致生殖器持续充血，诱发遗精，这就叫"精满则溢"。所以，青春期男性不宜穿过紧的内裤，也不要长期趴着睡觉或睡眠时用棉被压住阴部。此外，青春期男性精力比较旺盛，在大量运动、过度的体力劳动或脑力劳动之后，睡眠会比较深沉，脑皮质下中枢活动加强，也容易导致遗精。

　　早在明代，名医张景岳先生在《景岳全书卷之二十九必集·杂证谟遗精》中就对遗精有客观科学的认识："至若盛满而溢者，则去者自去，生者自生，势出自然，固无足为意也"。因此，遗精是青春期男性的一种正常生理行为。遗精的次数和周期跟男性的发育状态、健康水平、营养水平和周围环境等诸多因素有关，因人而异。通常，进入青春期后，1~2周遗精1次都认为是正常的，不会对身体健康造成任何不良影响。另外，精液中没有所谓的"真精"和"元气"。精液的组成虽然复杂，但其物质基础与身体其他成分相似，主要还是水，其次含有少量蛋白质、脂肪和糖类，每次遗出的精液量也就数毫升，相对于每天摄入的营养量是很少的，因此不必担心因遗精而造成的身体营养流失。但是，如果频繁出现遗精还是应该重视的，这可能与生殖系统疾病或内分泌异常有关，不仅会影响日常的学习和生活，还会使人精力分散，出现乏力、失眠、烦躁等症状，需要及时去医院就诊。

　　青春期少年要正确看待遗精，对遗精的发生有科学的认识。出现遗精时不必过于恐慌，也不要羞于启齿认为是不道德的坏事，这是每个男孩子在成长过程或早或晚都会经历的生理事件。

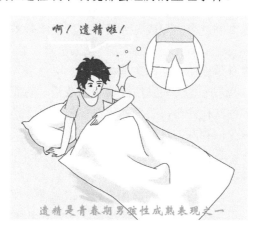

遗精是青春期男孩性成熟表现之一

03

手淫会影响男性青春期生殖健康吗？

◎王 鹏，张 洲

初三年级的晓明同学在浏览网页的时候，一不小心进入了"成人的世界"，画面中的场景令晓明面红耳赤，他马上跑进了洗手间，冲了一个热水澡，正用手清洁阴茎的时候，一种前所未有的畅快之感涌上心头。事后，紧张的晓明马上向爸爸请教为什么会有这种特殊的感觉，爸爸语重心长地向他解释，这种情况叫做手淫。

手淫，是一种以手或工具等方法刺激生殖器官获得性满足的行为。从生物学、生理学、心理学的观点分析，手淫是人类的正常生理行为。

手淫作为一种容易完成且可获得自我性快感的活动，常见于青春期，成年人中也会存在，甚至很多已婚男性也会通过手淫的方式来获得满足，偶尔也会在儿童中出现。由于青春期生殖系统迅猛发育、雄激素升高，会出现性冲动的生理现象，再加之无意间拨弄阴茎或裤子过紧而产生摩擦，导致了青春期手淫。这种方式所带来的性快感容易得到宣泄，不加节制就容易形成一种习惯。青少年基本都存在不同长短的手淫史。

适当手淫对身体健康不会产生不良作用。男性进入青春期后，生理上发生改变，心理上也会萌发性冲动和性欲望。随着现代网络的发展，形形色色的性文化冲击，会使欲望更加强烈。适当手淫可以令精液得到排放，减少前列腺的过度充血及局部压力，缓解前列腺液的淤积，使体内发生包括血流加快、心率加速、肌肉收缩和舒张等物理变化，这些对身体没有害处。

因此，对于手淫应树立正确的观念和认识。青春期初发性萌动，对性充满好奇，再加上生殖器官快速发育，手淫是正常的行为。但这个时期的青少年阅历较浅，知识储备不足，对于手淫的认识还不全面，需要运用正确的知识去引导。适度手淫、规律排精对身体是无害的，一定程度上有利于青春期生殖健康；但过度手淫会导致注意力不集中、心理压力大、情绪波动较大等问题，从而影响学习和身心发育。若手淫过度摩擦阴部，可使皮肤表面变得敏感，甚者会导致阴茎擦伤或折断。有些男性会采用某种异常器物、异常方法等对阴茎进行强烈刺激，这样的方式危害很大，久之则会造成不射精、阳痿和早泄等性功能障碍。

总之，关心爱护青春期男性的健康成长，引导他们学习青春期生殖健康知识，正确对待青春期手淫，克服猎奇心理，养成良好的生活习惯，有利于青春期生殖系统的发育和生殖健康的维护。

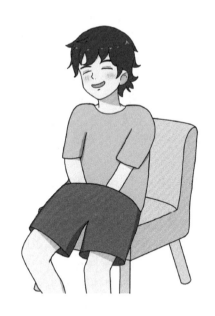

04
腮腺炎会影响男性青春期生殖健康吗？

◎王　鹏，张　洲

　　临床上碰到少精子症、弱精子症的患者，医生常常会问他们这样的问题："你小时候得过腮腺炎吗？"患者常常不理解，腮腺炎在脖子上，这和我的精子质量有什么关系呢？为什么得过腮腺炎就会增加患有少精子症、弱精子症的风险呢？原来，流行性腮腺炎，又称"痄腮"，是由腮腺炎病毒引起的以腮腺非化脓性肿胀疼痛为特征的一种急性呼吸道传染病，多流行于儿童及青少年中。流行性腮腺炎不但侵犯人体的腮腺、颌下腺，还会引起睾丸炎等其他疾病。

　　由腮腺炎引起的睾丸炎称为腮腺炎性睾丸炎，主要是由于腮腺炎病毒经血行到达睾丸，使睾丸产生炎症，约有 12%～20% 的腮腺炎患者会并发睾丸炎。腮腺炎性睾丸炎会出现睾丸一侧或双侧的红、肿、痛，发病时伴有高热、寒战、行走不便、阴囊下垂和疼痛等临床症状。青春期得过腮腺炎性睾丸炎而导致后天睾丸损伤是男性不育的原因之一，发病率高达 15%～25%。

　　睾丸就像具有磁铁一样，十分容易吸引腮腺炎病毒。腮腺炎发病时可能伴有睾丸炎症，引起睾丸肿大，如果没有及时对患者的睾丸进行检查和治疗，会导致睾丸轻度萎缩、睾丸组织进行性纤维病变，在一定程度上降低了男性的生育力。但是，腮腺炎性睾丸炎常见于单侧睾丸受累，并且病变多导致精子数量减少，若一侧睾丸代偿性生精，一般不会影响成年期的生育。青春期男性睾丸具有强大的生精能力，每克睾丸组织，一天可产生并释放 1000 万条精子，即便腮腺炎病毒损害了双侧睾丸组织，一般来说，睾丸的生精上皮产生精子会显著减少，但不会导致无精子症。

　　对儿童或青春期男性患腮腺炎是需要重视的。一旦患有腮腺炎应及早治疗，防止并发腮腺炎性睾丸炎，因为其对于睾丸造成的损伤是终生的，可给青春期男性未来生育功能造成难以治愈的损害。从保护青春期生殖健康的角度来看，患者应及时卧床休息，用阴囊托托起阴囊，并予以阴囊局部冷敷；忌食辛辣、油腻、煎炒食物。由于流行性腮腺炎具有传染性，若腮腺炎患者尚未痊愈，应当将患者隔离至腮腺完全消肿；若接触过腮腺炎患者应当自我隔离、自我观察，若已被传染应及时诊治。

对于青春期患过腮腺炎并发睾丸炎的男性，成年后如果对生育力状况担心，宜进行精液常规检查项目的筛查，若发现少精子症、弱精子症等精子异常的问题，应当及时前往医疗机构，寻求医生的帮助和治疗。

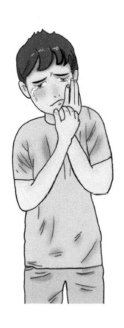

05
什么是包皮过长或包茎？

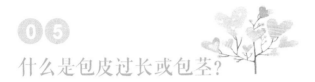

◎王　鹏，张　洲

正处于青春期的小良和爸爸一起洗澡的时候，无意中发现自己的阴茎和爸爸的看起来不太一样，爸爸的龟头是裸露在外面的，而自己的龟头像是套上了厚厚的围脖。小良大胆地问爸爸，为什么会有这样的不同呢？为什么正值青春期的自己，阴茎也发育了，龟头还是不能裸露出来呢？爸爸耐心地回答，小良这种情况叫做包皮过长。

包皮是指位于阴茎前端，褶皱成双层且覆盖于龟头上的皮肤。阴茎的皮肤较为薄嫩并且可以移动。7 岁以前的儿童包皮较长、开口较小，位于阴茎头外，起到了保护嫩弱龟头的作用。随着年龄的增长，阴茎的增大变长，包皮会逐渐向阴茎体方向退缩，特别是青春期生殖器的迅速发育，包皮会随着生殖器发育自然上翻，使得整个龟头全部露出。如果到了青春期发育阶段，龟头与包皮仍然粘连，包皮全部包裹着龟头，且无法上翻外露出尿道口或阴茎头，便称为包茎；若能够用手上翻，或阴茎在充分勃起后方能将龟头全部暴露，称为包皮过长。正值青春期的男性，随着身高、体重以及外生殖器的迅速发育，应当悉心留意阴茎的发育情况，能够有意识地对身体的变化做出应有的反应和判断。

不论是包茎还是包皮过长，由于包皮长期包着龟头，包皮内温度、湿度增高，易于细菌滋生和繁殖，引发龟头包皮炎。若不进行妥善处理，将会造成龟头粘连，向上翻起时引起疼痛、包皮嵌顿及冠状沟珍珠样丘疹等问题。特别需要注意的是，包皮的皮脂还会分泌一种白色或淡黄色，呈豆腐渣样物质，此物质称为包皮垢。在包皮过长不注意阴茎清洁或包茎的情况下，包皮垢将会很难清除，长时间的堆积易产生臭味，并会刺激局部包皮和黏膜进而发生炎症，引起感染。包皮垢的慢性刺激是诱发阴茎癌的原因之一。包皮垢具有致癌作用，包皮过长者尤其是包茎患者，阴茎癌的发病率高。正值青春期发育的男性若包皮过长，应当在洗澡的时候翻开包皮，用流动清水予以清洁。

先天性包茎的患病率较低，主要是由于后天局部炎症造成的。因此，7岁以前的儿童阴茎尚未发育，包皮包裹着龟头并不能确定是包皮过长或包茎，需经常翻转包皮予以清洗，无需采取手术治疗；青春期前家长应当经常帮助孩子翻转包皮，清除包皮垢，预防包茎的发生；对于已成年并发现包茎的患者，建议及早手术，以预防阴茎疾病的发生；包皮过长的患者，手术切除并不是必要选择，应在医师的指导下，注意保持局部清洁。

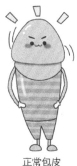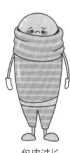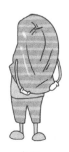

正常包皮　　　　　　　包皮过长　　　　　　　包茎

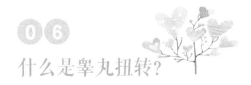

06
什么是睾丸扭转？

◎王　鹏，张　洲

　　某高中校园足球争霸赛火热进行，小黄同学一脚射门赢得了满堂喝彩，但是这时的小黄同学并没有欣喜，而是由于过于疼痛，蜷缩着身子在足球场上打滚，泪水伴着汗水在脸上交织，医务室的老师马上带小黄到附近医院就诊，医生经过检查确诊为睾丸扭转。

　　什么是睾丸扭转呢？为什么睾丸扭转会如此疼痛呢？其实，睾丸扭转也称精索扭转，是由于剧烈运动或暴力损伤阴囊时，螺旋状附着于精索上的提睾肌强烈收缩，导致睾丸、精索扭转的一种疾病。

　　睾丸扭转常表现为突发性阴囊部位剧烈疼痛，疼痛可向下腹部或腹股沟内侧放射，并伴有恶心、呕吐等症状。睾丸扭转是随着精索扭转同时发生的，是青春期男性阴囊急性肿痛的原因之一，也是急性阴囊疾病中比较严重的一种，常导致睾丸的血液循环障碍，引起睾丸缺血或坏死。体格检查时可发现阴囊肿大，皮肤红肿，睾丸触痛明显，精索呈麻绳状扭曲并缩短，可伴随鞘膜积液，向上托起阴囊或睾丸时疼痛加重。

　　睾丸扭转发生与先天因素和后天诱因都存在一定的关系。睾丸和精索的先天畸形是主要病因，主要包括：①鞘膜附着于精索末端的位置过高，使鞘膜容量增大，呈"钟铃状"畸形，睾丸在鞘膜腔内自由转动；②睾丸和附睾裸露部位缺乏，未能与周围组织粘连固定，远端精索完全包绕在鞘膜内，睾丸悬挂其中失去固定而游离度增大；③睾丸和附睾之间的系膜过长，睾丸引带缺如或过长，鞘膜腔过大，引起睾丸扭转；④隐睾、睾丸异位及多睾症也是睾丸扭转的危险因素。特别需注意的是，睾丸扭转具有一定的家族性，受到遗传和环境因素影响。性交、手淫、重体力劳动、咳嗽或者阴囊受到暴力袭击等，均可诱发睾丸扭转。后天因素相对来说影响较小，有时睾丸扭转会在睡眠中发生，由于睡眠时提睾肌因迷走神经兴奋而剧烈收缩并伴随着体位发生变化，也可能会导致睾丸扭转。

睾丸扭转的唯一治疗方法是尽快手术复位加以固定。一旦明确诊断，应当立即手术，争取及时复位，减轻睾丸所受到的损伤。在尚未确诊的情况下，临床症状剧烈，怀疑具有睾丸扭转的可能，亦应按急性阴囊疾病对待，及时进行探查，不可延误时机，以免睾丸坏死。

总之，青春期的睾丸发育状况影响到成年期的生殖能力状况。故此，青春期男性须注意保护阴囊，尽量避免睾丸发生任何损伤。一旦由于运动、撞击等情况严重影响到睾丸，不要碍于面子不好意思说出来想要"挺过去"，应及时告诉家长或老师，必要时尽早到医院做检查。

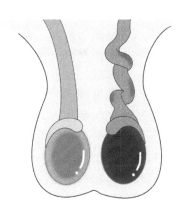

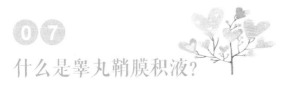

07
什么是睾丸鞘膜积液？

◎王　鹏，张　洲

　　小鹏是一名中学生，一天早上，他突然发现左边的"蛋蛋"长大了很多，而右边的"蛋蛋"没有什么特别的变化，小鹏突然间心急了起来，马上找了父亲到当地男科门诊就诊，医生在排查疝气后，给出了睾丸鞘膜积液的临床诊断。

　　什么是睾丸鞘膜积液呢？它为什么会使得睾丸一夜之间突然长大呢？原来睾丸鞘膜积液是因各种原因使睾丸鞘膜的分泌、吸收功能失常，导致鞘膜囊内积聚过多液体而形成的疾病。

　　睾丸鞘膜积液是男性较为常见的疾病，多见于20～40岁中青年，青春期男性也有可能发生。以左侧发病较多，但也可以双侧发病。睾丸鞘膜积液一般经治疗后，预后较好，但是如果积液压力较高，鞘膜增厚而影响睾丸的血液供应与温度调节，可导致睾丸缺血而萎缩，影响睾丸的精子生成，降低男性的生殖能力。

　　睾丸鞘膜积液从病因的角度分为原发性睾丸鞘膜积液和继发性睾丸鞘膜积液两种。原发性睾丸鞘膜积液是先天性鞘膜组织发育异常所致。鞘膜的淋巴系统发育较晚，在鞘膜的淋巴组织尚未发育完善前腹膜鞘状突过早闭合，鞘膜囊分泌的液体未能完全吸收，使其积聚在鞘膜囊内，形成了先天性鞘膜积液，简单来说，就是睾丸外面套了一个坚强的外套，但是这个外套不能很好地吸收水分，水分越来越多，外套就膨胀了起来。但是，当淋巴系统发育完善后，积液多能自行吸收。另外一种是继发性睾丸鞘膜积液，多见于感染、损伤、肿瘤以及某些全身性的疾病。

　　睾丸鞘膜积液的患者多有急性睾丸炎、附睾炎、精索炎、睾丸损伤、梅毒等病史，起病缓慢。原发性鞘膜积液，体积小，囊内压力不高，无感染时一般无自觉症状，囊内压力增高时可出现胀痛、牵拉或下坠感，肿块大者可影响日常活动和排尿。急性感染性鞘膜积液可见局部剧痛，并可牵扯腹股沟区或下腹部疼痛，并伴有恶心、呕吐等症状。

在临床上，睾丸鞘膜积液多以手术治疗为主，若合并感染可口服抗生素控制感染。原发性鞘膜积液病程短，积液量少，囊内张力低，无明显症状，无睾丸萎缩者可以不采取治疗。若症状明显，可采用外科手术的方式治疗。在治疗的过程中，应当注意休息，减少活动，防止用力负重，可以用阴囊托托起阴囊，以利于积液的吸收；若为继发性鞘膜积液，应当积极治疗原发病灶，并根据原发病灶的部位积极采取治疗措施，注意保持阴囊清洁，防止感染，注意保温，不宜过度劳累，保持情绪舒畅，忌食生冷及辛辣食物，注意休息。

青春期男性应当保护好自己的睾丸，防止睾丸损伤，让睾丸处于正常生理状态下充分地发育。

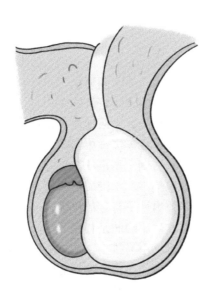

08
什么是精索静脉曲张？

◎王 鹏，张 洲

诚诚是一名初中生，作为体育特长生的他每天都有着高强度的训练任务，但是最近 1 年的时间，诚诚发现锻炼后他的左侧阴囊出现了下坠不适的症状，但稍微平躺休息一下，症状就会得到减轻，甚至和平时并无两样。诚诚对此感到疑惑，就询问了一直陪伴自己体育锻炼的教练，教练耐心地跟他说，这可能是有精索静脉曲张的问题，并带他到当地专科医院进行了诊断。

什么是精索静脉曲张？体育运动强度大的人都会患精索静脉曲张吗？

精索静脉是睾丸及阴囊组织血液循环的回流管道，精索静脉曲张是由于先天性静脉壁脆弱、静脉瓣结构不全或静脉血液向心脏流动受到阻碍等因素增加了静脉内压力，引起的精索静脉蔓丛发生了扩张、伸长、迂曲，呈蔓状如蚯蚓盘曲在阴囊中，继而引发一系列临床症状的疾病。简单地说，就像是两条水管缠绕在一起，一条是进水管，一条是出水管，出水管回流受阻，不断地淤积使得水管涨满膨隆，淤积成了一团。精索静脉曲张在成年男性中常见，但在男性青春期前也可发生，左侧的发病率高于右侧。严重的精索静脉曲张患者可表现为阴囊坠胀、疼痛、睾丸体积偏小和精液质量差等。

精索静脉曲张是导致男性不育症的原因之一，会促使睾丸局部温度升高，影响睾丸精子发生。静脉是代谢废物回流管，由于精索静脉曲张，睾丸的新陈代谢废物不易排出，造成废物大量淤积，睾丸局部缺氧，会导致睾丸的生精功能和内分泌功能受到抑制。

如果青春期男性患有精索静脉曲张，可以通过自查的方式进行评估：①外观观察，看阴囊是否肿胀或睾丸是否出现下垂。若阴囊肿胀、睾丸下垂，则可能患有精索静脉曲张；②触感，可以用手触摸感受阴囊位置是否有增粗迂曲的血管。若触摸到粗大迂曲的血管就可能患有精索静脉曲张。建议自我怀疑患有精索静脉曲张的青春期男性及时到医院检查，并遵守医嘱予以治疗。

患有精索静脉曲张的男性，应当忌食辛辣刺激的食物，保持大便通畅，避免剧烈活动，防止腹内压力过高，以免加重精索静脉曲张病情；不宜长期穿紧身裤和使用阴囊托，这两种方式虽然可以改善精索静脉曲张症状，但是均不利于阴囊散热和睾丸的生精功能。

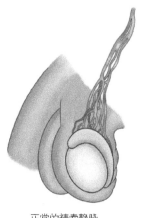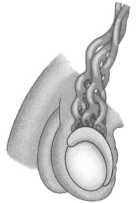

正常的精索静脉　　　　　　　曲张的精索静脉

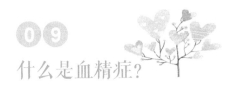

09
什么是血精症？

◎王 鹏，张 洲

正处于青春期的小江同学在一次手淫后，意外发现自己射出的精液带有红色血丝，小江顿时感到非常害怕，立即到当地医院就诊，医生在系统检查后，诊断小江患有血精症。

精液中为什么带有血呢？这会不会影响以后的生育呢？应该如何进行治疗呢？

血精症是指排出的精液中含有血细胞的一种疾病。血精可分为肉眼血精和镜下血精两种。肉眼血精可见排出的精液为鲜红色、淡红色或褐棕色，显微镜下可见到大量的红细胞；镜下血精的精液外观肉眼观察一般无明显异常，仅在显微镜下可见少量的红细胞。

精液由一定体积的精子、2/3 体积的精囊液和 1/3 体积的前列腺液，以及少量的附睾液和尿道球腺液等混合而成。精液外观一般呈灰白色，若禁欲时间较长也可呈淡黄色。若附属性腺，特别是精囊和前列腺出现了炎症、结核或者肿瘤时，相应器官就会出现肿胀、充血和出血，从而导致发生血精。

血精病因分为病理性、功能性和特发性 3 种。

1. 病理性病因

病理性病因包括：①细菌、支原体或衣原体感染引起的精囊炎或前列腺炎；②精囊或前列腺囊肿、结石、结核或血丝虫病；③后尿道或前列腺肥大出现曲张血管或血管瘤等；④可能与精囊或前列腺的恶性肿瘤有关。

2. 功能性病因

血精主要是由长期节制性欲、精囊过度涨满导致，亦可由过度性生活或手淫时间过长，精囊长期充血，静脉扩张致毛细血管破裂出血导致。

3. 特发性病因

特发性血精主要指一些原因不明的血精。

血精症为泌尿外科、男科的常见疾病。除肿瘤、结核等需要特殊治疗外，多数血精是一种良性和自限性的疾病，无严重危害，青春期男性患有血精症者应进行必要的抗炎治疗和适当使用止血剂。温水坐浴也可以加速炎症的消退。青春期血精症患者需结合充分休息和控制手淫，一般病因的血精症不难治愈，不会严重影响成年期的生殖能力。但是，若发现肿瘤应当首选手术治疗。

青春期男性如果出现血精，一般会伴有严重的心理负担。如果患病，青春期男性应当解除思想负担，及时寻求医生帮助治疗，树立治疗信心，保持心情舒畅；应当注意外生殖器卫生，避免频繁、过度手淫；加强营养，少食或不食辛辣刺激的食物；加强体育运动，注意劳逸结合，减少对会阴部的压迫；严格遵守医嘱，避免滥用抗菌药物。

与此同时，如果担心血精会影响以后的生育，血精症患者（例如，生殖器官肿瘤引致的血精等）可以到当地人类精子库进行精子冷冻保存，有助于保存其生育力，免除后顾之忧。

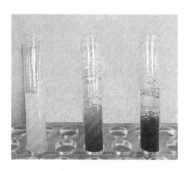

试管左 1 为正常精液样本，试管左 2、3 为血精样本

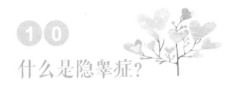

10 什么是隐睾症?

◎王 鹏,张 洲

隐睾顾名思义为隐藏着的睾丸,通常是指一侧或双侧睾丸停止在下降的旅程中,未进入同侧阴囊内,是男性生殖系统先天性异常引起的常见疾病之一。根据睾丸的位置主要分为真性睾丸未降、睾丸下降不全、睾丸缺如及睾丸移位。该病多发于早产男婴,通常在出生后 6 个月以内,大多数隐睾可以自然下降,1 岁以后隐睾的患病率显著下降,但同时睾丸自发下降的概率也会明显减少。

隐睾的发生与解剖学和内分泌等多种因素密切相关。从解剖学因素分析,隐睾的发生是由于睾丸系带过短、睾丸周围组织粘连、精索或输精管过短、腹股沟管小、阴囊发育不良等因素造成。从内分泌因素分析,主要是由睾丸分泌雄性激素延迟或不足所致。

目前,隐睾患者人群仍然以婴幼儿为主,少量为青春期后患者。隐睾诊断一旦确定,手术时机的正确选择会直接影响其生育能力的恢复。睾丸喜凉恶热,阴囊就像一个精细的"保温袋"挂于体表,通过扩张、收缩等方式进行调温使得睾丸始终处于一个舒适的环境。如果睾丸位于腹腔内、腹股沟内或其他区域,局部过高的温度会使睾丸生精细胞受到损伤,导致睾丸不能产生正常的精子而造成不育。因此,隐睾患者 2 周岁前进行治疗,是保证成年期生育力的关键。我国现行的诊断治疗指南推荐 6~12 个月是隐睾患儿行睾丸下降固定术的最佳时间,手术时间越早效果越好。在青春期前进行手术,约有 1/3 的患者可以恢复正常生育能力,而青春期后接受手术治疗的患者恢复率不及前者一半。错过最佳的手术时机不利于改善睾丸的生精功能,成年后精液参数也显著低于正常人群水平。

在隐睾的诊断与治疗过程中应注意以下几点:①凡是男性新生儿

均需检查是否存在隐睾问题；②体格检查时，应采用屈腿坐位；③1岁前的小儿隐睾有自动下降的可能，应当随诊；④建议青春期隐睾患者及时进行生育力评估，并根据具体情况到当地人类精子库做精子冷冻保存。对于单侧隐睾患者，通常对精液质量影响并不大，是可以不用冷冻精子的，但是如果是单侧隐睾且伴随对侧睾丸发育不良，还是建议尽早将精子冷冻保存；对于双侧隐睾患者，建议术前就将精子进行冷冻保存。

　　总之，男性应尽早清楚阴囊中有无睾丸及其状态，如果出现隐睾则应尽早治疗，维护好生殖健康。

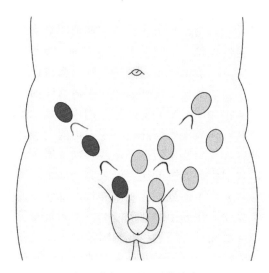

位于体内不同位置的隐睾

11
青春期男性发生附睾囊肿怎么办？

◎林典梁，张欣宗

附睾是位于睾丸上侧方由高度盘曲小管组成的管状器官，来自于睾丸的精子在附睾内迁移达到功能的充分成熟，并贮存起来等待排放。附睾囊肿指发生在附睾的囊性肿块，多由组织渗出液淤积形成，是一种良性病变。常见发病部位为附睾头部，多见单侧发生。该病一般不会引起不适症状，少数囊肿较大者可有疼痛或阴囊坠胀感。附睾囊肿为常见的阴囊内囊性疾病，多发于青壮年（15～59 岁）男性，青春期男性也会发生此病。一般情况下，附睾囊肿不会自己消失，但通常也不会持续变大，不会引起明显症状，一般无需特殊治疗。

附睾囊肿本身不会明显影响男性生育力。但是，如果囊肿比较大或者存在明显症状，需要手术切除时，手术可能会损伤附睾，进而对生育力造成影响。如果担心术后并不能改善精子质量，手术前可考虑冷冻保存精子。目前附睾囊肿的病因尚未完全清楚，可能与附睾、睾丸的慢性感染或损伤、不适当的性刺激导致局部功能紊乱等有关。此外，当附睾由于受伤产生瘢痕时，可能会发生附睾囊肿。若母亲在妊娠期间服用了己烯雌酚，可增加小儿患附睾囊肿的风险，发生率高达21%，目前该药孕妇已禁用。对于附睾囊肿合并疼痛患者，可服用非甾体类抗炎药物缓解疼痛，如对乙酰氨基酚、布洛芬等。如果怀疑患有附睾囊肿，建议就医进行检查和确认诊断，通常可通过触诊、B 超等方式确诊。

附睾是精子成熟和贮存的器官，在青春期发育。附睾的任何病理学或生理学异常，都会对精子成熟和贮存产生负效应，损害青春期生殖健康。对于青春期男性发生附睾囊肿则有以下建议。

1. 观察和监测

对于体积较小、无明显症状的附睾囊肿，可以进行观察和监测，定期复查，确保其不会对身体健康和生殖健康产生损害。

2. 药物治疗

对于一些症状轻微的附睾囊肿，医生可能会给予一些药物治疗，如消炎止痛药等。

3. 手术治疗

对于体积较大、囊肿内液体充盈、伴随疼痛或其他不适症状的附睾囊肿，可能需要进行手术治疗。手术方式包括切开引流术、剥离法等。

总之，青春期男性发生附睾囊肿并不罕见，它与身体健康和生殖健康存在联系。在多数情况下，对附睾囊肿不需要过度担心，也不用过度治疗，但需要注意观察，必要时及时就医，以避免附睾囊肿对身体健康和生殖健康产生损害。

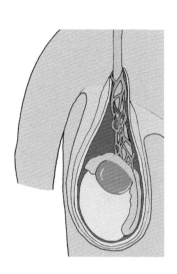

①②
青春期男性发生逆行射精怎么办?

◎林典梁，张欣宗

处于青春期的男性，随着生殖系统的发育、逐渐成熟，会发生正常的自然生理行为"遗精"，通常是夜里有精液从尿道口射出。但是，会有一些男性虽然感觉有性高潮，可是尿道口却没有精液出来，这种情况很可能发生了逆行射精。

逆行射精是指阴茎能正常勃起，性交时有性高潮和射精动作，但精液不从尿道口流出，而是倒流到膀胱内，是一种相对比较常见的男性泌尿系统障碍，青春期男性会有发生。目前，逆行射精主要分为器质性和功能性两种，器质性多由于糖尿病、膀胱尿道炎症、膀胱颈部解剖异常、膀胱及前列腺手术损伤神经等疾病造成；功能性常由于性生活不规律、过度手淫等因素引起。有些男性患者会出现先天性的后尿道发育不良，使得膀胱颈过宽或者出现括约肌关闭不全及尿道膜部阻力增加，造成逆行射精。也有些患者由于自身出现的医源性病变，主要是在进行各种膀胱颈部和前列腺手术及其他盆腔手术时，由于手术不当导致了神经根切除或损伤，使膀胱颈部括约肌关闭不全，发生逆行射精。

青春期男性发生逆行射精，表明生殖系统不是处于生殖健康的状态。如果成年期患有逆行射精，则是不育患者，因为在射精过程中由于精液逆行，全部精液从后尿道逆流入膀胱，没有精子从尿道口射出进入女性生殖道，就不可能有精卵的相遇和受精。故此，青春期男性需要留意遗精时是否有精液射出来，如果一直都没有，应到正规医院就诊和处理。以下是相应的方法。

1. 医院就诊

如果出现性高潮后未射出精液的情况，应及时到医院就诊进行检查并确诊。医生可能会通过一些检查手段来进一步确定病因，如膀胱镜检查、骨盆 CT 等。检查性高潮后排出的尿液，如果观察到尿液中有精子，表明发生了逆行射精。

2. 药物治疗

一些药物可以有效地治疗逆行射精。如可待因可以增加射精时尿道内的压力，以促使精液正常射出。具体使用何种药物应根据医生的建议来进行。

3. 手术治疗

如果药物治疗效果不佳，医生可能会进行手术治疗。手术选用何种方式，需根据临床检查具体情况与医生进行交流，医生会根据病情给出权衡利弊的建议。

4. 注意生活方式

对于逆行射精的男性，在生活方面也应注意调节，例如戒烟、戒酒、适当运动，尽量不要久坐或久站。

总之，青春期男性发生逆行射精并不少见，男性应有这方面的知识，而且平时对自己的生理情况予以留意。一般来说，大部分功能性逆行射精患者可以借助于药物治愈，部分器质性原因的患者则需要进行手术治疗才可能实现正常射精。逆行射精患者如果处于成年期，可到人类精子库进行精子冷冻保存，日后需要生育时，使用复苏的精子，结合辅助生育技术可以满足生育之需。

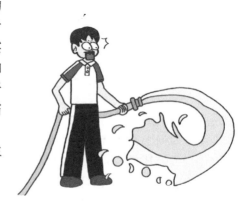

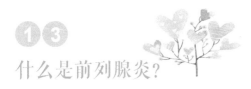

13
什么是前列腺炎？

◎王　鹏，张　洲

在媒体上看到一些疾病相关的广告时常会听到这样的广告词："尿频、尿急、尿不尽"。那么，患了什么样的疾病会出现这些症状？患了这样的疾病应当如何治疗？青春期男性应当如何进行防护，才能避免患上此类疾病？

有这类症状的疾病，临床上称为前列腺炎。前列腺炎多发于青壮年，相当一部分男性在一生中的某个阶段，都可能会受到前列腺炎的困扰。

前列腺炎是指由多种原因引起的，以尿道刺激症状和慢性盆腔疼痛为主要临床表现的前列腺疾病。一般情况下，细菌的主要侵犯途径来自于尿道、膀胱等泌尿道，也可以通过血液循环、淋巴系统或直接蔓延等形式进入前列腺，诱发急、慢性细菌性前列腺炎。此外，部分前列腺炎也可以由病毒、支原体等其他病原体引起。正值青春期的男性，如果经常、过度手淫，促使前列腺长时间充血，也容易诱发前列腺炎，通过此方式导致的前列腺炎被称为非细菌性前列腺炎。临床上多以慢性前列腺炎为常见。

急性细菌性前列腺炎全身症状表现为发热、寒战，局部症状会有阴部不适、沉重或下坠样疼痛，同时还伴有尿频、尿急、尿痛或血尿等泌尿系统感染的症状表现。慢性细菌性前列腺炎全身症状表现为倦怠、乏力等，局部症状表现为排尿不适与排尿时尿道灼热感，也可以表现为排尿结束后，仍点滴淋漓不尽，尿道口有白色浑浊液体滴出。非细菌性前列腺炎症状与慢性细菌性前列腺炎症状相仿。前列腺炎患者可伴有头晕耳鸣、失眠多梦、焦虑抑郁，甚至出现阳痿、早泄、遗精等症状，处于青春期的男性，如果长期有这些症状，将难以完成繁重的学习任务。

　　在男科门诊中，有近 1/3 的患者被诊断为前列腺炎。因此，青春期男性在生殖系统发育过程中应关注此类疾病。须洁身自好，避免发生性传播疾病感染，若检查为淋球菌和沙眼衣原体等引起的下尿路感染，应及时到正规医院予以规范治疗。

　　前列腺的分泌液是构成精液的一部分。如果不重视保护好前列腺，在成年期生育时，则会对精液质量产生负效应。例如，精液的黏稠度高、液化不良、白细胞增多等，都会降低精液质量，亦可能降低男性生育力。

　　前列腺炎这类疾病经久难愈且易于复发，若患了前列腺炎，会严重影响青春期男性的身心健康，增加其成长过程的压力。青春期男性应有保护好前列腺的相关知识，养成良好的生活习惯。不宜过食辛辣，少饮浓茶、浓咖啡；多饮水，不憋尿；避免久坐或骑自行车时间过长；多参加体育锻炼，特别是增强下半身的运动，加速盆腔血液循环，均有利于改善前列腺充血水肿等情况。

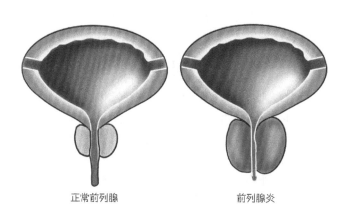

正常前列腺　　　　　　　　前列腺炎

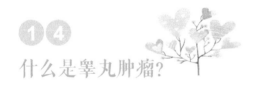

①4
什么是睾丸肿瘤？

◎王　鹏，张　洲

　　睾丸肿瘤发病率较低，发病年龄多在 20～40 岁，在青春期、青春期前的男性也会患睾丸肿瘤，精原细胞瘤是常见的睾丸肿瘤类型。睾丸肿瘤恶性程度高，严重影响生育和性功能，成为男性青壮年肿瘤致死的主要原因之一。

　　睾丸肿瘤以单侧多见，根据发病类型可分为原发性睾丸肿瘤和继发性睾丸肿瘤两大类。原发性睾丸肿瘤包括起源于睾丸组织本身和起源于睾丸鞘膜的肿瘤。由睾丸组织本身发生的肿瘤可分为睾丸生殖细胞性肿瘤和非生殖细胞性肿瘤两大类，其中以生殖细胞性肿瘤多见。继发性睾丸肿瘤较为罕见，多数因恶性肿瘤扩散、转移引发。

　　睾丸肿瘤的临床表现较为多样，症状千差万别。有时十分明显，有时却难以察觉，主要表现为睾丸肿大、急性睾丸疼痛、急性腹痛、男性乳房发育和男性不育等，有时也可以伴随一些转移症状。

　　青春期男性在沐浴后，可自我检查是否患有睾丸肿瘤。沐浴后，阴囊的皮肤较为松弛，可按照以下步骤进行操作：

　　第一步，用手平托睾丸，感觉睾丸的重量和质地；

　　第二步，用双手进行触诊，先查一侧，再查另一侧，对比两侧的大小、形状和质地。一般来说，发生肿瘤的睾丸会肿大，质地坚硬，表面光滑但已失去弹性，也可触碰睾丸内是否存在多枚增生结节。在自我检查过程中，若睾丸有肿块、下坠感，应当引起注意，并去医院做进一步检查。

　　对于青春期前的睾丸肿瘤患者来说，全身化疗及睾丸局部放疗对生殖腺造成的损害非常大，很可能导致成年后无法生育。患有睾丸肿瘤的青春期男性在肿瘤治疗后，发生永久性不育的风险高。化疗时，少量的药物剂量也会影响精子生成，尤其是会损害精原干细胞。睾丸局部放疗可以直接破坏生精细胞、为精子生成提供营养的支持细胞和产生雄激素的间质细胞，从而使精子生成严重减少；正在分化的精原干细胞对辐射也是非常敏感的，甚至会耗尽精原干细胞并导致永久性不育。

当青春期男性确诊了睾丸肿瘤时，应当尽快安排手术，医生会尽可能考虑睾丸保留手术。青春期的患者在接受治疗前，应定期接受男科医生对其生殖能力的评估。对于有较高风险丧失生育力却还无法产生成熟精子的青春期前患者而言，建议到当地人类精子库冷冻保存其睾丸组织，希望借此在成年期能够诱发出精子，从而解决其生育问题。

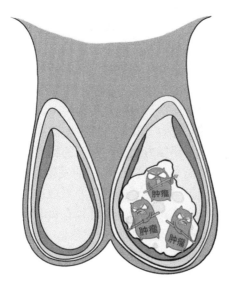

15
甲状腺功能与男性青春期生殖健康有关系吗？

◎王　鹏，张　洲

在日常临床诊疗过程中，如果遇到患者出现性欲减退、频繁早泄、勃起功能障碍和乳房发育的问题，临床医生经常会考虑患者可能出现了甲状腺功能的异常。患者可能产生疑问：我明明是下面"阴茎"的问题，为什么会和上面的"甲状腺"产生关系呢？甲状腺的功能也会影响男性青春期生殖健康吗？

甲状腺是人体的一个重要内分泌腺，其分泌到血液中具有生物活性的甲状腺激素有甲状腺素及三碘甲状腺原氨酸，它们广泛参与并调节着机体的生长发育、全身代谢等多种功能活动。在睾丸中，特别是在已知参与精子生成的细胞中都有丰富的甲状腺受体。甲状腺激素通过基因组或非基因组效应调节睾丸发育和功能，尤其是对青春期前的男性，因此，甲状腺功能对青春期男性生殖健康是有影响的。

甲状腺激素在内分泌轴方面通过复杂的网络信号传导路径，影响着睾丸类固醇激素的合成与分泌。精子的发生则由下丘脑-垂体-睾丸轴进行生殖内分泌调控，而这个生殖内分泌轴也受到甲状腺激素的调控，所以甲状腺功能紊乱对精子发生过程有负面影响。同时，甲状腺激素结合睾丸间质细胞和支持细胞的核受体，激活基因转录和蛋白质合成，干预睾丸间质细胞、支持细胞的增殖和分化，继而影响睾丸大小。另外，甲状腺激素与位于精子质膜、细胞质和线粒体中的非核受体结合，促进环磷酸腺苷合成和钙离子释放，从而影响后续的精子功能。

青春期甲状腺功能亢进的男性，容易出现频繁早泄、勃起功能障碍和乳房发育等症状。部分甲状腺功能亢进的青春期患者通过治疗后，激素逐步恢复正常，男性性功能也会得以恢复。青春期后发生甲状腺功能减退，可引起短期的精液异常改变，一般不至于引起男性不育，而青春期前发生甲状腺功能减退时，则可能造成严重的长期精子生成障碍，并可导致成年期发生少精子症或弱精子症，造成男性不育。

总之，甲状腺功能减退和亢进对青春期男性生殖系统发育和功能完善均有较大的影响，甚至日后会影响成年期的生育力状况，因此，甲状腺功能与男性青春期生殖健康有直接关系。青春期男性平时需注意维护甲状腺，如果患有甲状腺疾病，青春期男性患者应进行精液分析，以检查甲状腺疾病对精液质量的不良影响，并咨询医生，确认是否有需要到人类精子库做精子冷冻保存，以保存生育力。

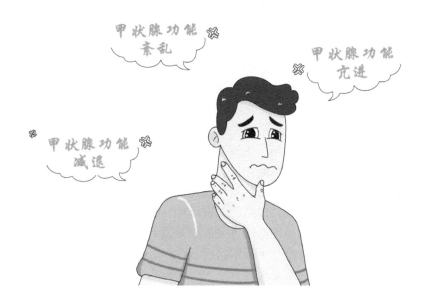

⑯
高催乳素血症会影响男性青春期生殖健康吗？

◎王　鹏，张　洲

催乳素是一个在日常生活中较少听到的激素名称，但是，它对男性健康有多方面的影响。催乳素水平高为什么能够对男性健康产生负效应？正处于青春期的男性如何判断自己是否存在高催乳素血症？这种病的临床表现是什么？青春期男性应该了解这些知识，因为催乳素与男性青春期生殖健康有直接关系。

催乳素由垂体前叶细胞分泌。男性体内催乳素水平正常，有助于维持睾丸的睾酮水平，并影响附属性腺的功能活动。

高催乳素血症是指由各种因素引起，以血清催乳素持续升高进而导致下丘脑-垂体-睾丸轴功能紊乱的综合征。临床上，患有此疾病的男性，典型激素特征是催乳素水平升高、黄体生成素和睾酮水平降低，主要表现为睾酮减少和精子生成减少，以及睾丸激素水平降低所导致的性欲减退、勃起功能障碍，溢乳和男性乳房发育等。青春期男性患者通常表现为青春期发育延迟及性腺功能减退。青春期是男性生殖系统发育和生殖功能形成、成熟的关键时期，催乳素在其中有重要的生理作用，如果催乳素异常造成睾丸、附睾发育障碍和功能降低，则导致男性青春期生殖健康处于异常状况。

高催乳素血症的常见病因有生理性、病理性及药理性的，仍有一些病因不明的称之为特发性高催乳素血症。血清催乳素水平升高主要通过抑制下丘脑-垂体-睾丸轴的功能来损害生殖功能。高水平的催乳素可以对中枢神经系统产生直接抑制作用，减弱下丘脑释放促性腺激素释放激素的脉冲信号，并使睾丸间质细胞分泌的激素紊乱。引起高催乳素血症的原因可以包括垂体肿瘤、甲状腺功能减退、肝脏疾病和某些作用于中枢神经系统的药物，如三环类抗抑郁药。所以，男性高催乳素血症患者在治疗前推荐做一次下丘脑和垂体部位的磁共振检查，以排除功能性肿瘤的存在。

　　高催乳素血症的治疗目标是控制催乳素水平，恢复男性生殖系统功能，以及改善其他症状（如头痛和视功能障碍等）。在确定催乳素升高后，首先要决定是否需要治疗。①对于生理性因素引起的高催乳素血症一般无需治疗；②对于药物因素导致的催乳素升高，应以治疗原发病为主；③对于疾病因素引起的催乳素升高，应积极治疗原发病，如由肿瘤所致中枢神经系统压迫或其他症状者，应手术减轻压迫症状，并配合服用合适的对症药物，目的是重建下丘脑-垂体-睾丸轴的平衡，以症状改善为主。

　　总之，高催乳素血症不仅影响身体健康，而且对男性青春期生殖健康也有多方面的不良效应，应予以重视。

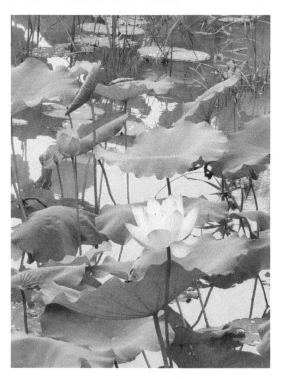

17
男性在青春期会产生抗精子抗体吗？

◎张文红，朱伟杰

男性进入青春期后，睾丸在下丘脑和垂体分泌的生殖激素刺激下，睾丸曲细精管内精原细胞经过一系列发育和分化，成为精子。但是，机体免疫系统在男性进入青春期前就已经发育成熟。因此，青春期才开始出现的精子就会被机体免疫系统识别为"异体物质"。通常情况下，某种细胞或组织一旦被人体免疫系统识别为"异体物质"或外来抗原，是会产生相应免疫反应而被免疫系统攻击的。可是，正常男性体内没有出现针对精子的自身免疫反应，人体的免疫系统并不攻击青春期才开始出现的精子，这是为什么呢？

在正常生理条件下，男性产生精子的睾丸组织中存在着血睾屏障，促进精子成熟的附睾组织中有血附睾屏障，还有其他的局部免疫保护机制。这些多重的免疫保护屏障类似于多道城墙，把精子与机体的免疫细胞完全分隔开，令机体免疫系统不与精子发生接触，从而有效地避免了青春期出现的精子抗原激起自身免疫反应。

但是，如果男性的生殖系统受到损伤，隔离精子抗原的组织学或生理学屏障被破坏了，精子抗原就可以激起机体发生免疫反应，产生抗精子抗体。通常青春期男性在以下情况容易出现抗精子抗体阳性：

（1）喜欢运动和打闹是青春期男性的天性，但是，如果跟伙伴们玩耍时，因为一时疏忽伤害到了自己的睾丸和附睾，出现疼痛、红肿、淤血等症状，这提示可能已造成睾丸和附睾的组织损伤；

（2）没有注意个人卫生，导致某些病原体感染生殖系统，引起输精管梗阻；

（3）发生了不洁性行为，造成性传播疾病感染，精子输出通道被堵塞；

（4）男性的双侧或单侧输精管先天性发育缺如，睾丸产生的精子被淤积在输出管道的盲端，从而使精子抗原被免疫细胞识别。

在这些病理条件下，血睾屏障或血附睾屏障会受到破坏，使精子暴露于机体免疫系统而受到免疫攻击，从而产生抗精子抗体。

体内存在抗精子抗体，不会对青春期男性的身体发育、性欲萌动、第二性征和生理、内分泌等有任何影响，也不会使身体有任何不适症状。抗精子抗体的负效应是造成生殖能力降低。抗精子抗体可引起精子头部与头部或者头部与尾部凝集，在显微镜视野中可见精液中精子出现聚集或黏附在一起，降低了精子运动能力。抗精子抗体水平越高，能够正常运动的精子就越少，甚至会阻碍精子和卵子的相遇、识别与结合，降低精子的受精能力，进而降低男性生殖能力。

由于存在于体内的抗精子抗体并不会使身体产生任何不舒服的感觉，它不会引起男性生理、代谢和性功能的改变。因此，青春期男性不知道机体何时产生了抗精子抗体，会忽略这个降低生殖能力的影响因素。

综上所述，青春期男性在运动或玩耍时应尽量避免睾丸等受外力伤害，注意个人卫生，切勿发生不洁性行为。如发生意外伤害，睾丸部位出现红肿疼痛、生殖道感染或炎症时，应及时就医，需要时可进行抗精子抗体检查，尽早进行针对性治疗，避免青春期生殖系统发生损害而导致降低了生殖能力。

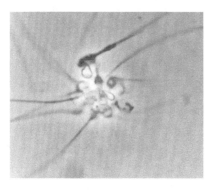

抗精子抗体阳性精子的相互凝集

①⑧
新冠病毒影响男性青春期生殖健康吗？

◎宋亚丽，朱伟杰

新型冠状病毒（简称新冠病毒）感染在 2019 年 12 月大规模传播以来，对不同年龄群体都有严重影响或伤害，相当一部分处于青春期的男性经历过新冠病毒感染。新冠病毒除了引起呼吸系统、免疫系统和心血管系统等病变之外，其是否对男性生殖系统产生影响也备受社会的关注。青春期是男性生殖系统发育和成熟的重要阶段，那么，感染过新冠病毒的男性，他们的青春期生殖健康会受到负面影响吗？

新冠病毒由蛋白质和 RNA 两部分组成，蛋白质部分包含核蛋白（N 蛋白）、包膜蛋白（E 蛋白）、基质蛋白（M 蛋白）和刺突蛋白（S 蛋白），其中 S 蛋白是病毒侵入宿主细胞的结构。新冠病毒感染发生时，病毒的 S 蛋白通过与宿主细胞膜上的受体——血管紧张素转换酶 2（ACE2）结合，并在"共受体"——跨膜丝氨酸蛋白酶 2（TMPRSS2）的协助下，介导病毒侵入宿主细胞。因此，宿主细胞表达 ACE2 和 TMPRSS2 是病毒感染宿主并造成宿主损伤的分子基础。

人睾丸曲细精管内的支持细胞和精原细胞，以及间质区的间质细胞均表达 ACE2 和 TMPRSS2，表明睾丸组织普遍存在新冠病毒可以结合的物质，即睾丸存在新冠病毒感染的潜在风险。但与此同时，睾丸具有多重高效的局部免疫防御机制，在组织、细胞和分子水平发挥着多层次免疫保护作用，可以避免睾丸发生感染。虽然已有几项关于新冠病毒感染与精液、睾丸和生殖激素检测的初步报道，但是，新冠病毒造成睾丸损伤并没有获得广泛的认同。目前未有确切证据显示，新冠病毒对男性青春期生殖健康有负面影响。男性在患病期间，精液参数和雄激素水平都是偏低的，这是下丘脑-垂体-睾丸轴受到抑制的表现，不是病毒侵犯了睾丸造成损伤。此外，病毒感染会引起疲劳、焦虑和抑郁等身心不良状况，如果在这样的状态下做雄激素和精液的检测，雄激素水平和精液参数可能会降低，但这并不是病毒直接作用于睾丸的结果。

青春期男性应对新冠病毒，需要加强预防和保健，保持良好的生活习惯，加强个人卫生，遵守卫生规范，勤洗手和戴口罩。同时，对于感染过新冠病毒的青春期男性，不要忧虑病毒对青春期生殖健康有负面影响，要保持健康良好的心态，正确面对压力，积极锻炼身体，提高机体免疫力，这对保护生殖健康至关重要。如果出现生殖系统相关问题，应及时寻求医疗帮助，专业医生能够提供准确的诊断和有效的治疗。

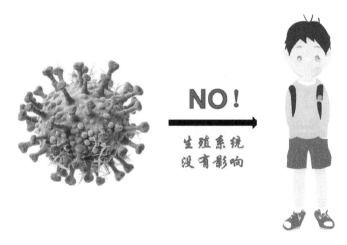

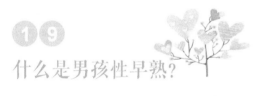

19
什么是男孩性早熟？

◎张梦媛

儿童的生长发育是一个循序渐进的生理过程，在不同的阶段具有不同的特征。如果学龄期的孩子过早出现青春期的特征，家长要警惕孩子是否"性早熟"了。

男孩性早熟一般是指 9 岁之前出现第二性征的发育，表现为身高增长速度加快、外生殖器发育、喉结突出、声音变粗、长出胡须、出现阴毛和腋毛，以及开始遗精等。根据发病机制的不同，性早熟主要分为中枢性性早熟（即真性性早熟）和外周性性早熟（即假性性早熟）。真性性早熟是指由于下丘脑-垂体-睾丸轴功能提前启动而导致男孩 9 岁前出现第二性征发育；假性性早熟是由于各种原因引起体内雄激素水平升高导致第二性征发育，但不伴有下丘脑-垂体-睾丸轴的启动。

1. 真性性早熟

小学三年级的小志同学刚满 9 岁，近期身高增长明显，声音也变粗了，而且小志的爸爸妈妈还看到他有明显的小胡须，于是带他到医院就诊。医生检查发现小志的阴茎和睾丸明显大于同龄的孩子，喉结已开始发育，进一步检查显示其骨龄超过实际年龄 2 岁左右，睾酮明显增高，血促性腺激素释放激素（GnRH）激发试验显示，其黄体生成素（LH）峰值大于 5IU/L，LH 峰值/卵泡刺激素（FSH）峰值大于0.6；头部磁共振成像检查发现有垂体瘤。故此，诊断小志为真性性早熟。

真性性早熟具有与正常青春期发育相似的下丘脑-垂体-睾丸轴启动、成熟过程。一般地，真性性早熟的表现除了第二性征明显发育之外，还会伴有血 LH 水平及 LH/FSH 比值增高。引致真性性早熟的病因很多，例如，颅内肿瘤或占位性病变、脑炎和脑外伤等，未能找到原因的称为特发性真性性早熟。

2. 假性性早熟

小学一年级的小明同学才 7 岁半，但却比班里其他男孩子高出一头，同时，最近脸上长出了很多像"青春痘"一样的小疙瘩，妈妈带他到医院皮肤科就诊，医生建议将他转至内分泌科。内分泌科医生检查发现小明的阴茎明显增大而睾丸没有发育，骨龄超前 2 岁以上，睾酮明显增高，血 GnRH 激发试验显示 LH 峰值小于 5IU/L，LH 峰值/FSH 峰值小于 0.6，诊断小明为假性性早熟，需要进一步检查明确病因。

假性性早熟不具有完整的青春期性发育过程，不受下丘脑-垂体-睾丸轴的功能调控，常因肾上腺疾病、某些肿瘤或外源性雄激素过度摄入等造成体内雄激素持续处于高水平，导致第二性征提前发育，但其发育顺序与正常青春期男性发育的顺序不一致。

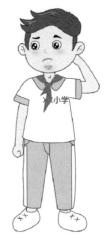

男孩性早熟的早期症状不明显，多表现为外生殖器的发育和身高的增长，不容易被家长察觉异常，以至于在孩子出现喉结、变音，长出胡须与腋毛等明显表征时，男孩的青春期发育实际上已处于中晚期。如果没有及时进行治疗，尽管其在青春期早期长得高，但晚期骨骺会提前闭合，反而达不到同龄人的平均身高，最终导致身材矮小。此外，性早熟男孩的生殖系统正常发育也会受到负面影响。

总之，在男孩的青春期发育年龄之前和发育早期，要多留意是否出现性早熟的相关症状，必要时到临床专科进行诊断、干预。

②0

男孩性早熟会影响青春期生殖系统发育吗?

◎张梦媛

刚满 8 岁的小刚发觉自己的"蛋蛋"长大了,他不知道身体为什么会发生这样的变化,羞于向爸爸妈妈启齿,也害怕别的小朋友知道后取笑自己,原本开朗的他开始变得内向,不愿意与人交流。妈妈观察到小刚的异常表现后,带他去医院就诊,最终诊断小刚为性早熟。

男孩性早熟一般表现为身体发育与心智发育的不平衡,在给家长带来困扰的同时,也对孩子的青春期生长发育以及心理健康造成较大的负效应。那么,男孩性早熟有哪些危害?

1. 最直观的危害是最终身高受损

性早熟男孩受体内升高的雄激素等影响,骨骼发育提前,早期身高会明显高于同龄儿童,但此后由于骨骺闭合相应提前,生长周期被压缩,其最终身高反而明显低于男性正常青春期发育的平均身高。

2. 隐匿的危害是引发心理问题和社会问题

过早的生殖系统发育与升高的雄激素水平,会令男孩出现与其年龄不相适应的性心理与性冲动。家长如果没能及时发现并给予正确的疏导,很容易让孩子产生困扰和心理障碍,出现恐惧、不安、自卑和焦虑等负面情绪。与此同时,男孩性早熟还会引发早恋、性行为提前,严重的会造成性犯罪等社会问题。

3. 不能忽视的危害还有引发性早熟的原发病问题

引发性早熟的疾病不同,其原发病症状也有所不同。如由颅内肿瘤引起的性早熟，可能出现头痛、呕吐、视力障碍、感觉异常、癫痫等症状；由睾丸肿瘤引起的性早熟，可能出现睾丸肿大、阴囊坠胀等症状；由肾上腺疾病引起的性早熟，可能出现"满月脸"、"水牛背"、皮肤紫纹等症状。这些原发病如未被及时发现，会严重危害孩子身体的健康发展。

除了上述的危害，男孩性早熟对于青春期生殖系统的发育有影响吗？

答案是肯定的：

（1）性早熟的男孩，体内多种生殖激素处于非正常生理水平，会造成生殖器官与身体其他器官的发育、成熟不同步；

（2）某些疾病如睾丸肿瘤、肾上腺疾病等引起的性早熟，会使睾丸雄激素分泌异常，造成机体其他的生殖激素分泌紊乱，影响男性生殖系统的正常发育；

（3）睾丸肿瘤会挤压睾丸曲细精管的发育，损害睾丸的精子发生，甚至导致无精子症。

此外，真性性早熟发生了下丘脑-垂体-睾丸轴的启动，导致生殖系统的发育提前。而假性性早熟并没有真正启动下丘脑-垂体-睾丸轴，男孩仅表现为第二性征的出现，睾丸体积也没有明显增大，这是二者的明显区别之处。

那么，应该如何预防男孩性早熟？

1. 保持合理健康饮食

减少反季节水果、蔬菜的摄入，减少油炸、膨化食品的摄入。平衡膳食，荤素搭配，保证适量营养的同时，避免过多摄入含有激素的食物。

2. 养成良好生活习惯

保持足够的运动，如每天坚持跑步、跳绳等。早睡早起，夜间关灯睡眠。避免长时间接触电子产品，以及过早接触成人言情类信息。

3. 进行正确的青春期生殖健康教育

学校和家长应及时做好青春期生殖健康教育工作，正确对待青春期生殖系统发育及相关话题，帮助孩子认识身体各部分的功能，防止孩子对生殖系统发育产生不正确的认识，从而促进心理健康。

4. 注意观察孩子身体的发育情况

一旦发现孩子提前出现第二性征，应及时就诊，及早干预。

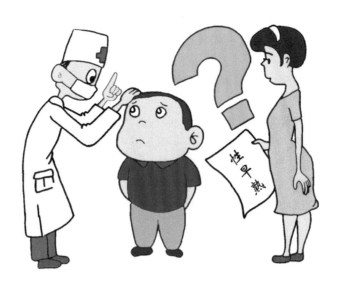

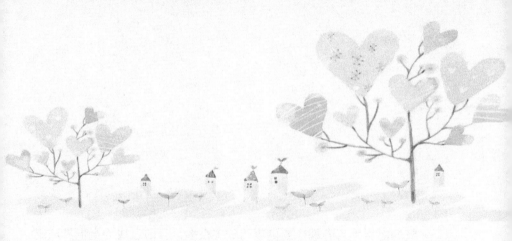

第 4 章

男性青春期生育力维护

❶1

吸烟会影响男性青春期生殖健康吗?

◎曾庆欣，朱洁茹

吸烟对男性青春期生殖健康的危害众多，目前已成为全世界广泛关注的人类公共卫生健康问题。我国是世界上最大的烟草生产和消费国之一，国家卫生健康委发布的《中国吸烟危害健康报告 2020》显示，我国每年有 100 多万人死于与烟草相关的疾病。吸烟对呼吸系统、心血管系统及神经系统的危害经过多年来广泛的科普宣传，大众已普遍知晓，但目前吸烟对青春期生殖系统的危害尚未引起大众的关注与重视，相当一部分吸烟人群始于青春期。

青春期是男性心智和生理逐渐成熟的重要阶段，吸烟不仅会对生理健康造成损害，对其心理健康和健全人格的形成也会产生不利的影响。有吸烟行为或尝试吸烟的青少年约占 19%，且男生吸烟比例高于女生。另外，年龄越大，青少年吸烟比例越高，这可能与青春期的成熟感诉求有关，需要引起社会、学校及家庭的广泛关注。

青春期男性身高、体重、生殖系统、第二性征都快速发育，其中生殖系统的发育是青春期发育重要的标志之一。影响男性青春期生殖系统发育的因素包括吸烟、体重指数、外源性性激素等。其中香烟中含有多种有害物质，吸烟会使青春期启动及完成提前。吸烟时香烟通过不充分燃烧、热解、氢化、氧化、脱水和脱羧等一系列反应释放出大量有害化学物质，包括以微粒态的形式被释放的尼古丁和煤焦油，重金属镉、铅，放射性钋，苯并[α]芘，萘，甲基萘，多环芳烃等。当青春期男性吸入香烟时，这些有害物质会由呼吸道进入肺部，部分通过口、鼻或支气管的黏膜吸收进入人体，再随着血液循环通向全身各处器官，也会到达男性生殖系统的睾丸和附睾。长期大量吸烟不仅影响身体健康，香烟中的有害物质还可以积蓄在睾丸和附睾，通过多种途径损害精子，严重影响青春期男性生殖健康。

香烟中的镉能抑制精子生成，通过香烟燃烧挥发的镉吸入人体后，其主要靶器官是睾丸。镉能够直接损害睾丸曲细精管，使生精上皮的初级精母细胞和次级精母细胞数量显著减少，破坏支持细胞间的紧密连接，导致精子数量降低。香烟中的镉、铅等成分吸入人体后代谢缓慢并会累积于附睾处，干扰附睾血液循环，使精子成熟发生障碍以及运动能力减弱；尼古丁、可尼丁、苯并[α]芘等化学物质会干扰精子发生过程的精子细胞变态阶段，使精子变得畸形，导致精液中畸形精子率增加。

因此，青春期男性应尽量避免吸烟。课余时间可多做户外运动、社会实践、公益活动等有益身心的事情，进一步充实自己。另外，尽量避免到网吧、酒吧等环境密闭、二手烟弥漫的场所。同时，树立正确的价值观，在学业上取得成就易得到社会及同龄人的认可，而非通过吸烟等行为来达到成熟感诉求。

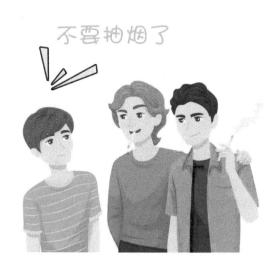

02

酗酒怎样影响男性青春期生殖健康？

◎曾庆欣，朱洁茹

建强是一名初中毕业就辍学进入社会的青年，没有一技之长的他常在社会上碰钉子，不稳定的收入也被亲戚们轻视甚至挖苦。在一个个苦闷难眠的夜晚，他逐渐学会了用酒精麻醉自己，从而染上了酗酒的不良习惯。几年下来，他不仅因频繁酗酒误事而丢掉工作，身体也出现了异常，他发觉自己全身发胖，胸部凸起似女性，甚至出现了勃起功能障碍等症状。就医后才知道，酗酒会抑制下丘脑-垂体-睾丸轴的内分泌调控，也能直接抑制睾丸间质细胞合成雄激素，导致体内雄激素不足，继而导致勃起功能障碍及生精不良。同时，长期酗酒会严重影响肝功能，导致体内雌激素灭活障碍，引起体内雌激素升高，第二性征向女性发展。此后，建强幡然醒悟，浑浑噩噩过日子终究不是长久之计，于是，他决心戒酒。戒酒后，之前的身体异常问题得到了改善，整个人的精神状态也好了不少。

酗酒通常指长期大量饮酒后形成的对酒精有特殊渴求的心理状态，也称为酒精依赖。酒精依赖的人群以男性为主。青春期男性饮酒或酗酒的原因，可能与迫切的成熟感诉求有关。对青春期男性的正确选择和做法给予较多肯定与鼓励的家庭或社会环境，其酗酒比例较低。

除勃起功能障碍及第二性征女性化以外，青春期男性睾丸处于旺盛活跃的精子发生时期，酗酒对18岁以前的男性生殖系统危害更大。青春期酗酒导致睾丸损伤和发育不良是不可逆的，会造成男性成年后出现弱精子症、少精子症甚至无精子症，导致男性不育。因此，青春期饮酒和酗酒等问题，社会应予以充分重视和正确疏导。

酒精对精子会造成多方面的损害。精子自睾丸完成了发生阶段后，进入附睾，在附睾内经历精子的成熟阶段。酒精可以抑制精子成熟所需的酶类，使精子成熟发生障碍，导致不成熟精子增多，这类精子的运动能力不足，表现在射出后，精子活力减弱。例如，青春期男性长期酗酒，以后有生育需求时，精子因活力减弱难以穿透女性的宫颈黏液屏障，也就很少甚至没有精子能与卵子相遇并受精，导致无法生育。另外，酒精对精子会造成异常形态发生增多，饮酒量越大，饮酒时间越长，精液中畸形精子率越高，从而受精难度越大。如果青春期男性长期酗酒，生殖健康受到损害，日后的不育风险会很高。

青春期是一个心理、生理包括生殖系统都快速发展的时期，在此时期，青春期男性应树立正确的人生观和价值观，遇到挫折应选择正确的排解方式，切勿借酒消愁甚至发展成长期酗酒。酗酒不仅不能解决问题，甚至会严重影响身体健康和青春期生殖健康。

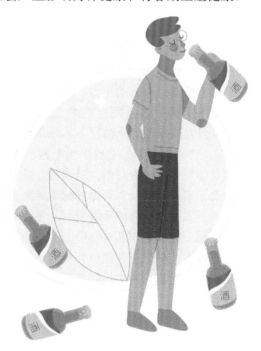

0 3

肥胖怎样影响男性青春期生殖健康?

◎曾庆欣,朱洁茹

中学生阿强的童年家庭条件一般,中学时随父母打工到一线城市生活,他学习刻苦,成绩优异,父母也因他年幼时生活条件差而心有歉疚。家里条件改善后,父母总把最有营养的东西留给阿强,同时由于阿强好食不爱运动,身形逐渐变得肥胖,甚至出现了乳房发育和阴茎短小等表现,在学校常遭到同学们嘲笑,还被取了一些略带讽刺的绰号。阿强的肥胖问题已经影响了他的青春期生殖健康状况。

肥胖是指脂肪组织异常或过度聚集于人体进而对人体健康造成损伤的一种状态。目前多以体重指数(BMI)作为评判标准,其计算方法为体重(千克)除于身高(米)的平方,18.5~23.9 为正常水平,高于 23.9 则认为是超重,高于 27.9 则为肥胖,此方法易于自测,已被广泛使用。我国的儿童及青少年体重情况不容乐观,超重率与肥胖率分别为 9.6% 及 6.4%,青春期男性的肥胖现状更为严重。

青春期是男性身体发育的关键时期,是遗传、营养、代谢和激素之间综合作用的结果。青春期前及青春期的超重或肥胖状态会直接影响男性青春期的启动、发育及内分泌系统发育。

在整个男性生殖系统发育的过程中,下丘脑-垂体-睾丸轴的调控作用不可或缺,它在新生儿早期出现短暂开启后,经过一个相对静止期,在青春期早期,以下丘脑脉冲式地释放促性腺激素释放激素启动男性青春期。在青春期启动后,男性由幼稚状态转向成熟,逐渐出现睾丸体积增大、阴茎增长增粗、阴毛及腋毛发育、骨骼肌肉增长、喉结出现、变声和遗精等一系列男性第二性征。

超重或肥胖影响男性青春期生殖系统发育,继而对第二性征发育也存在不良影响。青春期肥胖的男性睾丸体积、阴茎长度、阴毛发育均落后于体重标准的同龄人。肥胖男性青春期发育延迟，遗精行为推迟。而遗精是评判男性青春期性发育的重要指标之一，它的出现表明了男性生殖系统功能正逐渐成熟。

阿强遭受肥胖困扰，与家人一起到医疗机构咨询，了解到"管住嘴、迈开腿"是管理体重最行之有效的方法。自此，阿强家减少了各种为应对学习压力而准备的营养品，课余时间阿强加入了篮球队，逐渐由一个笨拙的小胖子变成一名精神焕发的结实小伙。这使得阿强在校园的社交情况也打开了新的局面。

综上所述，肥胖对男性青春期生殖健康包括阴茎发育、睾丸发育和遗精等都存在着负面影响，保持适当的体重，避免青春期肥胖对男性生殖健康具有现实意义，而且影响一生。

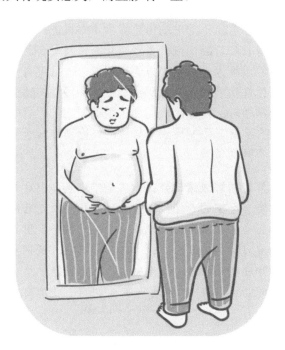

04

过度消瘦会影响男性青春期生殖健康吗？

◎曾庆欣，朱洁茹

消瘦是指体重减轻、皮下脂肪减少，是营养不良的其中一种表现。根据体重减轻的程度和脂肪消失的部位分成3度：Ⅰ度营养不良指体重较正常平均体重减少 15%～25%，腹部及躯干部皮下脂肪减少变薄，腹部皮肤捏成皱褶时其厚度小于 0.8cm；Ⅱ度营养不良指体重比正常平均体重减少 25%～40%，腹部皮下脂肪几乎完全消失，胸、背部消瘦，四肢及臀部明显消瘦，面部脂肪开始减少；Ⅲ度营养不良属于重度营养不良，指体重比正常平均体重减少 40%以上，全身脂肪层均消失。未成年人身长和骨龄均低，可影响其成长及发育。

青春期男性过度消瘦可由多方面原因所致，常见有营养性消瘦如饮食不当、消化性疾病和精神性厌食等；长期慢性的感染消耗性疾病如寄生虫病及结核等；内分泌疾病如 1 型糖尿病、甲状腺功能亢进及垂体性消瘦综合征等。不同原因所导致的过度消瘦对于青春期男性生殖健康均产生不同的负效应。

小浩自小学习刻苦成绩优异，考入全市重点高中后寄宿在学校。他深知自己背负了全家的希望，即使平日里已经很刻苦用功，却仍背负很大的思想压力。加上小浩家庭条件一般，他平日里省吃俭用，常靠吃方便面马虎对付。久而久之，小浩身形消瘦，精神萎靡，甚至出现心悸、失眠和手抖等症状。小浩就医后的检查结果显示为重度营养不良，同时患有甲状腺功能亢进（甲亢）。此外，还检出小浩的生殖激素水平紊乱。

小浩的重度消瘦是由两方面原因造成的，一是进食量少，营养成分缺乏；二是甲亢导致全身代谢加快，能量消耗增加。这两者均严重影响青春期男性生殖健康。甲状腺素可启动睾丸间质干细胞分化增殖、促进成熟睾丸间质细胞分泌甾体类激素以及维持其细胞功能。甲状腺素作用于睾丸间质细胞，使细胞内甾体生成急性调节蛋白大量表达，其介导了胆固醇向线粒体的跨膜运输，从而参与睾酮等甾体激素合成。因此，甲状腺素可影响雄激素的合成，会引起青春期男性甲亢患者并发乳腺发育症。同时，甲亢病症本身可导致男性精子质量异常，其表现为精子浓度、精子总数和活动精子率均下降。当甲亢改善后，体重将有所回升，乳房发育趋势得到控制，精子质量也将得到改善。

当今社会无论在学校或职场，竞争激烈，学习、工作强度大，思想压力也大，跟小浩相似的案例不在少数。努力进取、艰苦奋斗的青春期男性不少，在此过程中可能容易忽视自身健康，导致严重消瘦，进而损害了青春期生殖健康。青春期男性要养成良好的生活习惯，保证充足的营养供给，平时饮食应营养均衡，重视体格锻炼，纠正不良卫生及饮食习惯，饮食规律、睡眠充足，从而保障身体健康和青春期生殖健康。

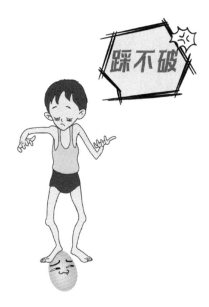

05

营养不良会影响男性青春期生殖健康吗？

◎叶桂芳，王奇玲

小林从小就是被家人们捧在手心里养大的小宝贝，胖乎乎的十分招人喜爱。可最近小林总是闷闷不乐，而且容易发脾气，妈妈悉心开导后，知道小林最近遇到了难以启齿的烦心事，他察觉自己的身体好像与身边的小伙伴有些不一样。父母带小林到医院进行身体检查后，显示小林的身体出现了性早熟迹象。

分析小林的日常生活饮食习惯，得知小林喜欢吃油炸类食品，长期摄入高激素类食物且食物种类单一就容易出现营养不均衡，进而导致出现青春期性早熟问题。

营养不良是指能量、蛋白质及其他营养素缺乏或过度，对机体乃至临床结局产生不良影响的一种疾病。在生命的早期，不同年龄阶段，营养不良对于男性青春期生殖健康会产生不同的影响。

1. 胎儿期营养不良

胎儿期营养不良是指胎儿由于某些宫内原因造成不能获得正常的皮下脂肪和肌肉的现象。较常见的胎儿期营养不良的问题之一为宫内发育迟缓。由于胎儿期是性器官分化形成的重要阶段，这一时期的营养不良可能造成胎儿生殖系统直接损伤，从而影响其后续的青春期生殖健康。

2. 婴儿及儿童期营养不良

儿童生长和体脂储备的重要因素是营养摄入，营养不足或过剩都有可能影响生殖系统发育启动时间。近年来，随着人们的生活水平越来越好，儿童出现肥胖症、性早熟呈明显增高趋势，肥胖症儿童出现青春期启动时间较正常儿童明显提早，容易出现性器官过早发育，导致心理障碍，出现情绪问题，这对儿童的正常成长发育影响较大。儿童性早熟和肥胖症在早期容易控制和矫正。要重视婴儿及儿童期合理的膳食结构和习惯，预防儿童性早熟和肥胖症，避免生殖系统发育启动时间过早。

3. 青春期营养不良

青春期是儿童期和成人期的过渡期，是生殖系统发育、成熟，形成生殖能力及完善体格发育的时期。这时期由于身体多种激素的剧烈变化，令孩子们容易出现焦虑烦躁情绪和心理问题，导致进食异常，养成不良饮食行为的习惯，如饮食无规律、挑食、偏食等。这些不良饮食习惯会造成营养不均衡，进而延误青春期生殖系统发育进程，出现青春期发育停滞或生殖系统发育启动过早等影响青春期生殖健康的问题。

不同年龄阶段营养不良对男性青春期生殖健康都有着不可忽视的影响。因此，应为不同年龄阶段的孩子提供营养均衡饮食，培养他们养成良好的饮食习惯，这样才有利于孩子们健康快乐成长，使身体发育包括生殖系统发育处于良好的状态。

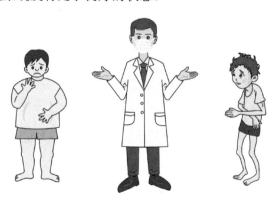

06

偏食会影响男性青春期生殖健康吗?

◎江素华，林典梁

"我不要吃青菜，太难吃了!""我不喜欢吃胡萝卜!""我要吃炸鸡和薯条!"这些话已成为6岁小宏的口头禅。

目前，随着社会发展的进步，人们的物质资源也得到很大的满足，在日常饮食中，偏食和挑食也成了一种普遍现象。偏食主要是指对某一类食物表现出特别喜欢或厌恶的不良习惯，主要以未成年人群为主，部分成年人也有不同程度的偏食情况，目前中国有相当一部分人群存在偏食情况，其中以低龄人群为主体。

青春期是性成熟过程的重要阶段，为生殖系统发育的主要时期，也是人生的第二次快速生长期。因此，青春期至关重要。偏食会损害青春期男性的身体健康、生长发育，还会影响学习效率。但偏食对男性青春期生殖健康、生育力等危害却未引起足够重视。男性的青春期一般为10~19岁，生殖器官逐渐发育、成熟。生殖器官包括外生殖器和内生殖器两部分，外生殖器包括阴茎、阴囊；内生殖器包括睾丸、附睾、精囊和前列腺四个部分，其中，睾丸在男性青春期中发挥的作用尤为重要，它不仅可以分泌雄激素，促进男性第二性征的发育；还能产生精子，生育后代。

处于青春期的男性，身体发育需要充分的蛋白质、维生素和微量元素等，长期偏食会严重影响生殖系统发育。若青春期男性体内蛋白质不足，会导致身体免疫力下降，从而导致雄激素分泌下降，造成性功能减退。而维生素和微量元素的缺乏，易造成青春期男性睾丸发育异常，最终导致精子发生障碍。

因此，保证均衡的饮食对于青春期男性的生殖系统发育和健康至关重要。

第一，处于青春期的男性，每餐可摄入谷薯类、肉蛋类、奶豆类和果蔬类中三类以上食物。

第二，多吃富含优质蛋白质的食物，如三文鱼、深海鱼虾、动物肝脏、牡蛎、瘦肉、乳类和蛋类等，因为蛋白质是精子生成的重要原料。

第三，多吃富含维生素的食物，如深色的蔬菜、新鲜的瓜果等，能改善睾丸的精子发生，促进附睾的精子成熟，有利于改善精子质量。

第四，多吃富含矿物质、微量元素，如含锌、硒、锰等的食物，促进男性睾酮的合成。适当吃一些富含胆固醇的食物，如动物内脏、海鱼等，对生殖系统发育有一定益处。

此外，还可多吃含有丰富精氨酸的食物，如花生、芝麻和核桃等干果类食物，因为精氨酸是精子形成的必需物质。

总之，青春期的生殖健康状况是成年期生殖健康的基础，青春期男性切勿偏食，避免由于偏食诱发出对身体健康和生殖健康的各种负效应。

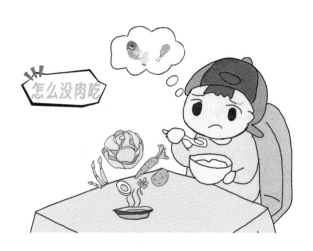

07

频繁泡温泉会影响男性青春期生殖健康吗？

◎钟恺欣，王奇玲

泡温泉是现在人们喜欢的一种休闲方式，特别在冬天，泡上20min的温泉能让人整个身体暖和起来。而且泡温泉还有不少益处，温泉里含有许多矿物质，可以缓解疲劳、促进血液循环、加快新陈代谢等，若在温泉里加入不同的花草植物或药材，还会有相应的其他功效。这么舒服且养生的活动，会令很多人一时忽略了它的坏处——对男性生殖系统的负效应。

泡温泉让人体处于正常体温以上的温度环境，此时阴囊亦处于一个高温状态，若频繁泡温泉或温泉水的温度过高，会对男性生殖系统产生多方面的不良影响，危害男性生殖系统的发育和功能。

曾有一位准备出国留学的青春期男性来到人类精子库，想要在出国之前把精液保存起来，以备日后不时之需。精子库实验室人员检查完他的精液之后，结果显示精子质量很差。由于正常情况下，男性的精子质量会有波动，单次检查结果不能准确反映精子质量的实际状态。于是，精子库工作人员建议这位男性过几天再来取精检查。再次的精液检查结果显示，精子质量依然与第一次的相似。经工作人员询问，了解到他的病史和生活习惯，原来他的父亲是温泉酒店的老板，他几乎每天都会泡温泉。

睾丸是精子产生的场所，附睾是精子成熟和储存的场所，睾丸和附睾均位于男性的阴囊内。阴囊在人体外，其温度比人体正常温度低约2℃，此温度有利于精子的发生和成熟。而温泉的温度一般在38～43℃，睾丸是一个怕热不怕冷的器官，对温度变化是非常敏感的。因此，温泉的温度对于睾丸来说无疑是高温。当阴囊部位温度过高时，会对精子造成不良影响，温度越高，持续时间越长，对睾丸的损害越大。这也解释了上述正值青春期男性的精子质量为什么会这么差。

青春期男性，身体正处于快速生长发育的阶段，其中包括生殖系统的发育及成熟。若身体在此时期受到外界不良影响因素干扰，会影响个体生长发育和男性生殖功能。频繁泡温泉，阴囊经常温度过高，会引起睾丸内环境和生精微环境的改变，使睾丸结构发生病理变化。主要体现在：①影响睾丸间质细胞，从而影响雄激素的分泌。雄激素在青春期的作用主要是促进男性第二性征的出现，以及性成熟后维持男性性功能和生殖功能；②影响睾丸的生精上皮，破坏精子发生的环境，损伤睾丸的生精功能，造成精子生成障碍；③影响精子质量，使精子浓度和精子活力降低，畸形精子比例增高，导致日后出现生育问题。

因此，虽然泡温泉对身体有益，但也要适可而止，尤其是青春期男性，频繁泡温泉不利于睾丸发育和功能发挥，会损害男性青春期生殖健康。

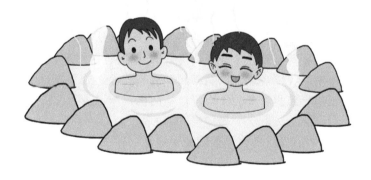

08

长期熬夜会影响男性青春期生殖健康吗？

◎江素华，林典梁

随着社会经济的发展、娱乐方式的多元化和学习、工作的压力增大，熬夜已成为当代年轻人的生活常态。目前，我国年轻人入睡时间偏晚，工作日平均晚上 22：46 才入睡，其中在晚上十一点后入睡的人群占比 36.9%，而节假日里，报复性熬夜的人数占比升高至 58.0%，平均入睡时间为 23：16。很多年轻人选择用熬夜来应对时间压力，通过压缩一定的睡眠时间用于学习、娱乐或工作等，从而获得缓解时间焦虑、延长生命时间的心理体验。

中医常说：一夕不卧，百日不复。睡眠是生物的一种节律性生命活动，人类同大多数动物一样，生物节律是昼行夜卧。而长期熬夜的人群，由于休息不好，生物钟被打乱，造成人体代谢水平失衡和下丘脑调节机制的紊乱。其中，下丘脑-垂体-睾丸轴控制着生殖激素的分泌，熬夜会令其发生紊乱，引起生殖激素分泌异常，进而影响青春期男性的生殖系统发育，导致青春期男性的精子数量减少、活力降低。

长期熬夜还易导致处于青春期男性的交感神经过度紧张，从而造成阴茎供血动脉收缩，影响阴茎勃起功能。此外，处于发育期的男性长期熬夜还易导致机体免疫力下降，从而诱发尿道炎、包皮炎，有部分人群还会发生前列腺炎、精囊炎等。

因此，长期熬夜对男性青春期的生殖健康存在多方面的不良影响，使睾丸精子发生和雄激素分泌的功能减弱，还可能导致生殖系统发育延迟。处于青春期的男性应尽量减少熬夜，如果由于学习等原因不可避免需要更多时间读书时，宜掌握一些降低熬夜带来伤害的方法。

首先，熬夜过后可选择在午间进行小憩，古人有言：每日时至午，阳气渐消，少息所以养阳；时至子，阳气渐长，熟睡所以养阴。到中午时分，可休息 30 分钟左右，即使不能入睡，也应静卧休息，使身体得以平衡过渡，令大脑得到适当休息，避免身体和大脑过度疲劳。

其次，熬夜过后可及时补充富含优质蛋白质、维生素、膳食纤维等的营养物质，如牛奶、鸡蛋、坚果、全麦面包等，可缓解疲劳，保护肝脏。平时也可多食用鱼、瘦肉、蛋、奶等优质蛋白质及果蔬水果，以弥补熬夜带来的营养缺失，也可平日多吃些黑豆、黑芝麻、桑葚等食物滋养肝肾，或身边备些黑芝麻丸食用。

总之，青春期男性尽量不要熬夜，如果夜晚长时间读书，则尽量采取其他措施减轻熬夜的负效应。长期熬夜不仅会影响身体健康，降低学习效率，而且会影响青春期男性生殖系统发育，危害青春期男性生殖健康。

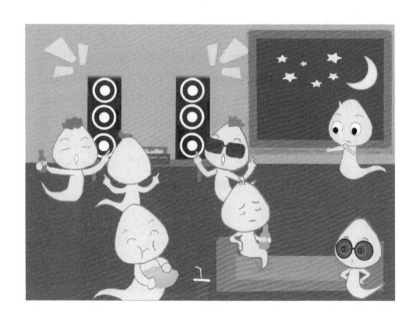

09
久坐会影响男性青春期生殖健康吗?

◎叶桂芳，王奇玲

随着高科技的快速发展及互联网时代的到来，人们不仅日常出行方式选择更加多样化，交通工具逐渐由电动自行车、汽车等车辆代替了以往的步行、自行车。同时，因为工作、学习的需求，青春期男性更为依赖电脑、手机等电子产品，养成了久坐的习惯。然而，长时间的固定坐姿，不仅使机体的肌肉得不到运动，血液循环受限，影响肌肉与关节的功能，更会对男性生殖健康产生不利影响。例如，出现精子质量下降，甚至会导致成年后的男性不育。

久坐对男性青春期生殖健康的负面影响是多方面的。

（1）睾丸是男性特有的生殖器官，具有产生精子和合成雄激素的双重功能。久坐使会阴部、阴囊静脉回流受阻，使阴部和睾丸温度升高。而精子的发生成熟需要约 35℃的相对低温条件，长时间的温热状态导致精子生成障碍，从而影响精子产生量。温热状态也会造成精子结构的损伤，出现精子畸形，或者使精子 DNA 碎片增多；会抑制睾丸间质细胞分泌雄激素，进而影响男性生殖系统的正常发育。

（2）久坐时，睾丸、附睾、精索和前列腺容易长时间受到挤压，导致局部血液循环受阻，不利于精子发生与成熟；久坐也会诱发前列腺炎，使前列腺液的理化性质改变，导致精液的液化时间延长甚至不液化。

（3）久坐不运动，容易使体内热量储备过多，导致超重和肥胖。超重和肥胖不但可以增加患慢性病的风险，也可以引发生育障碍。而有些超重和肥胖男性雄激素与雌二醇的比值明显降低，这是不利于精子发生的。体重指数（BMI）高的男性，精子数量和质量会显著降低。

除了不建议久坐外，保持正确的坐姿在青春期男性的学习和生活中也很重要。那么，怎样才能让自己坐得更舒服健康呢？说到这，我们不禁想起在拥挤的地铁或者公交车上，某些男性喜欢的"霸道"坐姿——叉开腿坐。这样"霸道"的坐姿究竟好不好呢？

原来，不同坐姿对于阴囊和睾丸的温度影响也会不同，两腿交叉时睾丸的温度会高于两腿并拢和分开时的温度，适当将双腿分开的坐姿，有利于会阴部散热和局部血液循环，这对维护睾丸发育是有裨益的。另外，由于男性特别的骨骼结构，骨盆比女性的更窄，两腿适当张开，可形成相对稳定的结构，减轻局部肌肉群的紧张度。因此，对于男性而言，叉开腿坐的"霸道"坐姿是一种舒服的姿势。不过，在公共场所的坐姿不仅影响自身形象，亦会影响到他人感受，是需要充分注意的，不能只顾自己。

总之，要重视久坐对于青春期男性生殖健康的影响，合理安排作息时间，适当安排运动，避免长时间单一坐姿，做到劳逸结合。如果不可避免需要久坐时，可以采取两腿适当分开的坐姿，不要跷"二郎腿"，减少对睾丸、附睾的挤压。尽量避免久坐的不良影响，使男性青春期生殖健康处于良好状态。

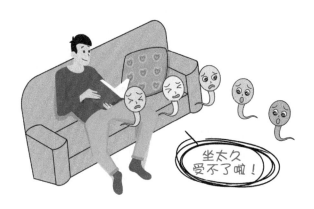

10
体育锻炼与男性青春期生殖健康有关系吗?

◎钟恺欣，王奇玲

现代学生学习压力大，课业繁忙，为了能争取时间学习，一天当中绝大部分时间都在"埋头苦读"，体育锻炼的时间都被挤掉了。

青春期是体内各个系统、器官高度发育的关键时期，其中生殖系统的发育与功能形成尤为独特，不仅与男性第二性征、生殖能力形成直接联系，而且影响着成年期生殖能力状况。因此，体育锻炼作为青春期促进身体发育的主要方式之一，不仅可以促进骨骼生长和增强体质，还对生殖健康有益。体育锻炼不仅可促进阴囊的血液循环，还有助于减轻或避免前列腺炎、精索静脉曲张等影响生殖系统的疾病，有利于睾丸、附睾处于正常的微循环状态，这对青春期男性生殖器官的发育成熟是必需的。

男性青春期生殖系统发育主要受下丘脑-垂体-睾丸轴的调节和控制。下丘脑以周期性脉冲性方式分泌促性腺激素释放激素（GnRH）来刺激垂体分泌卵泡刺激素（FSH）和黄体生成素（LH），FSH 可以促进精子生成，LH 通过刺激睾丸间质细胞合成和分泌睾酮，与 FSH 一起促进精子成熟。睾酮是体内主要的雄激素，有利于维持男性生殖功能，促进第二性征的发育。有氧运动对 FSH 和 LH 的分泌均有积极作用，可通过改善体内激素环境来刺激精子产生和雄激素分泌。此外，有氧运动还可以增强精子的抗氧化能力、减少氧化应激反应，从而提高精子质量，改善生殖能力。

有氧运动是指主要以有氧代谢提供运动中所需能量的运动方式，具有强度低、有节律性、不中断、持续时间长和易于坚持等特点。常见有氧运动有步行、慢跑、骑自行车、游泳、健身操、太极拳和球类运动等。下面以游泳和骑自行车为例进行说明。

　　人在水中有浮力，人们游泳时不需要克服自身体重，在很大程度上减少了机体的负荷。而且在水中，男性阴囊部位温度基本保持恒定，不会因运动体温升高而导致阴囊温度升高，影响睾丸功能。此外，游泳可以使全身协调，肌肉、关节、脂肪等都参与了运动，能降低人的体脂率，提高血液对氧气和营养物质的运输能力，有益于全身心发展。如果有条件，将游泳作为日常的体育运动是合适的。

　　骑自行车也属于有氧运动，但需要注意的是运动时间不宜过长，强度不宜过大。因为骑自行车对阴囊部位的局部压迫，会导致睾丸温度升高，以及可能引起睾丸微小损伤，这对男性青春期生殖健康会产生不利影响。

　　体育锻炼作为促进健康的重要生活方式之一，既能提高人的身体素质，又能让人感受到锻炼过程带来的快乐。青春期男性坚持每天适当强度、适合自己的体育锻炼，不仅可以缓解学习带来的心理压力，还能改善睡眠质量，提高学习效率。身体综合素质好，对男性青春期的生殖健康也大有裨益。

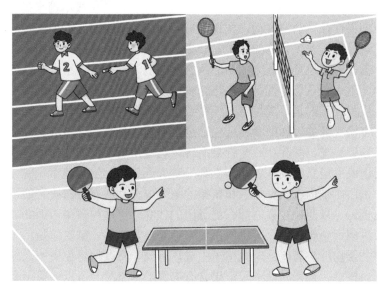

❶❶
男性在青春期应怎样注意日常饮食？

◎唐雨倩，王奇玲

  日常饮食与学生的身体健康、学习效率都有密切关系，但很多人不知道的是，日常饮食不当还会对男性生殖系统产生负效应，危害青春期生殖系统发育，甚至损伤生育力。

  青春期是身体发育的关键时期，体内的各个系统和器官发育与功能形成，需要充足的营养摄入，尤其是作为青春期发育标志的生殖系统，更需要有多样化的营养来支持生殖器官的充分发育和成熟，使之能够顺利发育过渡到下一阶段。故此，重视和做好日常饮食才能保证营养来源。

  人体所需的70%左右的能量都由碳水化合物转化成单糖来提供。青春期男性往往活泼好动，代谢旺盛，与成年人相比会消耗更多的能量，这样对碳水化合物的需求量会更大。对学业繁重的青春期男性来说，糖类物质还是维持大脑功能所必需的能源。大米、小米、糙米、燕麦、玉米和番薯等都是碳水化合物的主要来源，谷薯类搭配食用为佳。值得注意的是，要尽量减少精致碳水化合物如白面包、蛋糕的摄入。有些含糖量过高的食物会使血糖水平快速升高，过多的糖分摄入容易导致超重、肥胖和心血管疾病等，这些疾病不仅影响身体健康，亦会造成生殖系统发育异常，不利于青春期男性的生殖健康。

  蛋白质是构成免疫细胞和抗原的重要成分，补充蛋白质有助于提高免疫力，以便在青春期拥有更健康的体魄。可通过多摄入鱼虾、鸡肉、牛肉、牛奶和大豆等优质蛋白来补充日常所需。精氨酸是精子形成的必要物质，能促进睾丸精子生成，有助于青春期男性生殖系统的发育。核桃、杏仁和松子等坚果含有丰富的精氨酸，可以适量摄食。

  脂类物质也是人体的主要能量来源，能为身体提供热能、保护内脏、维持体温，以及协助脂溶性维生素吸收。男性在青春期适量补充脂肪有助于维持身体活力和提高精力。对于饱和与不饱和脂肪酸的摄入比例应注意控制，日常饮食需避免单一肉类的摄入，应多吃深海鱼类、坚果以补充不饱和脂肪酸。不过，脂肪的补充需要适量，尤其要避免高脂高油的食物，太多的脂肪摄入容易导致身体肥胖，造成性早熟、骨骼线提前闭合等不良影响，严重肥胖也会抑制男性生殖器官的发育。

维生素和矿物质也是青春期男性日常所需的营养素。例如，维生素 A 可帮助学业繁重、用眼过多的青春期男性保护视力，西蓝花、胡萝卜和菠菜等深色蔬菜及动物肝脏都富含维生素 A；B 族维生素有促进代谢、维持神经正常活动等功能，有助于减缓学习压力、提高注意力，糙米、麦芽和豆制品都是不错的选择；维生素 D 和钙有助于促进骨骼生长，可通过牛奶、大豆和海鱼进行补充，同时还要多进行户外运动，也可帮助体内合成维生素 D。此外，青春期男性还应适当摄入微量元素锌，贝壳类海产品如牡蛎、扇贝含有丰富的锌，能帮助生长发育、智力发育，以及提高免疫力，并有助于促进睾丸的精子生成。

总之，对正在发育的青春期男性来说，肉、蛋、奶、杂粮、坚果和新鲜蔬果都需要合理补充，保持食物多样化，尽量避免高盐高脂高糖的食物，才能更有助于青春期的生殖健康。

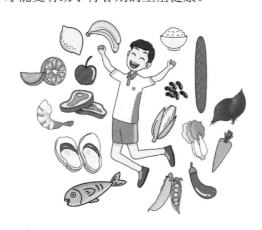

12

长期饮用浓茶会影响男性青春期生殖健康吗？

◎梁明洁，王奇玲

经常有人说，吸烟不如喝酒，喝酒不如喝茶。较于烟酒，茶可却病，喝茶在大众的心目中是一种健康的生活方式。除了健康，茶还有提神作用。无论是晨起学习，还是熬夜加班，一杯浓茶，似乎能让人更有精神和干劲。但是，凡事过犹不及，喝茶虽好，如果青春期男性长期饮用大量浓茶，不仅无益于身体健康，而且会损伤青春期男性的生殖系统发育，可能降低成年期的生殖能力。

茶之所以能提神，是因为茶叶里富含茶多酚、咖啡因、茶氨酸等物质，其中咖啡因可以刺激人体的神经系统，使中枢神经处于兴奋状态，人就不觉得困倦。所谓浓茶，是茶叶放得过多，或者是茶叶浸泡时间太长，导致茶色浓重，口味浓重的茶汤。浓茶中咖啡因和茶多酚等物质的浓度高，长期饮用大量浓茶，会导致身体的神经系统长时间处于兴奋状态，久之则引起神经系统功能的紊乱。因此，长期喝浓茶，可能影响神经系统的正常性。

处于青春期生长发育阶段的男性，青春期第二性征的发育是体内雄激素作用的结果。而雄激素的合成和分泌，需要体内下丘脑-垂体-睾丸轴的各级激素调控。青春期男性身体正处于发育状态，经常喝浓茶，摄取大量的咖啡因，会影响神经-激素的调节系统，造成体内激素水平紊乱，进而损害青春期男性的生殖系统健康。另外，咖啡因会抑制体内副交感神经的功能，而副交感神经参与阴茎海绵体的充血勃起。所以，大量摄入咖啡因，可导致阴茎的勃起功能障碍，对青春期男性的阴茎发育非常不利。过量摄入咖啡因，还易导致心律不齐、失眠和情绪不稳等，这些问题也间接影响了机体正常发育，也是影响青春期男性生殖健康的不良因素。

除了影响神经系统，浓茶中的咖啡因和茶多酚等物质还会刺激胃肠道，影响消化系统的正常运作。良好的营养基础是青春期发育的重要条件，青春期身体各个系统发育，都需要大量的营养，例如，蛋白质、维生素和微量元素等。过量的茶碱等物质会导致胃酸稀释，影响胃肠道的吸收功能，长此以往，可能造成免疫系统功能降低，导致身体素质变差，也会使生殖系统的健康状况受到影响。

总之，茶虽好，适度泡，不宜太浓。相较于熬夜苦读，青春期男性保持规律的作息，做到科学、健康饮食，更有利于青春期身体良好发育，这样对青春期生殖健康甚有裨益。

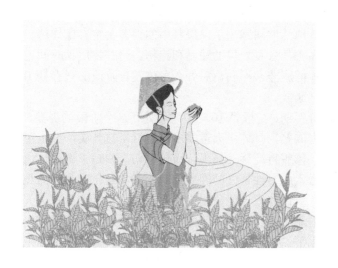

13

长期食用快餐会影响男性青春期生殖健康吗?

◎梁明洁，王奇玲

随着社会发展进程加快，人们的生活节奏越来越快，工作压力也日益加大，而作为祖国未来接班人的年轻一代，学习生活压力之大，可想而知。除了吃饭、睡觉，就是学习，甚至把吃饭的时间压缩至最短似乎已经是一种常态。因此，方便快捷、味道可口的快餐，成了学生群体的首选。但问题来了，快餐中的很多食物，像炸鸡、汉堡、薯条和方便面等，含有大量的油脂和淀粉。这些物质长时间过量摄入，除了对身体健康非常不利，对处在身体发育阶段的青春期男性，还会损害生殖健康。

男性青春期，一般是 10～19 岁，处在这个阶段的男性，身体器官会逐渐发育成熟，身体肌肉量增多，身材日益壮实，并出现喉结、胡须等，男性体貌特征逐渐显现，而这一切，归功于男性体内分泌的雄激素。雄激素由男性睾丸的间质细胞分泌，其化学本质为类固醇化合物。此外，男性体内还能分泌少量雌激素。正常情况下，人体的肝脏会把多余的雌激素代谢掉。因此，相较于雄激素，男性体内雌激素处于很低的水平。正常的雌激素和雄激素比例，有利于男性生殖系统的均衡发育。

然而，若男性长期食用一些类固醇化合物特征物质含量高的油炸食品类快餐，这类物质有外源性激素的活性，会导致身体内分泌系统功能紊乱，影响青春期的生殖健康。一方面，造成男性体内雄激素与雌激素的比例失衡，雌激素的水平相对增加，甚至可能会影响雄激素的作用。另一方面，人体内的类固醇化合物吸收和代谢需要肝脏的参与，而大量具有类固醇化合物特征物质的摄入，则会增加体内肝脏的负担，导致肝脏超负荷工作。而男性体内多余的雌激素同样需要肝脏参与代谢清理，才能维持在较低的雌激素水平。所以，当肝脏忙着代谢大量摄入的具有类固醇化合物特征物质时，就难以及时代谢体内多余的雌激素，从而造成雌激素的水平相对增高，导致男性体内雌、雄激素比例失调，从而影响青春期男性生殖系统的发育。

当青春期男性体内雌激素水平过高，就会影响男性第二性征的发育，从而引发一系列的身体问题。例如，外貌上会偏向女性化，包括乳房发育、身形纤瘦、肌肉量少、喉结不明显和体毛胡须稀少等，而更为重要却又难以发现的是对青春期生殖系统发育的不良影响。雌激素水平过高，可导致睾丸生精细胞发育不良，致使睾丸体积偏小，还可能造成阴茎勃起困难，这些都是青春期生殖健康损害的表现。

因此，处于青春期的男性，应该尽可能选择营养均衡的餐食，避免长期食用快餐造成外源性激素的持续摄入，这不仅是身体健康的基本要求，而且与男性青春期生殖健康有密切联系。

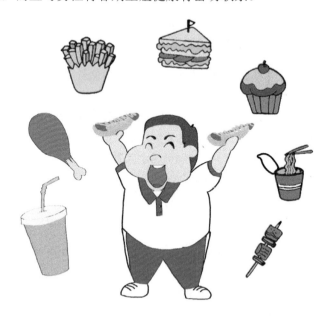

14

经常穿紧身裤会影响男性青春期生殖健康吗？

◎唐雨倩，王奇玲

紧身裤作为一种流行的时尚单品，在视觉上有着拉长身高、凸显腿长的效果，深受人们的喜爱。在青春期，男性开始关注自己的外表，不少人会选择百搭的紧身裤，让自己看上去更帅气，但是，很多男性可能不知道如此塑身的紧身裤，会对生殖健康带来负效应。

26岁的大雄在体检时查出患有Ⅱ度精索静脉曲张，精子的活力与形态也不好，询问病史时得知，他从15岁开始就长期穿紧身裤。外穿的紧身裤大多是牛仔材质，透气性不足，裆部一直处于密闭的状态，皮肤排汗受阻，使得阴囊无法正常散热。

阴囊位于身体外，比身体核心体温通常要低约2℃。正常情况下，产生精子的睾丸位于阴囊这个保温袋内，适宜的温度有利于精子的生成。若是长期穿不透气的紧身裤，会造成男性阴囊散热不良，局部温度升高，不仅导致睾丸精子产生减少，日后出现少精子症，甚至无精子症，而且还会阻碍附睾精子成熟，可能造成弱精子症。此外，紧身裤的压迫还会导致血液循环不畅，精索静脉回流受阻，长此以往易引起精索静脉曲张。假如在青春期就出现精索静脉曲张，可能会进一步影响睾丸发育和雄激素分泌，不利于青春期男性的生殖健康。

16岁的小明酷爱打篮球和跑步，他在运动时会穿上包裹性强的紧身运动裤，以起到防止肌肉震颤等作用。在天气变凉以后，为了方便可以随时运动，小明每天从早到晚都在穿这种运动裤。然而，长期穿着过于紧身的运动裤也同样会影响阴囊的散热，持续的压力还可能阻碍阴囊的血液循环，造成睾丸淤血，严重影响青春期男性的生殖健康。

　　除了外穿的紧身裤，紧身的内裤也要引起重视。13 岁的小伟在一年前就已经进入青春期了，但由于父母工作繁忙，并未注意到小伟已经开始发育，出于害羞，小伟也一直没跟家长说自己的内裤已经有点勒了。一段时间之后，小伟时常感到阴囊部位痒痒的，去医院检查得知，因小伟长期穿着过紧的内裤，积汗导致阴囊处于高温潮湿的环境，令其阴部发霉长菌。

　　由于青春期男性的生殖器官开始发育，睾丸逐渐发育增大，为了生殖系统的健康发育，家长需要实时关注孩子的发育情况，及时为孩子购买舒适合身的内裤，青春期男性也应该大胆向家长表达自己的需求。所幸小伟的情况发觉尚早，没有进一步影响其生殖器官的发育。

　　对青春期男性来说，平时最好少穿紧身牛仔裤，也不要让紧身运动裤成为日常穿着。在青春期发育过程中，内裤不合身要及时更换，避免长期穿着过紧的内裤，方能使睾丸健康发育。

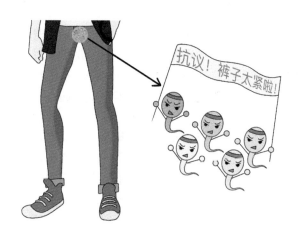

15

男性在青春期常食补品对生殖健康有什么影响?

◎黄　川

一位刚上初中的男生，由于经常腹胀便秘，还不时流鼻血，被爸爸妈妈带来医院看医生。在医生询问下，得知他的爸爸妈妈听说青春期时多吃补品不仅可以提高记忆力和学习效率，还能增强体质与免疫力，于是便隔三岔五就会让他吃各种补品。医生听后连连摇头，告诉他们正是由于不当进食补品，孩子才会出现这些症状，而且并不是每一种补品对青春期男性都是有益的，有的需成年人对症施补服用，青春期男性不宜服用，因为含有过量雄激素等物质，会干扰青春期男性生殖系统发育，甚至损伤生育力。

男性进入青春期后，雄激素水平显著升高，同时出现睾丸增大、阴茎增长、精子发生等生理变化。这个阶段是生长发育的快速期，青春期男性的体格也在快速成长，身体的营养需求大幅增长。如果此时营养摄入不足，很容易造成青春期营养不良，通常有头晕、乏力、精神萎靡不振和消化不良等表现，严重者还可能使骨骼、大脑等得不到足够的营养，从而影响身体发育包括生殖系统发育。所以，孩子们和家长需要特别注意营养的摄取，部分男性会在青春期摄入某些补品，以期补充身体所需的适量营养物质，维持身体正常的生理代谢和免疫功能，同时也可改善青春期生殖健康的状况。补品一般分为食补和药补，常见的食补有海参等，常见的药补有鹿茸、虫草、人参等，不同的补品对身体的作用效果不同，青春期男性不可盲目进补。

1. 海参

海参含有丰富的氨基酸、维生素和人体所需的多种营养成分，其中维生素是精子发生中不可缺失的成分之一，尤其是维生素 E 可以降低活性氧对精子的损伤，增强精子活力，有助于睾丸发育。微量元素锌、硒和镁等不仅可以增强男性免疫力，还可以促进精子生成，维持男性正常生精功能，而海产品中的锌元素含量尤其丰富。因此，青春期男性可适量食用海参之类的海产品，来补充青春期生殖系统健康发育所必需的营养物质。

2. 鹿茸

鹿茸是我国传统的名贵药材，含有丰富的氨基酸、蛋白质、钙、磷、镁和钠等成分，其中氨基酸成分占总成分的一半以上。利用鹿茸进行药补既能增加血浆睾酮浓度，又能使黄体生成素浓度增加，对青春期男性的生殖系统发育有一定益处。但是，鹿茸还含有激素，青春期男性如果盲目食用，有导致性早熟的风险，甚至影响青春期男性生殖系统的正常发育。

3. 虫草、人参等

虫草、人参等其他名贵药材虽然有大补元气、补脾益肺、安神益智和增强身体抵抗力等功效，但是，健康的青春期男性不宜擅自服用此类有较强的补益作用的药材，否则会出现肝火旺盛的症状。所以，食用这类药材应遵医嘱，尽量不要自行服食。

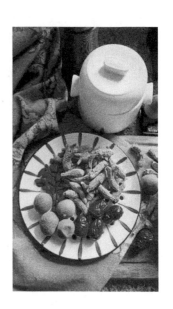

总之，在青春期食用某些补品需要小心谨慎，食用药补前还需先咨询专业医生，避免不当食用，造成口舌生疮、大便干结、小便赤黄以及食欲不振等不良反应，严重者可能还会引起腹胀、流鼻血等异常症状，影响身体健康，也可能损害生殖健康。

16

手机辐射对男性青春期生殖健康有什么影响?

◎叶桂芳,王奇玲

随着移动通信和网络的普及、人民生活水平的提高,手机对人的影响越来越重要。手机不仅能够用于信息交流,给人们的生活带来便利,更是人们休闲娱乐和学习的重要工具,遍及工作生活的方方面面。但是,手机产生的辐射也随之引起人们的关注。

辐射,是一种能量的传递,一般可以分为电离辐射和非电离辐射。电离辐射是能使受作用物质发生电离现象的辐射。非电离辐射则是能量比较低,不能使物质产生电离的辐射,手机辐射属于非电离辐射。手机通话的原理是,人们使用手机拨打电话时,手机会向基站发射无线电波,基站将接收的无线电波传输到交换台,交换台通过呼叫转接到另一个基站或固话网络。而手机通过电磁波进行信息传递时产生的无线电波,则是手机辐射。

男性青春期是指男性个体在生理上由儿童向成人转换的过渡期,这一阶段的男性对自己性别特征的社会意义有所认识,从自身各种变化中,认为自己不再是小孩子,而是成年人。但是,由于青春期男性的心理、生理都未达到成人水平,对于手机使用时长、内容等不能很好地把控,经常会过度依赖或沉迷手机;或是因为网络课程学习等原因需要长时间使用手机。因此,目前青春期男性使用手机的频率呈现日渐升高趋势,而手机辐射对于男性青春期生殖健康的影响须予以重视。

手机辐射对于青春期男性生殖健康的影响主要体现在两方面:①手机辐射对男性睾丸功能的直接影响。睾丸是对电磁辐射较为敏感的器官之一。手机电磁辐射对男性睾丸结构有一定程度损伤,影响精子发生,也可能会使附睾功能异常,妨碍精子成熟,进而影响男性生殖能力形成;②手机辐射可以通过多种途径引起男性生殖内分泌变化,对睾丸雄激素分泌产生间接影响。

手机辐射这类非电离辐射,通常为频率相对较低、能耗较小的电磁波,其被人体吸收的程度与每天使用手机的时长、手机与人体的距离有直接关系。使用手机的时间越长,电磁辐射对人体的影响越大。另外,经常会看到一些男性习惯将手机挂在腰间或放在裤袋里,而手机辐射的范围主要是一个以手机为中心的环状带,这一习惯使得手机辐射与睾丸的距离近,进而增加了手机辐射对睾丸的影响。因此,青春期男性应尽可能选择将手机放于随身携带的包中,减少手机辐射对睾丸的影响。

尽管随着信息科技的进步,针对手机辐射问题已从设计上达到了一些规避风险的实际成效。但要想完全消除手机辐射仍是一个巨大的挑战。因此,青春期男性应重视正确使用手机,合理安排使用手机的时间,减少或避免手机辐射对身体健康和生殖健康造成的危害。

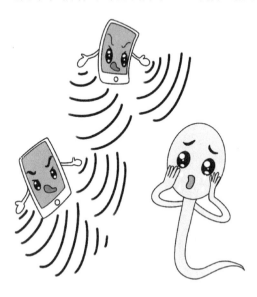

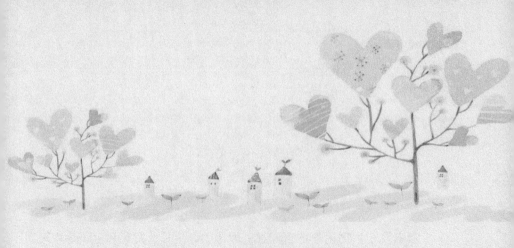

第 5 章

女性青春期生殖生理

◎01

什么是下丘脑-垂体-卵巢轴？

◎黄向红

　　激素属于生物化学物质，对机体代谢、生长、发育和生殖等生理活动起着重要调控作用。例如，胰岛素调节机体的糖代谢，如果胰岛素分泌不足会患糖尿病；甲状腺素控制身体的生长发育，先天性甲状腺功能减退会导致"呆小症"，甲状腺素过多容易引致"甲亢"；生殖、繁衍、创造新生命，则离不开各种生殖激素的调控。

　　人体激素从何而来？由内分泌腺的内分泌细胞合成、分泌进入血液循环系统，然后到达相应的作用器官。例如，胰腺分泌胰岛素，甲状腺分泌甲状腺素，睾丸分泌雄激素，卵巢分泌雌激素。不过，一种激素并非所有时间均处于一个水平，而是受到机体精密、复杂的调控。其中，下丘脑-垂体-卵巢轴（HPO 轴）负责调控女性生殖系统的发育及生殖内分泌活动。

　　HPO 轴发挥作用需要机体内三个内分泌器官，包括下丘脑、垂体和卵巢的紧密、协调联系。在人脑的中心部位，有一块隐藏得特别好，只有指甲大小的区域，是控制人体生殖内分泌的指挥部——下丘脑，其释放的促性腺激素释放激素（GnRH），是最先调节生殖活动的激素。在下丘脑腹侧有一个豌豆大小的组织，称为垂体，接受来自于下丘脑GnRH 的刺激，然后分泌促性腺激素如卵泡刺激素（FSH）和黄体生成素（LH）作用于卵巢。卵巢位于腹部最下端的盆腔内，是产生卵子和分泌雌激素、孕激素的器官。由于下丘脑、垂体和卵巢这三个器官正好处于直立人体的中轴线，故此，形象地将这三个器官联系在一起，称为下丘脑-垂体-卵巢轴。

　　HPO 轴在青春期中逐渐发育完善。青春期前，促性腺激素的脉冲分泌和卵巢雌激素保持很低水平，称为"青春期前静息期"。青春期启动的最早信号是下丘脑开始出现夜间低频、低幅的 GnRH 脉冲式分泌。随着 GnRH 脉冲频率与幅度的增加，下行作用于垂体，使其分泌 FSH 和 LH，FSH 和 LH 联合促进卵巢分泌雌激素和孕激素，继之出现一系列青春发育期的表现，如月经初潮、乳腺发育等。

　　HPO 轴中存在精细、复杂的正、负反馈调节。以一次月经周期为例，月经期卵巢内卵泡较小，雌激素、孕激素水平低，负反馈作用于下丘脑和垂体，抑制下丘脑、垂体的 GnRH 和 FSH、LH 分泌，随着卵泡发育，雌激素水平逐渐升高，负反馈作用逐渐加强，循环中 FSH 浓度下降；当卵泡发育接近成熟时，雌激素水平达到高峰，产生正反馈作用，刺激下丘脑 GnRH 和垂体 LH 和 FSH 的大量释放，诱发排卵，排卵后的卵泡萎陷为黄体，分泌雌激素、孕激素，若未受孕，黄体持续 12~14 天后萎缩，雌激素、孕激素水平下降，导致子宫内膜失去雌激素、孕激素支持而坏死、脱落出血，月经来潮。而随着雌激素、孕激素的回落，负反馈再次发挥作用进入下一个月经周期。

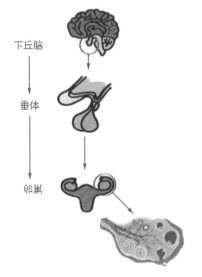

　　HPO 轴的成熟是在青春期完成的，其功能的正常发挥是整个生命周期生殖健康的基础。HPO 轴的调节受个体遗传因素、体重、营养状况、压力和运动等因素影响。失调可能出现性早熟、多囊卵巢综合征、闭经和不孕等疾病，而规律生活、按时作息、合适体重和适当运动则有利于青春期 HPO 轴的发育与协调，促进女性生殖健康。

02
女性青春期的生殖激素有什么变化?

◎黄向红

我国传统医学经典《黄帝内经·素问·上古天真论》中，把女子的生殖年龄以"七"为单位进行了概括描述"……女子七岁,肾气盛,齿更发长；二七而天癸至，任脉通，太冲脉盛，月事以时下，故有子……"。意思是说女子到了七岁,肾气开始充实,乳牙更换,头发开始茂盛；二七即十四岁时,促进生殖功能的肾精充盈,任脉通畅,太冲脉旺盛，月经来潮，就具备生育能力了。故此,传统医学认为,女子 14 岁左右具备了从小女孩向成熟女性转变的条件。

这是自然赋予生命的节奏,当机体生长到一定年龄,体内的"神经内分泌协奏曲"就开始奏响了。女性青春期就像是一朵得到了风信的花朵，在阳光的照耀下，雨露和养料的滋润下适时而开，鲜艳而美丽。

女性青春期启动是遗传、营养状况与环境因素共同作用的结果,机体神经系统、内分泌腺均参与了调控。一般女孩在青春期启动前 2 年左右（约 8 岁）,在遗传因素驱动下,肾脏上方半月形的肾上腺分泌雄激素增加,主要是脱氢表雄酮（DHEA）,与青春期女性体毛等第二性征的发育有密切联系。

机体中枢性的内分泌腺是下丘脑和垂体,它们在青春期启动中起主要作用。随着身体的生长,在生长因子和神经递质的共同作用下,参与促进和抑制下丘脑促性腺激素释放激素（GnRH）合成与释放的基因被激活,出现了 GnRH 脉冲性释放,并且幅度和频率逐渐增加。首先出现夜间 GnRH 脉冲分泌幅度增加,频率无改变,随后白天脉冲释放幅度、频率也逐渐增加,最终 24 小时均有规律脉冲释放。随着 GnRH 脉冲分泌增加,刺激垂体分泌促性腺激素,包括卵泡刺激素与黄体生成素，进而刺激卵巢，卵巢内的卵泡在促性腺激素刺激下发育，并出现排卵，分泌雌激素、孕激素，青春期启动。此时女性身高生长加速，第二性征开始呈现，突然有一天，下体开始流血，初潮来临。这时候，所有的亲朋好友包括女性自己，都应该庆贺，因为它标志着女性开始了生理学的真正长大，而且具备了生殖能力。

卵巢内发育的卵泡也会产生一定量的雄烯二酮及睾酮，这时候女性血液中的雄烯二酮和睾酮浓度均高于成人的水平。雄激素有促进蛋白质合成和刺激生长发育的作用，也可以刺激皮肤毛囊发生结节性炎——脸上常见的可爱青春小痘痘，并出现轻度多毛现象，这些现象至成年雄激素水平下降后会有所缓解。

青春期发生在10~19岁，在社会经济条件从贫穷向富足发展过程中，女性青春期有提前的趋势。女性的体脂比、精神压力、熬夜和运动过度等会影响青春期的发动与稳定，所以在青春期，建议控制体重，不建议快速减重、过度运动及熬夜等，这些会对女性青春期生殖健康产生不利影响。

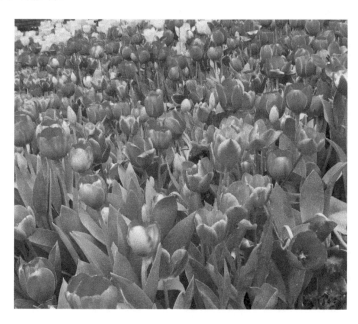

03

卵巢与卵泡是怎么回事？

◎成小燕，黄向红

　　"巢"，其古文字像树木上的鸟窝，本义即鸟窝，也泛指蜂、蚂蚁等的窝。"卵巢"即是卵子的窝。卵子为雌性动物包括人类的种子细胞。如果把卵巢比作蜂巢，卵泡就像蜂巢的每个室，而卵子就像每个蜂室内尚未受精的蜂卵。

　　人类卵巢是女性产生并排出卵子、分泌女性激素的内生殖器官。卵巢位于女性腹部最下端的盆腔内，在子宫的两侧各有 1 个，扁椭圆形。卵巢的表面覆盖一层薄薄的白膜，白膜内为卵巢皮质，其中含有数以万计的始基卵泡和发育程度不同的囊状卵泡。卵巢中心部称为髓质，内无卵泡，含有丰富的血管和神经。

　　尚未进入青春期的卵巢较小，进入青春期后，随着卵泡的发育，卵巢增大，生殖年龄妇女卵巢长径 3～4cm，宽 2～3cm，厚 1cm 左右，重 5～6g，绝经后逐渐萎缩变小变硬。

　　卵泡在卵巢内，是卵子发生和发育的基本功能单位。根据卵泡发育的不同阶段，卵泡从原始到成熟，分别称为始基卵泡、初级卵泡、窦前卵泡、窦状卵泡、排卵前卵泡。卵子居于卵泡内，每个卵泡内含有 1 个卵子。女性在出生时，始基卵泡内为初级卵母细胞，停留在细胞减数分裂的第一次分裂前期。青春期后，卵泡陆续开始发育。每月卵巢内有一簇卵泡发育，而只有一个卵泡被选择成为优势卵泡长大成熟，并排放出卵子，其他卵泡则萎缩塌陷。

　　胚胎在 6～8 周时，原始的卵母细胞就通过有丝分裂，体积变大，成为卵原细胞，约 60 万个。胎儿 11～12 周时卵原细胞进入第一次减数分裂，改称初级卵母细胞，胎儿 16～20 周时生殖细胞数目达到高峰，两侧共约 600 万～700 万个。如果把人生中某个器官细胞量变少作为人生中器官衰老开始的话，那么卵巢的衰老从胎儿 5 个月就开始了，之后卵泡就开始不断闭锁，到出生时剩约 200 万个卵泡，至青春期只剩 30 万～40 万个卵泡，而一生中能够发育为优势卵泡、并排出的卵泡仅约 400～500 个。

始基卵泡可以在卵巢内处于休眠状态数十年。进入青春期后，卵泡成簇发育，每次发育几个到十几个，称为募集。从始基卵泡发育至窦前卵泡需要 9 个月以上的时间，而从募集、选择，到优势卵泡发育并破裂大约 85 天，实际上跨越了 3 个月经周期。一般所说的卵泡期指卵泡生长的最后阶段，包括了窦状卵泡和排卵前卵泡的发育，正常约 15 天，是月经周期中的前半个月。

总之，青春期是卵巢内卵泡开始发育成熟、发生排卵的关键时期。如果没有呵护好卵巢，卵巢就会有异常变化，而有些卵巢的病理改变不仅使女性青春期生殖健康受损，而且会累及成年期的生殖健康状态。

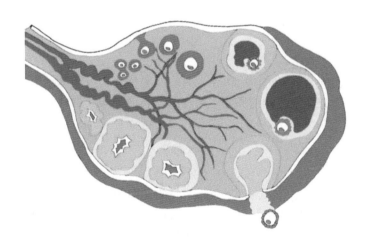

04
卵子的结构是怎样的？

◎黄向红

卵子为女性的种子细胞，是人体内最大的细胞，与精子结合可形成受精卵，并发育成胚胎，创造出新生命。

卵子贮存在卵巢的卵泡内。在组织学上，根据卵泡形态、大小、组织学特征和生长速度，人为地将不同发育时期的卵泡分为 5 个阶段：始基卵泡、初级卵泡、窦前卵泡、窦状卵泡和排卵前卵泡。

人类卵子的发育是一个动态生理过程。在卵泡发育的不同阶段，卵子的外形、大小、细胞质和细胞核均不断变化，显示不同的组织学和生理学特征。

1. 始基卵泡

始基卵泡（直径 $30\sim60\mu m$）内的卵子称为初级卵母细胞，它是停留于减数分裂双线期的原始生殖细胞，表面被覆一层梭状的前颗粒细胞。

2. 初级卵泡

初级卵泡（直径 $120\sim200\mu m$）是始基卵泡的梭形前颗粒细胞分化为单层立方形颗粒细胞后形成的，此时颗粒细胞合成分泌黏多糖，卵子周围形成一层透明环状带，称为卵透明带。

3. 窦前卵泡

当颗粒细胞增加为多层，并出现了卵泡刺激素、雌激素和雄激素三种受体，卵泡基底膜附近的梭形细胞形成两层卵泡膜细胞，而卵泡膜细胞出现黄体生成素受体，具备了合成甾体激素的能力，该卵泡就被称为窦前卵泡。

4. 窦状卵泡

卵泡继续生长，颗粒细胞间聚集的卵泡液增加，出现卵泡腔。在显微镜下，卵泡内似乎出现了空腔，就称为窦状卵泡。所谓"窦"，即指"孔、洞"。窦状卵泡经过募集选择，优势卵泡直径可达 18～23mm。未成熟卵子的特征性表现为在卵子中央有一个较大的前期核，称为生发泡，这是卵子的细胞核。

5. 排卵前卵泡

排卵前卵泡是卵子成熟最后阶段的卵泡。在脑垂体分泌的促性腺激素刺激下，生发泡期的卵子核膜破裂，经历一系列细胞核和细胞质成熟改变，初级卵母细胞完成第一次减数分裂，排出第一极体，成为次级卵母细胞，称为第二次减数分裂（M Ⅱ）期卵细胞。生发泡破裂是卵细胞发育过程中的关键一步，它标志着卵细胞成熟。此时，卵子直径可达 100～150μm，居于卵泡的卵丘内，卵丘偏于卵泡一侧，正中间为卵细胞，周围有一层很薄的透明膜，为透明带。透明带周围直接围绕卵细胞的一层颗粒细胞呈放射状排列，称为放射冠，排卵时一起排出，称为卵冠丘复合体。

在显微镜下，可见去除放射冠的正常卵子，外观呈圆球形，最外侧为透明带，厚度约 15～20μm，弹性好，卵周隙内可见第一极体，卵膜完整，胞质颗粒细腻，分布均匀。

如果观察到卵子形态畸形、透明带过厚或过薄、卵周隙过大、极体异常、卵子内有空泡等，均属卵子异常。

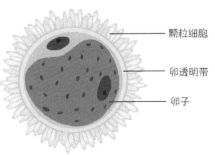

颗粒细胞

卵透明带

卵子

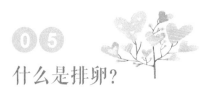

05

什么是排卵？

◎何　倩

排卵是一个相当复杂的生理过程。女性进入青春期之后，卵巢在多种生殖激素的作用下迅速发育，并开始产生生殖细胞——卵子。

卵子是产生下一代的种子细胞，但卵子非常娇弱。因此，卵子的整个发育过程是在一个充满液体的保护罩——卵泡中完成的。

女性进入青春期后，每个月经来潮的第一天，大脑中的垂体都会分泌一种叫卵泡刺激素（FSH）的激素，由它去"通知"卵巢：新的月经周期开始了。接到"通知"的卵巢在每个周期都会选择一批优秀的卵泡开始发育，而最终只有 1、2 个最优秀的卵泡能够发育成熟，其余卵泡都在发育的不同阶段退化了。在这个发育过程中，卵泡会逐渐向卵巢的表面移动。成熟卵泡的直径可以达到 18～23mm，它会突出于卵巢的表面。这时垂体会分泌黄体生成素（LH），这是排卵的助手，能够帮助成熟卵细胞"撕开保护罩"，突破卵泡和卵巢表面，离开卵巢。成熟卵子从卵巢排出的过程就是排卵。

女性的排卵是周期性的，两侧的卵巢一般会交替排卵，大多数女性大约 28 天左右排卵一次。不过，女性在青春期开始的最初一段时间内，由于此时大脑和卵巢之间的调控、联系还没有完全发育成熟，会出现排卵不规则，甚至不排卵的现象。随着女性生殖系统发育成熟，大多数女性的排卵会变得规则。

排卵是正常的生理过程，女性一般不会有明显的感觉。不过，有些敏感的女性排卵时会感到轻微的下腹痛，这种疼痛被称为排卵痛。这是因为排卵时卵细胞突破卵巢表面，使得卵巢表面出现破口，这一破裂过程会使其感受到下腹痛。也有人会有轻度的肛门坠胀感，这是因为排卵时卵泡液流出，聚集在盆腔的最低位置，敏感的女性就会感觉肛门坠胀。观察仔细的女性还会发现自己在排卵时白带增多了，而且变得稀薄，像蛋清一样，这是由于子宫颈分泌的液体增多所导致。也有女性会有低热感或乳房胀痛。这些都是正常现象，不需要处理。

　　排卵是女性青春期生殖健康的重要特征。但是有很多因素会影响到女性的排卵，造成排卵不规则，甚至不排卵。例如，缺乏运动、精神压力大、作息不规律和喜欢吃高糖食物等，都会干扰卵巢的功能，影响排卵。以运动为例，当某个女孩子长期缺乏运动时，机体就会做出判断，减缓她的新陈代谢，包括推迟甚至停止排卵。因此，要维护卵巢的正常排卵功能，女性从青春期开始，要有适当的运动，维持平和的心态，保持规律的作息以及健康的饮食。女性只有保障了青春期生殖健康，才会有正常的排卵。

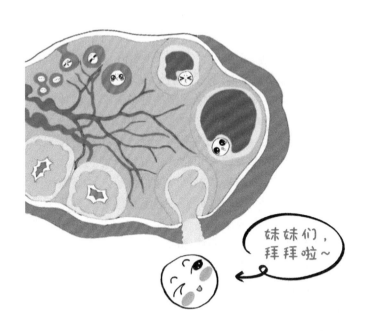

06

宫颈黏液有什么作用？

◎ 何　倩

　　进入青春期之后，有些细心的女生会发现：自己阴道分泌物的样子并不是一成不变的。每个月总会有一两天白带会特别多，像蛋清或者鼻涕一样，甚至会流出来，黏嗒嗒地粘在内裤上。有些人会觉得这有点恶心，也有些人会担心自己是不是生病了。其实不用紧张，这种像蛋清或鼻涕一样的东西是宫颈黏液。

　　宫颈黏液是阴道分泌物的重要组成部分，它是由子宫颈的腺细胞分泌的一种含有糖蛋白、血浆蛋白、氯化钠和水分的水凝胶。女性在青春期开始后，宫颈的腺细胞开始分泌宫颈黏液，它的分泌量和物理、化学性质会在卵巢激素的影响下发生明显的周期性改变。从上一次月经结束到新一次排卵，随着雌激素水平的逐渐升高，宫颈黏液分泌量会逐渐增多。同时，宫颈黏液会因为水分和氯化钠的增加而逐渐变得稀薄、透明并富有弹性——就像鸡蛋清一样。排卵期的宫颈黏液韧性很强，如果在这时用镊子夹取宫颈黏液，可以拉伸到 10cm 以上也不会断裂。若是拿这个时期的宫颈黏液作涂片检查，在显微镜下可以看到非常漂亮的结晶图案，如同排列整齐的羊齿蕨叶片——医学上称之为"羊齿状结晶"。在电镜下观察排卵期的宫颈黏液，由糖蛋白交织排列而成的网状结构，网眼比非排卵时明显增大。排卵之后，受到孕激素的影响，宫颈黏液分泌量会逐渐减少，黏液的质地也逐渐变得黏稠、浑浊而且容易断裂。

　　宫颈黏液有什么作用？

　　从子宫颈所处的位置来看，子宫颈的上部是子宫体，下方通过阴道与外界相通。如果说子宫颈是子宫的大门，宫颈黏液就是这扇大门的守护者。在非排卵期，宫颈黏液少而稠厚，就像一道屏障隔开宫腔和阴道，阻挡外界和阴道的细菌进入宫腔，甚至盆腔、腹腔，防止感染的发生。所以，宫颈黏液对女性身体有着重要的保护作用。同时，宫颈黏液本身作为阴道分泌物的组成部分，也能对阴道起着润滑作用。

宫颈黏液会有周期性的变化，则是为精卵相遇做准备。一方面，宫颈黏液的周期性变化可以影响精子的穿透力和存活能力，起到了选择精子的滤过效应；另一方面，宫颈黏液不仅能够保护精子免受阴道不利环境的影响和吞噬，还为精子提供了一个短期停留的贮存空间。在平时的生活中，有一些细心的女性会通过观察自己白带量和性状变化推测自己的排卵情况，这其实也是利用了宫颈黏液周期性变化的特点。

所以，可不要小看宫颈黏液，它既是子宫的守护者，也在生殖过程中扮演着重要角色。

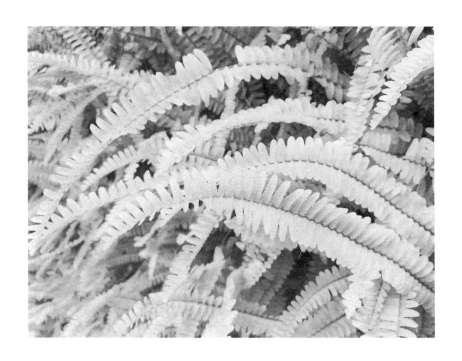

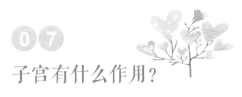

⓿❼

子宫有什么作用？

◎何　倩

女孩子进入青春期后开始有月经来潮。有些女孩子不知道月经是怎么产生的，也不了解月经有什么作用，只觉得每个月都有那么几天"不干净"，很不方便，感觉"好麻烦"，甚至希望"要是没有月经就好了"。

月经是由子宫产生的，严格来说，是由子宫内膜产生的。子宫是女性特有的器官。它从外到内分为3层，外层是一层薄薄的浆膜层，中层是构成子宫最主要的肌层，内层就是能产生月经的子宫内膜层。

女性的子宫在青春期迅速发育，体积和重量明显增加，发育成熟的子宫像一个前后略扁的倒置梨子，位于女性盆腔的中央。青春期的子宫内膜，开始在卵巢激素调节下出现周期性生长、脱落，脱落的子宫内膜伴随出血就形成了月经。

子宫最为人熟知、也是最重要的功能就是孕育胎儿。"子宫"，顾名思义，即子女的宫殿，是女性孕育下一代的场所。如果受精卵是一颗种子，子宫内膜就是这颗种子生长发育的温床和土壤，源源不断地为其提供营养。受精卵在这里着床、分裂，逐渐形成胚胎，胚胎继续生长发育成为胎儿，直到10个月后"瓜熟蒂落"。另外，子宫不仅是新生命孕育的场所，子宫的肌肉收缩力还是分娩开始后主要的产力，贯穿了整个分娩过程。正是子宫的收缩使得宫口打开、胎儿下降，直到胎儿、胎盘娩出。

产生月经是子宫的另一项重要功能。子宫内膜周期性生长是为孕育下一代做准备，如果没有等到进驻的新生命，子宫就会撤掉这些内膜，换上新的，继续为孕育新生命做好准备。第一次月经来潮称作初潮，是女性青春期发育的一个重要标识，它也是女孩向女人转变的标志，说明女性已经具备了生育能力。所以，民间有些地方认为女孩来了初潮就开始做"大人"了。初潮的年龄会受到遗传、营养、环境和气候等多种因素影响，个体差异很大。月经初潮年龄一般在 10～16 岁，多数女性初潮在十三岁左右。在初潮时，卵巢功能和中枢调节功能还未稳定，因此，初潮之后的月经常常是不规律的，通常需要 1～2 年的时间才能建立起规律的月经周期。而规律的月经则标志着女性生殖功能发育成熟。

子宫不仅是接受激素作用的靶器官，其自身也具有内分泌功能。子宫能够分泌多种激素、细胞因子和酶，这些具有生物活性的物质共同参与了女性内分泌的调节，维持着机体内分泌的平衡状态。

青春期女性要重视保护好子宫。病原体感染或者人工流产会对子宫造成很大损伤，这不仅会影响月经，甚至可能会丧失孕育下一代的能力。

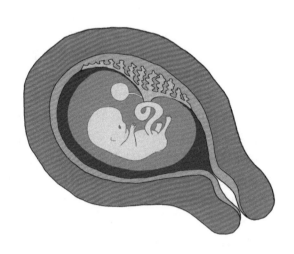

08
输卵管有什么作用？

◎何 倩

女性输卵管是由一对肌肉构成的细长、弯曲管道，它是连接子宫和卵巢的通道。输卵管的内侧与子宫相通，外侧的末端分散形成许多手指状突起，就像一把打开的小伞，所以被形象地称为"输卵管伞端"。输卵管伞端紧挨着卵巢，游离在腹腔里。输卵管是一对"管道"，但它的内部可不是像水管一样平滑，相反，其内部具有纤毛，布满了皱襞，这些内部结构为输卵管完成自己的功能提供了保障。

在青春期开始后，输卵管进入发育阶段——输卵管变粗，弯曲度减小；输卵管里的皱襞变多，构成管腔的黏膜上皮，上皮表面有纤毛，这些结构会随着生殖激素的改变出现周期性变化。

进入青春期，卵巢开始排卵。在卵巢排卵后，紧挨着卵巢的输卵管伞端就会像手指一样主动抓取卵子，这就是输卵管的拾卵功能。然后通过输卵管肌肉收缩和管腔内纤毛摆动，发挥它的运输功能，把卵子向输卵管内部运输，直至到达输卵管内一个相对宽敞的场所——输卵管壶腹部。输卵管壶腹部管腔内有丰富的皱襞，就像铺设了厚厚的软垫。将来精子和卵子就是在壶腹部相遇、结合，形成受精卵。

成年之后，输卵管除了为精子和卵子的结合提供场所，还能向受精卵提供必要的营养支持，保证受精卵在输卵管内的短暂停留期间能够顺利发育。之后再通过输卵管的运输，把受精卵送到子宫腔继续成长。

此外，输卵管还有一项重要的功能，通过输卵管纤毛的摆动，能够在一定程度上阻止子宫内感染向腹腔方向扩散，以及阻止月经期的经血逆流。

由于输卵管一端通过子宫和外界相通，另一端又与腹腔相连。所以，输卵管容易受到外界各种病菌侵袭，而腹腔内部感染，例如阑尾炎时也容易影响到它。输卵管本身又是细长弯曲的结构，一旦被感染，很容易发生粘连，导致输卵管腔堵塞，致使将来出现生育障碍。但是输卵管感染常常表现不明显，患者可能只是感觉有点腰酸或下腹部坠胀不适，很容易会被忽略。有些人甚至直到婚后不孕检查时才知道自己有输卵管炎症和堵塞症状。

所以，青春期女性一方面要注意养成良好的卫生习惯，尤其要注意经期卫生，避免输卵管被感染；另一方面要注意锻炼身体，提高机体免疫力，保持良好身体健康状态，这样才能防止输卵管受到损伤。

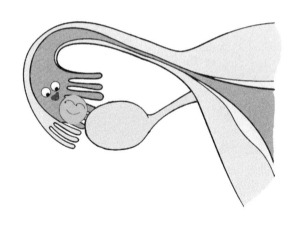

09
卵子是怎样接受精子（受精）的？

◎成小燕，黄向红

在自然界中，一般为雄性追求雌性，人类也不例外。

女性卵巢一般每个月经周期会有一个优势卵泡发育，卵泡长到18～20mm时，会出现卵泡破裂，卵子随卵泡液喷薄而出。排出的卵子被输卵管伞端"触手"温柔捡起，轻轻迁移至输卵管最膨大部位——壶腹部，此时卵子魅力四射，但非常矜持。

而恰似"小蝌蚪"的精子就不同了。精子一旦进入女性体内，犹如千军万马过大江、各个力争上游。精子需要具备强健的运动能力，在最初的环境中去除束缚（精液液化），获得勇往直前的动能，之后长途跋涉，一路奔袭。不过，精子向前运动过程中并非一路坦途，需经过或酸性或碱性的环境，其间精子活力不强、运动能力不足、自身畸形者会惨遭淘汰，本来的亿万大军到达输卵管壶腹部时，可能只剩几百上千个了，这是自然选择的结果。

精子在前进过程中，化学过程一直在进行。精子头部前端的帽状结构，称为顶体，其表面糖蛋白被生殖道中的淀粉酶降解，使顶体膜结构稳定性降低，这样有利于顶体后续发生顶体反应。精子到达的时机也很重要，体内的精子仅在一定时间内具有受精能力，而卵子能够接受精子的时间更短，否则，要么是小蝌蚪等不到机会耗竭能量而死，要么是卵子因没有等到"如意郎君"，自我启动凋亡程序"殉情"了。若要实现受精，理论上，一个卵子和一个精子即可，但事实上，卵子周围需要更多的精子方可受精。

如果精子与卵子能够有幸在合适的时间相遇，首先彼此之间需要认识一下，这是一个化学识别过程，只有同种生物才可相互接受。卵子外围的放射冠跟已发生获能精子的受体结合，精子头部顶体外膜和顶体前膜融合破裂，释放顶体酶，顶体反应发生，借助顶体酶，精子溶解并穿越卵母细胞外围的放射冠和透明带。最早穿越透明带的精子外膜与卵子胞膜接触融合，精子进入卵子内，激活卵子，卵子迅速完成第二次减数分裂，形成雌原核，同时与精原核融合，核膜消失，染色体融合成为二倍体。受精过程完成，一个新的生命程序开启。

值得注意的是，卵子最为专一，一旦有一个精子穿过透明带，卵子细胞质的皮质颗粒即释放溶酶体酶，引起卵透明带结构改变，其余精子受体不能与透明带结合，即其余精子无法再进入卵内，这样可保证一个精子与一个卵子受精。

受精过程也充分体现了物竞天择，凡是精子数量太少、运动能力太弱、畸形太多、顶体缺陷、DNA 碎片太多及精子染色体异常等，都可能在自然选择中被淘汰。此外，卵子的异常也对受精过程有影响，如卵子成熟异常、透明带异常和卵子激活障碍等都有可能导致受精失败。

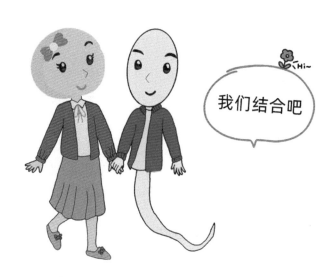

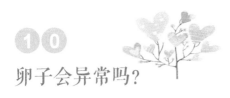

10

卵子会异常吗？

◎成小燕，黄向红

卵子作为女性的生殖细胞，虽然位于盆腔深处，似乎被保护得很好，但实则非常脆弱。人类正常的成熟卵子呈圆形，表面透明带清晰，宽度适中，卵周间隙小，具有一个完整的正常大小的极体，胞质呈灰白色且没有空泡，能够被人类的精子激活受精且出现卵裂，发育成胚胎。

卵子异常通常指卵细胞形态、结构、功能不正常或卵子成熟障碍。其具体表现有以下的类型。

1. 卵细胞的大小和形态异常

卵子直径为 100～130μm 时已达成熟卵泡大小，呈圆形或椭圆形。如果出现巨大卵、烧饼卵、双蛋卵等形态奇怪的都属于异常卵子。

2. 卵透明带的异常

卵透明带是卵子外面的"保护壳"，由卵子外周的糖蛋白组成，是精卵识别、结合的重要结构。正常情况下，透明带的厚度约 15～20μm，透亮，如果透明带过厚（厚度＞20μm）、不均匀和弹性异常等，会影响精子与卵子的结合，导致受精失败。

3. 卵周隙异常

卵周隙指卵细胞膜与卵透明带膜之间的间隙。正常的卵周隙均匀没有内容物，异常的卵周隙则表现为形态不规则，间隙过大，以及间隙内有异常内容物。

4. 极体异常

卵原细胞需经过两次减数分裂，每次减数分裂都会排出一个小极体，内含单倍细胞核染色体。第一次减数分裂排出的极体为第一极体。第一极体的正常形态接近球形或椭圆形。如果第一极体过小或过大，或者出现不规则形态或碎裂状态，都是极体异常的表现，极体异常也是卵细胞异常受精或后续胚胎发育异常的信号。

5. 卵细胞胞质异常

正常卵子细胞质颗粒均匀光滑，没有空泡。异常卵子表现为细胞质颗粒粗，细胞器集群、滑面内质网聚集以及胞质中出现空泡，这些异常的卵子可能对早期胚胎发育造成不良的影响。

6. 卵子成熟障碍

正常成熟卵子可以见到一个完整的正常大小的第一极体，而成熟障碍的卵子，无法完成减数分裂而排出极体。

此外，卵子的异常还包括细胞核染色质异常、卵子激活异常、细胞器功能异常等。

正常情况下，卵子一直在体内，不能被看到。只有在辅助生殖治疗项目中，卵子从体内取出，才能观察到卵子。青春期是女性卵子建立起稳定发育、排卵的关键时期，要避免各种影响卵子的因素。而造成卵子异常的原因包括遗传学基因变异，接触影响生殖细胞发育的生物、物理及化学因素等。长期熬夜、生活不规律、酗酒、吸烟、接触过有毒有害物质或放射线的女性，卵子多为异常，甚至可能导致卵巢储备功能下降或卵巢早衰。不过，正常女性也有一定概率产生异常卵子，故此，一次卵子异常并不代表以后的所有卵子都会异常。

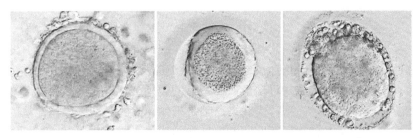

蜡状透明带　　　　　卵周隙大，胞质粗黑　　　　透明带碎片

异常卵子的形态

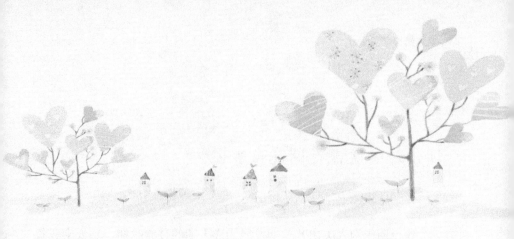

第 章

女性青春期常见生殖系统问题与疾病

01
什么是女性青春期发育延迟?

◎陶捷文,刘　芸

青春期作为人类由儿童期发展为成人期的过渡时期,是人生成长过程中极为重要的阶段。

对于 14 岁的小燕来说,她青春,充满着生机与活力,但有时也万千思绪,无限感慨,不免有一些"青春的烦恼"。小燕发现相比于其他小伙伴,她的胸部好像还没有发育,身边的小伙伴有的已经开始使用卫生巾了,而她月经依然未到来。她将自己的情况告诉了她的母亲,于是,小燕妈妈立刻带着她来到了医院就诊。

青春期是每个人生长发育的重要时期,是生殖系统、内分泌系统、体格等从儿童逐渐发育至成人的重要阶段。在这个时期,青少年会经历身体上的发育和心理上的发展及转变。女性在青春期,按顺序先后经历乳房发育、生长加速及月经初潮 3 个阶段。乳房发育是女性青春期发育最早的生理表现,通常发生在 8～13 岁。民间常说的"抽条"就是指在来月经前,女性的身材变得更加修长了,同时也代表着月经即将出现。而月经初潮通常发生在乳房发育开始后的 2～3 年。当青春期发育起始,下丘脑-垂体-卵巢轴启动,生殖激素促进生长板软骨细胞增殖,促进骨骼生长的同时,使软骨分化增殖能力加速耗竭,骨龄老化,最终使骨骺闭合,致使青春期后期生长速率逐渐减慢至停止,形成青春期所特有的生长模式。

而青春期发育延迟则是由于下丘脑脉冲式分泌的促性腺激素释放激素延迟启动,下丘脑-垂体-卵巢轴的功能激活较晚,导致影响了机体发育包括生殖器官发育和成熟。

青春期发育延迟又称为性发育延迟,是指青春期发育落后于正常人群平均年龄 2～2.5 岁，通常认为女孩子大于 13.5 岁仍然没有青春发育的征象就是青春期发育延迟。

那么，女孩子什么情况下考虑可能是青春期发育延迟呢？

对于青春期女孩子来说，出现下面几个情况就考虑青春期发育延迟：①13 岁前未见乳房的发育；②乳腺开始生长时间和月经初潮之间间隔在 5 年以上；③16 岁之前未见月经。

像小燕就属于第一种情况，所以初步诊断为青春期发育延迟。青春期发育延迟的青少年，青春期身高突增出现延迟或者不出现身高增长，身材比同龄者矮小，可能会产生一定的心理负担，出现自卑心理。此外，青春期发育延迟有可能是一些疾病的"信号"，如脑部、卵巢的疾病等，如果不及时确诊和治疗，可能影响成年后的生育能力。

因此，当孩子在人生最美好的青春期阶段出现了发育迟缓的表现时，应当像小燕妈妈一样及时带孩子到医院就诊。经专科医生分析可能的病因，如遗传因素、内分泌因素、营养因素等，通过逐一排查，对症处理，使孩子得到及时治疗，以免延误治疗时机，留下身材矮小、女性机能异常，甚至不孕等终身遗憾。

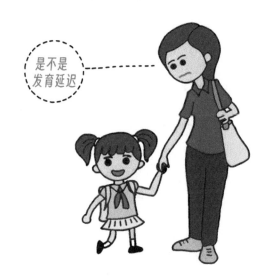

02

性早熟会影响青春期生殖健康吗？

◎毛丽华，刘　芸

很多家长都感慨现在的孩子发育越来越早了，女孩小学二三年级就来月经，男孩才 7 岁就长了小胡须。因此，需要重视孩子过早发育是不是发生了性早熟。

性早熟是指女孩在 8 岁前出现乳房发育、阴毛、腋毛等第二性征的发育，或 10 岁前月经来潮；男孩在 9 岁前出现睾丸发育、长胡须、喉结等第二性征的发育。这是一种发育过程中的非正常现象，可能危害到孩子的身体健康包括生殖健康。

1. 性早熟影响儿童的最终身高

儿童的身高增长有一定的规律，3 岁到青春期前一般每年长 5～7cm，到了青春期月经来潮前生长加速每年可长 9cm 左右，女孩月经来潮后生长减慢。身高增长的实质是长骨的逐渐增长，儿童每根长骨的两头都有一层用于生长的软骨，医学上称为骨骺线，骨骺线不断骨化，身高就不断增长，当这个软骨全部骨化后（即骨骺线闭合）就不会再长高了。性早熟孩子在性激素的作用下，早期身高快速增长，比同龄孩子长得更快，骨骼发育提前加速，造成骨骺过早闭合，到了真正长身高的青春期骨骺线已经闭合，使得身高的生长周期缩短，影响了最终身高，形成"高小孩、矮大人"的现象。

2. 性早熟影响儿童的心理健康

性早熟的男生开始长胡子和变声，女生开始出现乳房发育甚至月经来潮，但他（她）们的心理成熟程度、智力发育仍处在实际年龄水平，如果父母和学校没有提供相应的科普教育，孩子们常常无法正确理解自己身体的变化。例如，有些女生来月经了，而其他人没有来月经，就觉得自己与别的孩子不一样，觉得自己被孤立了，对生理方面的改变无所适从，使儿童心理负担加重，产生自卑、自闭心理及紧张、焦虑、抑郁等情绪，导致儿童交往障碍、注意力涣散、学习效率低，进而影响正常学习和生活。

3. 性早熟影响青春期生殖健康

性早熟的儿童生殖系统提前发育，过早启动了生殖系统发育，生殖激素水平过早升高，如果没有及时治疗，成年后患与生殖激素相关疾病的风险增加。同时，过早的生殖系统发育，容易诱发提前发生性行为，存在妊娠、流产和感染性病等风险，会对生育力造成伤害，导致成年后有生育障碍。

某些性早熟可能与一些疾病有关，如部分颅内、卵巢内长了肿瘤，这些肿瘤除了会分泌一些物质，影响性激素的产生，引起性早熟外，还可能会有头痛、视力减退、肥胖等其他影响患儿健康的表现。这些部位的肿瘤被发现的时候，如果儿童处于发育早期，进行手术或放疗、化疗等治疗后，性早熟表现可消退；如果被发现时已在性发育中、后期，手术或放疗、化疗后，性发育过程仍会继续，治疗效果不佳。因此，早重视、早发现，并针对不同疾病的原因及时进行治疗，是取得良好治疗效果的关键。

总之，当发现处在儿童期的女孩出现乳房肿痛、变大，男孩出现长小胡须、喉结，身高发育"开挂"时，建议及时到生长发育专科就诊，通过合理的干预和治疗，达到期望的成年身高，避免影响青春期生殖健康，对青春期男性、女性造成不良的生理和心理影响。

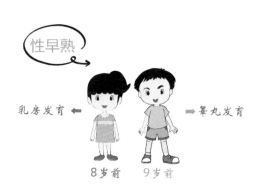

03

月经紊乱会影响青春期生殖健康吗？

◎陶捷文，刘　芸

13岁的小美是充满阳光，积极向上的初一学生，但是活泼开朗的她也有一些青春期的困扰："我在一年前迎来了第一次月经，但是在这之后月经一直不规律。有时候月经来了很长时间，一直断断续续不干净，有时候又很长时间不来，我的身体也出现了很多不舒服的情况，严重影响了我的学习和生活，我该怎么办？"医生在详细了解小美病情并进行了相关检查，排除器质性病变后，诊断其为青春期排卵障碍性异常子宫出血，这也是青春期女性出现月经紊乱，影响其生殖健康的主要原因。

正常月经经期一般为2～8天，平均为4～6天，月经周期一般为21～35天，平均为28天，月经量为20～60ml。只要不在此正常范围内，则为月经紊乱。

青春期排卵障碍性异常子宫出血是由于女孩在青春期发育伊始，下丘脑-垂体-卵巢轴启动，但是功能仍然不成熟，下丘脑与垂体和卵巢之间没有建立稳定的周期性调节，卵巢虽然有卵泡生长，但是大脑中枢对于性激素的反馈机制尚未建立，卵泡发育到一定程度就不再发育，没有排卵的发生，不能建立规律的月经周期。所以，女孩在初潮后2～3年内，下丘脑-垂体-卵巢轴功能完善之前，容易发生排卵障碍性异常子宫出血。

面对青春期排卵障碍性异常子宫出血该怎么办？

1. 注意情绪疏导

青春期女孩的下丘脑-垂体-卵巢轴尚未成熟，且由于学习压力大、情绪紧张等这些内外环境因素的刺激，可能使中枢神经对卵巢的调节机制失去平衡。因此，作为父母不应只是关注于女孩的学习状况，也要关注其情绪变化，与孩子进行更多的沟通交流，了解她们的内心世界，从而帮助她们释放不良情绪，使她们保持情绪稳定。而稳定的情绪有利于机体的内分泌系统平衡与稳定，这对于青春期生殖系统发育是大有裨益的。

2. 出血期止血

对于青春期排卵障碍性异常子宫出血临床上一般采用激素治疗。很多家长和孩子在听到"激素"时都会担心其副作用，如发胖等。但是，此"激素"非彼"激素"，雌激素、孕激素并不等同于会使人明显发胖的糖皮质激素，青春期排卵障碍性异常子宫出血产生的原因是受到单一雌激素刺激、缺乏孕激素所致，因此，在医生指导下，短时间使用孕激素控制出血量是较为安全的。

3. 调整月经周期

家长和孩子不应该在控制异常出血成功后放松警惕，因为这并不意味着孩子可以正常来月经，必须在医生的指导下，继续使用一段时间的生殖激素来帮助建立正常的月经周期。

总之，月经紊乱会影响青春期生殖健康。如果生殖健康处于不良状态，身体健康和正常学习都会受到负面影响。家长和孩子都应该重视月经紊乱，出现月经不正常就及时就医，让医生正确处理，将月经的不良影响降到最低。

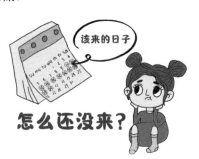

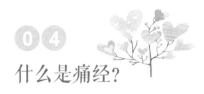

04

什么是痛经？

◎陶捷文，刘　芸

"医生，我来例假的时候下腹部剧烈疼痛，有时疼得恶心、呕吐，需要吃止痛药才能有所缓解，这到底是怎么回事呢？"

青春期是每个人生长发育的重要时期，月经初潮标志着女性生理功能已经逐渐从幼稚走向成熟。但是，月经过程并不都是一帆风顺的，有些青春期女性会出现痛经。

痛经是指在月经来潮之前或期间，下腹部剧烈疼痛、痉挛，通常伴有其他症状，如出汗、头痛、恶心、呕吐、腹泻和颤抖等。痛经分为原发性痛经、继发性痛经两种。

其中原发性痛经指的是骨盆内脏器未出现器质性病变的痛经。对于原发性痛经的原因，被广泛接受的是因为前列腺素的影响。前列腺素分泌受到孕激素影响，在月经开始时，血循环中的孕激素减少，子宫内膜胶原酶和炎症因子等物质的增加，从而使子宫内膜组织分解产生大量前列腺素，导致子宫肌层过度收缩，子宫肌缺血和缺氧，产生了疼痛。另外，月经期间的经血和脱落的内膜等成分，要通过未生育的狭小宫颈管和宫颈口，常常由于血流不畅，经血堆积，诱导子宫收缩将其排出，出现肿胀及疼痛感。

而继发性痛经是由盆腔器质性疾病引起的痛经，即是由于潜在妇科疾病引起的痛经，与子宫内膜异位症、子宫腺肌症以及生殖器官的解剖和功能异常等盆腔器质性疾病引起的相关疼痛，其中常见的是子宫内膜异位症和子宫腺肌症。

痛经被认为是所有月经不适中常见的症状，据《2022年中国消费者健康洞察疼痛系列报告》显示，约有30%的女性深受痛经的困扰。

痛经比常见的慢性骨盆疼痛更为普遍。对很多女性来说，它是一种特别令人困扰的疾病，非常影响身心状态和学习、工作效率。

虽然痛经严重影响着青春期女性的生殖健康和日常生活，但是在面对痛经的困扰时，也不需要惊慌。痛经是可以缓解和治疗的。青春期女性在经期出现一些如腰酸等轻度不适是正常的生理现象，在不影响日常学习、生活的情况下，只需要在经期时放松心情，消除对月经的紧张恐惧的心理即可。同时，养成健康的生活习惯，生活规律，劳逸结合并注意经期保暖，多喝热水，也可以用热水袋、暖宝宝等热敷腹部。痛经症状较重，疼痛不能忍受时，先尽快就医以判断痛经的病因，合理地选择治疗方法。对于原发性痛经可使用针对性药物来缓解痛经。当确诊为继发性痛经时，应针对疾病采取治疗措施。如果青春期女性诊断为子宫内膜异位症，因为这类疾病与不孕症有很大关系，成年后需多加关注卵巢功能的评估，以免成年期错过最佳生育时机。

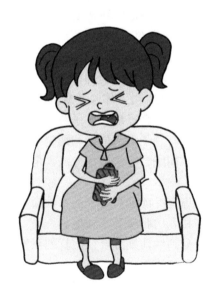

05

什么是经前期紧张综合征？

◎陶捷文，刘　芸

男性可能会有一个共同的感觉：女性来月经前或在经期中会烦躁、抑郁，容易发生争吵，就好像是变了一个人。你或许不知道，你的女性家人可能正在被经前期紧张综合征困扰，因此，你应当给予更多的包容理解。那么，什么是经前期紧张综合征？

经前期紧张综合征，简称经前期综合征，是指在女性月经来潮之前 1～2 周出现的生理及心理相关症状，其程度因人和时间而异，且在月经来潮后会迅速减低甚至消失。这种情况的发生，医学界普遍认为与体内性激素的改变有关。例如，雌激素水平在月经周期后半段即月经来潮之前 1～2 周显著降低，这样的改变会对女性身心造成一定影响。相当一部分育龄期女性都或多或少会有一些经前期综合征的症状，这些症状如果一直持续，将导致心情抑郁、不自信，影响正常的学习和生活。处于青春期的女性，由于体内激素水平每个月变化大，因此，有些会出现明显的经前期综合征症状。了解这方面的知识，可以帮助女性适当地予以应对，有利于调节情绪和调整学习、工作效率。

目前没有确诊经前期综合征的检测方法。但是，经前期综合征有以下明显特点：

（1）身体变化：患有经前期综合征的女性会在月经前觉得身体或面部出现水肿、头痛和乳房胀痛等不适症状；

（2）心理变化：受到经前期综合征困扰的女性会在月经前几天易怒、焦虑、情绪不稳定和疲乏；

（3）行为变化：注意力不集中，工作效率低，记忆力减退，睡眠和饮食改变。

这些经前期综合征具有很强的周期性，正如其名，经前期综合征的相关症状会在月经来潮的前几天规律地出现，随着月经结束而缓解直至消失。当出现这些症状特征时，可以初步确定自身有经前期综合征的相关问题。如果症状比较严重应就医，通过检查排除其他可能的疾病（如甲状腺疾病、肠易激综合征等）即可判定。

另外，出现经前期综合征时，不要过分紧张。对于症状较轻且不会影响日常生活的女性，首先需要调整心理状态，充分休息，放松心情，找到合适的转移注意力的方式，从而可以在一定程度上缓解症状。其次，调整生活状态，包括合理饮食及营养摄入，其中饮食以低盐、低蛋白物质为主，同时及时补充蔬菜、水果、谷类食物及适量的维生素、矿物质，切勿饮酒、咖啡和浓茶等能刺激情绪的物质。最后，定期锻炼，做一些如快走、慢跑、长距离慢速游泳、慢骑自行车等低强度、能长时间进行的运动。适当运动是转移注意力的有效方法，而且有氧运动过程通过大量呼吸新鲜空气，可以缓解经前期紧张综合征造成的紧张情绪。

如果症状较重，严重影响了自身的日常学习和工作，也不必过度紧张，可以到医院就诊，在专业医生的指导下根据具体情况选择合适的药物治疗。

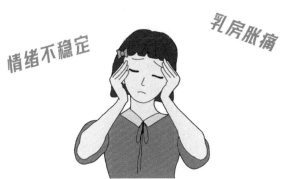

06
什么是异常子宫出血？

◎毛丽华，刘　芸

　　小兰同学今年 17 岁，上课时突然晕倒，被紧急送往医院。追问病史，原来她已经阴道出血一个多月了，自行服药一周未见好转，平时月经不规律，经期时长时短，经量时多时少，曾经做过 B 超检查，未发现明显异常，也用过中药治疗，但效果不明显。本次出血量增加已有 3 天，入院查了血常规，血红蛋白竟只有 62g/L，属于中度贫血。再经过相关检查，小兰初步被诊断为"异常子宫出血"。

　　正常的子宫出血就是平常所说的月经，规律的月经来潮需要下丘脑-垂体-卵巢轴的调节和控制。青春期女性下丘脑-垂体-卵巢轴功能尚未健全，较容易出现排卵异常，导致无排卵型异常子宫出血，表现为出血时间无规律可循，有时一个月出血好几次，有时停经好几个月后出现大量出血；出血持续时间长短不一，有数天，也有数十天的；出血量也是时多时少，少时淋漓不尽点滴出血，多时大量出血造成贫血。此类异常子宫出血到医院检查，通常没有发现子宫、卵巢、肝、肾、甲状腺等感染性疾病，也没有血液病。

　　小兰每次来月经的间隔时间不一、出血量不一、持续时间长短不一，由于出血时间长、量较多，导致失血过多、贫血而晕倒。青春期异常子宫出血除了对身体有较大影响外，还会影响心理健康和生殖健康。有的同学看到自己月经出血量多，心里非常害怕，易焦虑、抑郁。由于青春期异常子宫出血病程往往较长，除了给孩子造成生活上的不便，还容易产生烦躁、压抑等情绪，出现精神不集中，记忆力减退等症状，严重影响学习成绩。另外，青春期是生殖系统发育的关键时期，出现异常子宫出血则表明了生殖健康处于不良状态，需充分重视，及时处理。

那么，被确诊为青春期"异常子宫出血"后该如何处理？

（1）如果出血时间长、出血量多，出现贫血表现时，要先止血。可使用含孕激素药物或者短效避孕药等止血，止血成功后，还须继续使用药物帮助建立正常的月经周期，避免再次出血；同时可通过补充铁剂、加强营养和进食富含铁的食物等，及时调理贫血症状。

（2）养成记录每次出血情况的习惯，包括出血的时间、出血量的多少、血的颜色、持续时间和是否有头晕呕吐等症状。这些情况有助于医生及时了解患者出血情况，制订合适的治疗方案。

（3）在药物治疗的同时，应给予健康宣教。通过宣教让青春期女性认识青春期月经的特点，帮助建立良好的生活习惯。同时，注意心理疏导，缓解恐惧和焦虑不安等情绪，增强其治疗的信心。

如果初潮后偶尔出现月经提前或者推迟，量不多，持续时间不长，可观察1~2年，待下丘脑-垂体-卵巢轴发育完善后可能会恢复正常月经。但初潮2年后月经仍然紊乱，就需及时就诊，以免延误治疗。

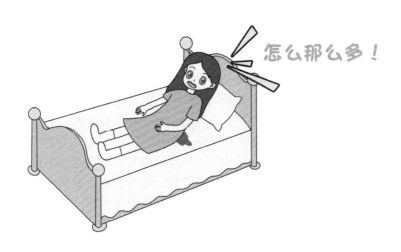

07
甲状腺功能与女性青春期生殖健康有关系吗？

◎陶捷文，刘　芸

近几年，随着学习、生活压力增加和碘摄入的不当，"甲状腺"这个有些陌生的词汇在青少年群体中流行起来，甚至平时看着青春活力的同学也时不时地传出得了"甲亢""甲减""甲状腺炎"等甲状腺疾病。那么，"甲亢""甲减""甲状腺"分别是什么呢？甲状腺异常对青春期女性生殖健康有重要影响，是真的吗？

甲状腺位于颈前部，是人体最大的内分泌腺，其分泌的甲状腺激素调控着身体代谢、生长速率等重要生理活动。青春期不仅是生殖系统发育的重要时期，也是身心发展迅速而又不稳定的阶段。正常的甲状腺功能对青春期人群的神经系统、认知功能及生长发育至关重要。女性甲状腺疾病的发病率高于男性，约是男性的2～3倍。对于青春期女性来说，甲状腺疾病不仅会影响其生长发育、身体成长和心理健康，也对月经紊乱、卵巢功能减退及排卵异常等生殖功能有着重要影响。

甲状腺疾病是如何影响青春期女性生殖健康呢？

甲状腺激素分泌是由下丘脑-垂体-甲状腺轴相互作用实现的。垂体分泌促甲状腺激素促进甲状腺的分泌，而促甲状腺素的分泌一方面受下丘脑分泌的促甲状腺激素释放激素调控，另一方面又受到甲状腺激素反馈性的调节，两者相互制约，使血液中甲状腺激素水平保持相对稳定，从而维持人体正常的甲状腺功能。另外，在女性体内同时存在着下丘脑-垂体-卵巢轴，调控女性的月经周期和排卵。这两个重要的内分泌调节系统分泌激素的细胞都位于下丘脑和垂体前叶，可产生相互作用。因此，当甲状腺功能不正常时，就可能影响到女性正常生殖激素的产生和排卵功能，进而影响女性生殖健康。

青春期女性常见的甲状腺疾病包括甲状腺肿、甲状腺功能亢进（甲亢）以及甲状腺功能减退（甲减）等。

1. 甲状腺肿

甲状腺肿属于青春期较常见的一种生理变化。女性进入青春期后，生长发育加快、新陈代谢旺盛，身体对甲状腺激素的需求明显增加，为满足机体的生理需要，甲状腺体积增大，造成了甲状腺肿的特征性表现。但是，甲状腺肿大也可能由一些疾病引起，例如，碘缺乏症等，故需及时就医。

2. 甲亢

甲亢是由于甲状腺激素合成和分泌过多引起的综合征。甲亢时，甲状腺激素分泌过多，可导致下丘脑、垂体受抑制，产生的促甲状腺激素释放激素减少，引起与下丘脑-垂体-卵巢轴相关的生殖激素（如雌激素等）水平升高，导致生殖系统功能紊乱。甲亢发生在青春期前，会影响生殖系统成熟，但身体其他方面的发育正常。青春期后，在育龄期发生甲亢会影响女性生殖功能，造成月经紊乱，导致生育率下降，流产率增高。

3. 甲减

甲减是由于甲状腺激素合成和分泌不足引起的综合征。甲减时，甲状腺激素分泌减少，促甲状腺激素释放激素分泌增多，可引起高泌乳素血症、月经失调等。

因此，定期的甲状腺检查对于女性生殖健康非常必要，对于青春期女性尤其如此，希望每一位女性都能够重视自己的甲状腺健康。

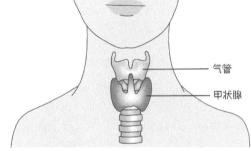

气管

甲状腺

❽

高催乳素血症会影响女性青春期生殖健康吗？

◎毛丽华，刘　芸

　　催乳素是垂体所分泌激素中的一种，具有促进产后妇女乳汁合成和分泌的作用。垂体的催乳细胞受催乳素抑制因子和催乳素释放因子的双重调节，催乳素抑制因子能够抑制催乳素的分泌，催乳素促进因子则能促进催乳素的分泌。一般情况下，催乳素抑制因子占主导地位。因此，正常情况下女性催乳素水平并不高，当女性怀孕后期及哺乳期，催乳素释放因子增加，催乳素分泌旺盛，血中的催乳素水平升高，促进乳汁的合成。

　　高催乳素血症是指血清催乳素水平升高，一般以大于 1.36nmol/L（30μg/L）为标准（各医院可能因仪器试剂不同，正常参考范围不同）。怀孕后期和哺乳时出现催乳素水平升高是正常的，某些非疾病状态也会出现催乳素升高，如运动后、高蛋白饮食、情绪紧张和乳头刺激等，但升高的幅度不会太大，持续时间也不会太久。由于催乳素分泌有昼夜规律，晚上分泌高于白天。因此，检测催乳素时，抽血一般要求在上午 9～11 点，静坐 30 分钟以上，尽量避免影响激素测定的各种因素。

　　高催乳素血症对女性青春期生殖健康有哪些影响？

1. 导致月经紊乱甚至闭经

　　85%以上高催乳素血症患者月经紊乱，表现为月经少、月经周期长，甚至月经不来潮。催乳素的适度分泌可以使体内的内分泌系统保持平衡，如果血液循环中催乳素水平升高，将对下丘脑-垂体-卵巢轴造成影响，升高的催乳素作用于下丘脑，抑制垂体促性腺激素的产生，影响卵泡生长，从而出现低雌激素、孕激素状态，造成月经不调、甚至闭经，在育龄期还会导致不孕。

2. 导致溢乳

对于青春期女性会出现溢乳、挤出乳汁，严重者衣服被乳汁弄湿的现象。溢乳的尴尬，容易对女性造成心理负担，出现压抑、不安的情绪，甚至产生自卑心理、社交退缩等，损害身心健康。

3. 导致视力下降等

部分患者因脑部长了肿瘤，影响到下丘脑-垂体也会出现高催乳素血症，且伴有不同的脑部症状。例如，生长激素肿瘤除引起高催乳素血症外，还会影响青春期女性的生长发育。由于垂体位于大脑底部的中央位置，周围都是重要的组织，例如视神经等，从而出现头痛、视野缺失和视力下降等症状，影响学习及生活。

如果青春期女性出现溢乳，应到医院进一步检查明确病因，早发现、早诊断，然后根据不同病因给予不同的治疗。如无症状者一般不需要治疗，只需定期复查；垂体肿瘤患者，根据瘤体大小、有无压迫症状，选择药物或手术治疗。

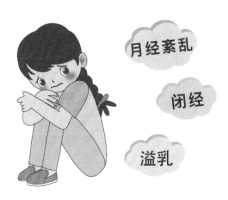

09

什么是青春期多囊卵巢综合征?

◎陶捷文, 刘 芸

15岁的小娟正处于备战中考的时刻, 然而, 最近她有一些额外的烦恼。自12岁月经初潮之后, 这三年的月经很少来, 平均3~6个月来一次, 经期为5~7天。起初她认为青春期月经不调属正常现象, 并未重视, 然而来月经三年多了, 这一情况一直未得到改善。于是小娟妈妈立即陪女儿到医院就诊, 经医生诊断, 小娟患有青春期多囊卵巢综合征。

多囊卵巢综合征是以雄激素过高, 排卵障碍, 以及卵巢多囊性改变为特征的生殖内分泌和代谢异常疾病, 在育龄女性中较常见。其主要表现为偶发排卵或无排卵, 多毛、长痤疮、糖脂代谢异常和肥胖等, 从而引起月经紊乱和排卵障碍而导致不孕。当青春期和多囊卵巢综合征相遇时, 多囊卵巢综合征的表现就经常与青春期的生理现象混淆。当女孩子进入青春期以后, 由于生殖激素大量分泌, 身体便会发生很大变化, 例如乳腺发育、发胖、来月经, 也会容易长青春痘。有些人会认为这些是生长发育的"正常现象", 从而忽略了真正的疾病, 延误了治疗时间。如果青春期女性患有多囊卵巢综合征, 因为无排卵, 子宫内膜长期接受单纯雌激素刺激, 没有孕激素作用后的正常规律性脱落, 发生内膜组织不良病变的风险增加, 这也会引起成年后不孕。因此, 无论是父母还是医生都应该更加关注青春期多囊卵巢综合征, 尽早采取治疗措施。

青春期多囊卵巢综合征的表现变化多端、因人而异, 目前没有明确的诊断标准。不过, 仍可以根据其临床特征来初步确定是否患有青春期多囊卵巢综合征。

1. 月经紊乱

约 85% 的青春期女性在初潮第 1 年的月经都是无排卵的，使得月经周期不规律，但大部分女性在月经初潮 2 年后出现规律排卵。而青春期多囊卵巢综合征的月经主要表现为月经周期长、不规律和闭经。因此，初潮 2 年后仍然出现月经不规律或闭经者，应高度怀疑患多囊卵巢综合征。

2. 雄激素过高

患有多囊卵巢综合征的青春期女性，身体常多毛或在初潮前后发生的痤疮，这些是体内雄激素含量过高的表现。因此，进行血清雄激素水平测定有助于青春期多囊卵巢综合征的诊断。

3. 超声下卵巢的形态特征

正常青春期女性的卵巢中小卵泡数量 6～10 个，直径 4～10mm，卵巢基质回声正常，总体积较小。与之相比，患有多囊卵巢综合征的女性，超声下可见卵巢多个卵泡，间质回声增强且体积增大，与正常青春期的多卵泡卵巢有着明显不同。

受多囊卵巢综合征相关症状困扰的青春期女性，应调整生活方式，改变生活习惯，合理饮食（减少高脂肪、高糖食物的摄取等），同时搭配适量的体育锻炼减少体重，恢复规律的月经周期，这也是使用药物治疗前的重要调节方式。同时，正如小娟妈妈一样，发现女孩出现身体问题，及时就医，在医生的指导下予以药物治疗。

总之，青春期是女性身心发展迅速而又不稳定阶段，针对青春期多囊卵巢综合征带来的多毛、痤疮等症状，应予以及时的心理疏导，使其能够健康成长。

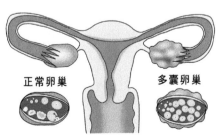

正常卵巢　　　　多囊卵巢

⑩
什么是子宫发育不全?

◎毛丽华，刘　芸

　　子宫位于女性下腹部正中，前面是膀胱，后面是直肠，左右两侧是和它相连的双侧输卵管和卵巢，两侧都有韧带，将子宫固定在盆腔内。子宫是孕育宝宝的温床和月经的"加工厂"，对于女性的重要性不言而喻。子宫由子宫体、子宫颈两部分组成，正常的子宫呈倒置梨形，长 7～8cm、宽 4～5cm、厚 2～3cm。子宫体位于子宫上部，上端突出的部分叫子宫底，子宫底两侧为子宫角，子宫下部称为子宫颈。

　　在胚胎发育过程中，一个叫做副中肾管（或称苗勒氏管）的结构，是最终会发育成女性生殖器的一对纵形管道，两侧的副中肾管下段相互靠近，逐步融合，融合过程中还不断膨大，形成子宫体和子宫颈，上端没有融合，也没有过度膨大，形成两条输卵管。若左右两侧副中肾管发育或融合受影响，就会发生子宫发育不全的现象。

　　子宫是在青春期充分发育的。子宫发育不全在青春期前可无任何自觉症状，如果女性到了青春发育期还未出现月经，或来了月经，量特别少，或伴有痛经等异常，注意可能是子宫发育不全，需及时到正规医院就诊。结合身高、体重和乳房发育等情况，再进行妇科检查、盆腔 B 超等检查确诊。不同类型的子宫发育不全有不同的表现，各种类型对青春期生殖健康的影响不同，有些类型会对成年期的生育有负面效应。

　　（1）先天性无子宫：常合并无阴道，无月经来潮，可不予处理。

　　（2）始基子宫：始基子宫又称为痕迹子宫，是子宫发育畸形之一，这种子宫极小，仅 1～3cm 长，多无宫腔或为一实体肌性子宫，无子宫内膜，无月经来潮，卵巢发育可正常，常因青春发育期后无月经就诊发现，可不予处理。

（3）幼稚子宫：有子宫内膜，但内膜很薄，子宫的结构及形状基本正常，子宫的长度、宽度和厚度等径线均比正常的要小，子宫颈相对比较长，宫体与宫颈的比例为1∶1或者2∶3（正常成年女性为2∶1），卵巢发育正常；常因月经稀少、初潮延迟，或伴周期性腹痛就诊经检查诊断；青春期发现幼稚子宫可使用雌激素和孕激素调整月经，刺激子宫增大；如果发现较晚，例如青春期后，再用药物治疗刺激子宫生长发育，效果就比较差。

（4）双子宫：有两个正常大小或者略小的子宫和两个宫颈，阴道也可能完全分开，左右侧各有单一的输卵管和卵巢，常有正常的生育能力，一般不予处理。

（5）双角子宫：分为完全性双角子宫和不全性双角子宫，一般无症状，可不予处理。可有生育能力，但流产率偏高。

（6）单角子宫（或合并残角子宫）：未发育侧的卵巢、输卵管、肾脏常同时缺如，常无症状，可不予处理。单角子宫怀孕可引起流产或难产。

（7）纵隔子宫：分完全性纵隔子宫和不全性纵隔子宫，一般无症状，可不予处理，可有生育能力，但流产率偏高。

总之，青春期女性如果出现月经初潮延迟或月经异常，需注意可能是子宫发育异常，应及时到医院检查，早发现、早诊断和早治疗，有利于青春期生殖健康。

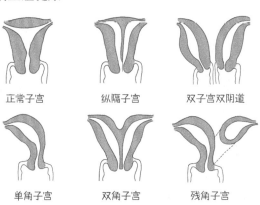

| 正常子宫 | 纵隔子宫 | 双子宫双阴道 |
| 单角子宫 | 双角子宫 | 残角子宫 |

①① 青春期妊娠危害生殖健康吗?

◎毛丽华，刘　芸

在古代，女子一般十三四岁就嫁人了，且早早生孩子。婚后家庭中十个八个子女是较常见的，因此给人留下"古代女子特别能生"的印象，殊不知古代女子虽生孩子多，但在怀孕期及分娩期，母亲、胎儿或新生儿的死亡率也很高。无论在古代还是现代，过早生育对女性健康都是存在危害的。

青春期正处在身体生长发育的重要时期，生理功能和身体发育并不是最佳的生育状态，青春期妊娠影响女性身心健康。古人把生日称为"母难日"，不仅指母亲在怀孕、分娩时要忍受痛苦，还面临着生命危险。在青春期，女孩子的子宫、子宫颈及身体机能都未发育成熟，怀孕后胎儿和发育中的母体争夺营养，影响怀孕女性的生长发育，增加了孕期高血压及贫血等发生率，导致胎儿在宫内发育迟缓、流产、婴儿低出生体重、早产及出生后死亡等现象。同时，分娩过程中发生产道裂伤、产后出血、难产等较成年女性增加，这也是母婴死亡的主要原因。

现代青春期女性多半还在学校上学，尚不具备结婚生育的条件。但是，全球范围内，青春期妊娠的发生率处于较高水平，据 2019 年的文献报道，在发展中国家和地区每年约有 2100 万青春期少女怀孕（超过 1000 万为意外怀孕）。青春期妊娠无论是流产还是分娩都较成人的风险增加，生殖健康会受到很大危害。流产手术操作极易损伤子宫、子宫颈，造成子宫颈会阴裂伤、子宫穿孔、出血等；有些少女因为害怕被他人知道或迫于经济压力，可能采用剧烈运动、偏方等一些不科学的方式自行流产，或者选择非正规的医疗场所手术，增加了感染和流产不全的风险。更为严重的是，如果过度刮宫损伤子宫内膜或合并盆腔严重感染，成年后存在生育力降低，甚至丧失的高风险。

　　青春期女性妊娠后，需要承受巨大的心理压力。怀孕引起的身体不适，以及对流产过程的恐惧也增加了心理负担，导致无法把注意力集中到学习或工作中，严重者出现自我厌恶情绪，甚至有自杀倾向。青春期女性怀孕常被认为是不检点的、道德败坏的，甚至因未婚先孕可能会受社会的歧视，很多学校对学生怀孕的处理还是很严厉的，处理过程中还可能不注重保护隐私。有些父母受传统文化影响，对于学生怀孕难以接受，出于担心、自身无力感，会感到羞辱而责骂孩子，使怀孕的少女背上更沉重的思想包袱，留下了严重的心理创伤，影响其对未来生活的憧憬和恋爱的态度。另外，青春期女性大多缺乏抚养儿童的技能和经济独立能力，不能为子女提供良好的成长环境，可能影响下一代的身心健康。

　　总之，青春期妊娠对女性身体健康和生殖健康会造成很大危害，会严重影响成年期的生育力状况。家庭、学校和社会应给予青春期女性全面完善的青春期生殖健康教育，避免青春期妊娠的发生。

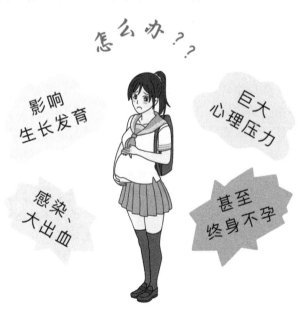

①② 女性在青春期会产生抗卵巢抗体吗？

◎张文红，朱伟杰

女性青春期的特征之一是卵巢内卵母细胞周期性启动，发育成熟并排卵。很多时候，卵巢每月一次的排卵可能感觉不到，但与排卵相应后续出现的是月经，这是女孩青春期开始后，每月都要经历的一个可以感知的生理过程，也是女孩青春期生殖系统成熟的标志特征之一。

在青春期开始前，大部分女性体内卵巢已储备约 30 万个未发育的卵母细胞。随着青春期到来，月经初潮来临。随后，月经周而复始的过程也是卵巢内大量卵泡成熟、排卵或闭锁的过程，卵母细胞外包裹的卵透明带物质也不断被吸收。卵透明带是一类蛋白大分子物质，是卵巢中的主要成分之一，具有很强抗原性。但是，在正常情况下，机体对此类抗原物质已经免疫耐受，不会发生自身免疫反应。因此，一般情况下，女性体内不会产生抗卵透明带抗体。

然而，由于女性卵巢没有类似男性睾丸"血睾屏障"的组织学免疫隔离机制，卵巢中各种类型细胞及其发育分化过程，实际上一直是暴露于机体免疫系统的。在某些病理条件下，例如，卵巢受到感染，进行抗癌治疗，以及患甲状腺炎、风湿性关节炎等自身免疫病，都可能导致机体产生抗卵巢抗体。再如，性腺缺陷，免疫缺陷，遗传因素如 X 染色体异常等，也可能在诱发抗卵巢抗体机制中起作用。

卵巢内可以诱发机体自身免疫产生抗体的成分有：卵巢膜细胞、卵巢颗粒细胞、卵母细胞和卵透明带等，抗卵巢抗体是这些抗原成分中一种或多种诱发的多克隆抗体。卵巢抗原成分可以介导 B 细胞和 T 细胞免疫，影响卵巢内卵泡的发育和功能，导致月经不规律、卵泡发育不良、卵巢早衰，甚至不排卵等。

在某些病理情况下，如由于卵巢损伤，或者患有肾上腺、甲状腺等方面的自身免疫病，机体产生的抗体与卵透明带上的抗原发生交叉反应，这些与卵透明带成分结合的非特异性抗体可能起到佐剂样作用，增强了卵透明带的抗原性，进一步激起机体免疫反应，诱发产生抗卵透明带抗体。此外，机体受到与卵透明带有相同抗原性的抗原刺激、某些致病因子使卵透明带变性、机体对卵透明带抗原成分的吸收改变等，都会使原先对卵透明带蛋白的免疫耐受机制受破坏或失去平衡，从而引起机体产生损伤性抗卵透明带抗体。

女性体内一旦产生抗卵巢抗体，如抗卵巢间质细胞抗体、抗卵巢颗粒细胞抗体、抗卵透明带抗体等，都会导致卵巢分泌雌激素水平降低，卵子生成、受精和胚胎植入障碍等，甚至引起卵巢早衰，最终导致不孕。

总之，青春期女性如出现月经不规律或甲状腺炎、风湿性关节炎等自身免疫病，一定要引起重视，及早治疗。

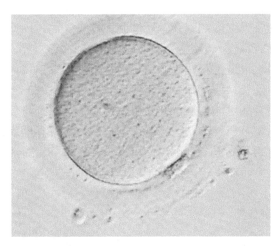

卵子和卵透明带

13

新冠病毒对女性青春期生殖健康有什么影响？

◎宋亚丽，朱伟杰

　　新型冠状病毒（简称"新冠病毒"）引起了传染性强的急性呼吸道传染病，严重造成了全球范围相当一部分人的身体健康伤害。新冠病毒损害了人类的呼吸系统、心血管系统、消化系统和泌尿系统等。但是，新冠病毒对女性生殖系统的作用尚不明确。

　　新冠病毒通过病毒的刺突蛋白（S 蛋白）与宿主细胞表面的受体——血管紧张素转换酶 2（ACE2）结合，并在"共受体"——跨膜丝氨酸蛋白酶 2（TMPRSS2）的协助下，穿透进入人体细胞。在女性生殖系统，阴道、子宫、输卵管和卵巢表达 ACE2，在整个月经周期，ACE2 在子宫内膜上皮细胞和基质细胞中都有表达。因此，女性生殖系统存在新冠病毒侵入的分子基础。

　　目前有观察报道，有些感染新冠病毒阳性女性出现内分泌紊乱，例如月经周期延长、经量减少等，但这些变化是短暂的、一过性的，也不排除月经紊乱可能与病毒感染引致的心情焦虑、身体疲惫等因素有关，暂时还没有一致的结论。关于新冠病毒对青春期女性生殖健康的影响，目前研究尚不多，不过，可以借鉴新冠病毒对成年女性可能产生的负面效应，在以下方面应予以重视和预防。

1. 月经周期改变

　　女性的月经周期受机体内分泌调控，也容易受神经等其他因素影响。青春期女性的生殖系统处于发育过程，月经周期会不稳定，如果有病毒感染、患病等情况，会造成月经周期发生改变，导致月经周期不规律和月经量少。但是，这些变化不是病毒直接作用的结果。

2. 免疫系统受损

新冠病毒感染可能会减弱免疫系统的功能。机体免疫系统的功能状态，对于青春期女性的身体健康、避免疾病是非常重要的。如果身体免疫系统受损，可能增加患上其他感染性疾病的风险，例如盆腔炎和尿路感染等，这些疾病都会对女性生殖健康产生负面影响。

3. 情绪压抑

感染了新冠病毒，由于疫情限制和社交隔离等措施，以及担心感染后的病情发展，会引致一些青春期女性产生抑郁、焦虑和恐慌等情绪，承受了很大的精神压力。这些情绪、心理因素，会间接地影响机体下丘脑-垂体-卵巢轴的调节，抑制某些生殖激素的分泌，导致女性月经周期紊乱。

总之，新冠病毒是否对青春期女性生殖健康产生负面影响，尚未有确切的充分证据，青春期女性即使经历过病毒感染也不必多虑和担心。但是，青春期女性应加强自我保护、防范病毒感染的意识和措施。疫苗是预防新冠病毒感染的最佳方式之一，青春期女性应积极咨询医生，按时接种符合自己年龄和健康状况的疫苗。同时，青春期女性要维持良好的卫生习惯，保持健康的生活方式，增强体质，使身体处于良好的健康状态，从而保障青春期生殖健康。

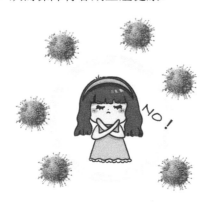

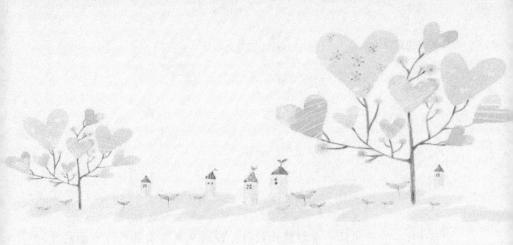

第 **7** 章

女性青春期生育力维护

01
肥胖怎样影响女性青春期生殖健康?

◎朱洁茹，欧建平

初二的丽丽从小身材就比较胖，没到 9 岁乳房就已经开始发育，月经初潮也比同龄人早。现在身高 155cm 的她体重已经达到了 72kg，月经也开始变得不规则，周期越来越长，为此她感到非常苦恼。这是什么原因呢?

丽丽所处的年龄正是青春期。青春期是生殖系统发育的时期，是青少年成长和发展的里程碑。一定水平的脂肪是青春期发动的关键因素，然而，肥胖则会对青春期女性生殖健康产生不良影响。

1. 肥胖可导致女性青春期提前

世界卫生组织定义 10～19 岁为青春期,但有些女性青春期稍早于10 岁，此时大脑中管理生殖激素分泌的下丘脑苏醒，一种称为促性腺激素释放激素（GnRH）的物质开始脉冲性分泌，促使垂体的促性腺激素和雌激素分泌增多，引起青春期的一系列变化，如乳房萌发、月经初潮等。肾上腺雄激素分泌增加，使女性阴毛、腋毛生长等。医学上常用 BMI（体重指数，体重/身高的平方，kg/m^2）来衡量是否肥胖，一般 BMI 18.5～23.9kg/m^2 为正常，24～27.9kg/m^2 为超重，≥28kg/m^2为肥胖，而 BMI＜18.5kg/m^2 为消瘦。丽丽的 BMI 已经达到了肥胖水平。青春期前女性随着 BMI 的升高，月经初潮和乳房发育提前的风险将增加，所以丽丽的乳房发育和月经初潮时间都早于同龄人。雌激素是重要的女性激素，它能够促进女性生殖器官成熟和第二性征出现。尽管青春期前女性的生殖内分泌系统未完全成熟，但是脂肪组织中富含芳香化酶，它可以将肾上腺来源的雄激素前体转化为雌激素；过量的脂肪组织还将导致肝脏对雌激素的代谢和灭活能力下降；此外，肥胖加剧了生长激素和胰岛素样生长因子的分泌，胰岛素敏感性降低，出现代偿性高胰岛素血症，进而增加雌激素水平。以上多种途径所增加的雌激素水平，造成了女性第二性征的提早发育。

在青春期发动的过程中，还有一个重要的物质称为瘦素，它被认为是青春期启动的允许信号之一。瘦素是一种由脂肪细胞分泌的多肽类激素，脂肪组织越多，瘦素的含量越高，当瘦素分泌达到一定水平时，也会唤起大脑负责管理生殖激素的下丘脑，刺激 GnRH 脉冲性分泌，触发青春期启动时机，导致青春期提前。

2. 肥胖使青春期多囊卵巢综合征发生的风险增加

多囊卵巢综合征是青春期及育龄期女性常见的生殖内分泌疾病，表现为月经不规则、多毛、痤疮、不孕及代谢异常。多囊卵巢综合征的临床表现通常与高雄激素血症、高胰岛素血症有关。肥胖女性过量的脂肪堆积造成胰岛素抵抗，进而导致高胰岛素血症。肥胖还可使肾上腺分泌的雄激素增加，使女性更易表现出多毛、痤疮的表型。升高的雄激素还可能通过反馈机制刺激下丘脑 GnRH 的脉冲式分泌，并刺激黄体生成素（LH）的分泌，造成无排卵或稀发排卵，表现为闭经或月经不规则。丽丽最近月经开始变得不规则，有可能患上了青春期多囊卵巢综合征，需要到医院确诊，并进行有效减重，这才有可能使排卵恢复正常，使月经变得规律。

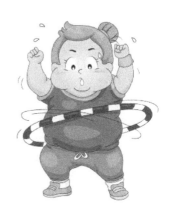

肥胖造成青春期女性生殖内分泌轴的紊乱，将对女性一生的生殖健康造成深远影响。因此，保持适当的体重，是维持青春期女性生殖健康的有效保障。

02
过度消瘦对女性青春期生殖健康有什么影响？

◎朱洁茹，欧建平

刚上初一的小娟前段时间有点胖了，她的同学纷纷都在挑战网上流行的"A4腰""锁骨放硬币""反手摸肚脐"，她却因为身材较胖担心被同学嘲笑，于是便刻意减肥，导致过度消瘦。小娟和她的女同学们为了追求瘦的身材，盲目节食和减肥，却不知道过度消瘦将对女性青春期生殖健康造成不良影响。

适当的脂肪含量是女性青春期发育的前提，过度消瘦会阻碍女性青春期发育。女性在月经初潮即将来临前，体内的脂肪大量增加，而当体内脂肪少于17%时，月经初潮将会延迟。过度消瘦的青春期女性常常出现月经初潮推迟现象，尽管月经初潮的年龄已经有所提前，但是据推测，47.5 kg 的体重是月经初潮发生的临界体重，并未因为月经初潮年龄的提前而改变。一定量的脂肪贮存或摄食信号可以与大脑负责调控性激素脉冲性分泌的部位即下丘脑发生联系，从而诱发青春期的启动。

为什么过度消瘦会影响女性青春期生殖健康呢？

1. 过度消瘦可导致青春期女性闭经或月经紊乱

闭经从月经有没有来过主要分为两类。第一，原发性闭经。原发性闭经是指超过 14 岁，第二性征未发育；或超过 16 岁，第二性征已发育，但月经未来潮。第二，继发性闭经。继发性闭经是指月经建立后，月经停止 6 个月以上，或按照自身的月经周期停止 3 个周期以上。高强度运动或节食的女性，如运动员、舞蹈演员、减肥女性会发生闭经，可见维持一定的体重和脂肪含量与月经正常来潮密切相关。过度消瘦时，体脂含量过低，下丘脑释放的促性腺激素释放激素（GnRH）脉冲频率降低，使促性腺激素（Gn）分泌受影响，造成生殖内分泌轴的紊乱，从而导致青春期女性闭经或月经紊乱。当体内脂肪含量占体重的 22% 时，才能维持正常的月经周期。

2. 瘦素水平和青春期的发动及生殖功能的维持有关

过度消瘦会影响瘦素的分泌。瘦素是由脂肪细胞分泌的一种蛋白质，通过和体内的各个受体结合发挥作用。身体的脂肪含量越高，瘦素的分泌就越高，相应地，过度消瘦则瘦素的分泌下降。当瘦素达到一定浓度时，可以兴奋青春期女性的下丘脑-垂体-卵巢轴，刺激 GnRH 的脉冲性释放，引起青春期的发动。瘦素可以调节食欲、平衡体内的能量。体重下降时，血清瘦素水平随之下降，垂体分泌的促性腺激素受到抑制，将引起月经紊乱甚至闭经。

为了预防过度消瘦，青春期女性应当树立正确的审美观，合理膳食，适量运动。保持健康的体型和体重，对女性生殖健康具有重要的作用。

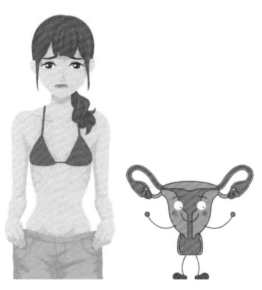

03
偏食会影响女性青春期生殖健康吗？

◎江素华，林典梁

15 岁的琪琪，是同学们口中的"小胖妹"，身高 160cm，体重已达到 75kg，月经紊乱也有一年多了。寒假期间，在妈妈的陪同下，琪琪来到医院内分泌科就诊。内分泌科医生告诉琪琪妈妈，肥胖问题也会导致内分泌失调，可先进行营养干预。根据医生的建议，母女两人来到了医院营养科，营养科医生检查了琪琪的营养指标后，认为琪琪维生素 D 缺乏、骨密度轻度流失且贫血；检测人体成分后，结果显示琪琪体脂率严重超标，肌肉含量未达标。医生说，琪琪能量摄入过剩，微量元素摄入不足，导致她营养过剩与营养不足同时存在，这些都与她平时的偏食和挑食有直接关系。

生活中，与琪琪类似的案例屡见不鲜，而琪琪的案例也表明营养状况与日常营养物质的摄入对青春期女性有着重要影响。因偏食或挑食导致的营养不良或营养过剩，尤其是微量元素、维生素、糖类、脂类以及蛋白质等物质摄入过少或摄入不均衡都会影响促性腺激素释放和性腺功能发挥，甚至可能导致女性青春期发育延迟。

女性青春期的生殖系统发育是指女性生殖系统在生理上向成熟期推进的过程。在女性青春期之前，生殖器官发育非常缓慢，几乎处于"休眠"状态。而进入青春期后，在下丘脑-垂体-卵巢轴的各级生殖激素的共同作用下，内外生殖器均迅速发育，尤其是主要的生殖器官——卵巢，由最初小而光滑的小体发育成为较大的灰白色扁平椭圆体。

女性的青春期生殖健康主要依赖于生殖系统发育的完善程度，包括激素生成、卵巢储备、卵泡发育和卵母细胞生长成熟等过程。此过程受多种因素调控，任何一个环节的异常都会影响女性青春期的生殖健康。在此过程中，营养是调控生殖发育过程的重要因素，如女性的偏食、挑食等不良习惯导致的营养不良会对激素生成及卵泡发育产生不利影响；女性缺乏维生素，尤其是缺乏维生素 A、维生素 B12 以及维生素 D 会影响女性的卵巢储备、卵泡生长发育及卵巢颗粒细胞的功能；而微量元素作为体内许多酶类、激素和维生素的组成成分或活性因子，如果缺乏，则会导致青春期女性激素分泌紊乱、原始卵泡库消耗加速、卵泡生长发育异常及排卵异常；此外，糖类、脂类和蛋白质这三大营养物质在调控卵泡的生长发育、卵母细胞的成熟方面也具有重要作用，其缺乏会影响促性腺激素释放和卵巢功能发挥，造成卵泡发育及卵母细胞成熟的推迟。

挑食或偏食会影响青春期女性的激素生成、卵巢功能及卵母细胞发育情况，从而导致其生殖系统发育不良并损害生殖健康，影响女性成年后的生育能力。因此，处于青春期的女性应合理膳食、均衡营养，树立健康的饮食观念，从而促进青春期生殖系统的正常发育。

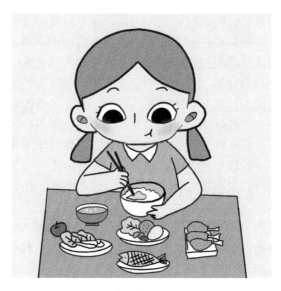

04
长期熬夜会影响女性青春期生殖健康吗？

◎江素华，林典梁

小霞是一名初中生，面对繁重的学业及升学压力，小霞每天都会学习或做作业到深夜，经常超过 12 点才睡觉。而小霞的情况并不是个例，对于青春期人群来说，繁重的学业、丰富的娱乐活动以及诱人的游戏都可能成为熬夜的理由，使得相当一部分青春期人群经常熬夜。

熬夜是指到了睡觉时间而不睡，导致睡眠不足使身心感到疲倦，其真正含义是指零点仍未入睡，而从内分泌学角度看，11 点未入睡即为熬夜。由于人体的自我修复活动大多在凌晨三点之前进行，因此，11 点至凌晨 3 点这一时间段的睡眠质量尤为关键。若错过了这段黄金时间，即使用再长时间进行补觉，也难以弥补熬夜对身心的伤害。

当代社会，随着科技的发展和生活节奏的加快，学习、娱乐和夜生活等因素常常主动或被动地使青春期女性加入熬夜的队伍。而青春期处于女性生长发育的黄金阶段，长期熬夜会导致青春期女性自身的生长激素分泌减少，从而影响身高的发育，甚至还会影响自身体质状况，出现体弱多病的现象。处于青春期的女性长期熬夜还会改变身体原有的生物钟，从而打乱机体生物钟节律，导致代谢节律性紊乱，使她们体重增加，导致肥胖，同时也会使女性皮肤出现干燥、色素沉着和敏感性增高等，这些不仅影响青春期女性的外貌，还容易导致身体的亚健康状态。

青春期女性长期熬夜还易导致一系列生殖内分泌功能的失调，进而影响生殖健康。首先，青春期是女性生殖系统的发育时期，长期熬夜可导致青春期女性的下丘脑-垂体-卵巢轴功能紊乱，使垂体分泌大量泌乳素，但是雌激素、孕激素的分泌量却减少，造成青春期女性阴道黏膜和宫颈黏膜的分泌物减少，可能出现阴道干涩等现象。其次，长期熬夜使处于青春期的女性易怒、烦躁、焦虑和抑郁等，导致其记忆力减退、注意力不集中以及失眠等，影响青春期女性的正常学习、生活。再次，长期熬夜引发的激素分泌紊乱会造成青春期女性月经延迟或月经紊乱，甚至发生不可逆的卵巢早衰，最终可能导致成年期不孕。

总之，长期熬夜会影响青春期女性的身心发育，使处于青春期的女性体质变差，感知力、反应力及注意力下降，影响学习成绩，此外，生殖系统的发育也会受影响，损害青春期女性生殖健康，进而导致成年期生育障碍。因此，青春期女性应保持规律的生活作息，维护生物钟的正常节律，保证身体各个系统的健康发育，保障青春期生殖健康。

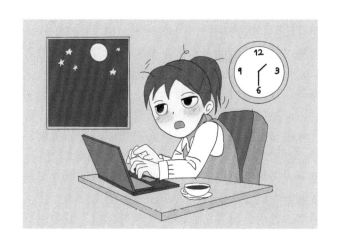

05 体育锻炼与女性青春期生殖健康有关系吗？

◎钟恺欣，王奇玲

《中国儿童青少年身体活动指南》建议：儿童青少年需要每日进行至少 60 分钟的运动,包括每周至少 3 天的中高强度身体活动和增强肌肉力量、骨骼健康的抗阻活动。然而，随着社会进入高速发展阶段，竞争日益激烈，当代学生大多存在学习时间长、学业负担重、休息娱乐时间短和缺乏运动等问题。青春期亚健康比例有所增加，亚健康状态正逐渐向年轻人群迁移。

青春期身体生长发育迅速，月经来潮，第二性征出现，生殖系统逐渐发育成熟，这一时期的发育水平会影响女性的身体健康包括生殖健康状态。因此，除了作息规律、营养均衡，体育锻炼也是健康生活不可或缺的一部分，可以使女性身体各个系统的发育更为充分。

体育锻炼可以刺激机体分泌生长激素和甲状腺激素。生长激素能促进器官、骨骼和全身生长，促进蛋白质合成及脂肪代谢，是人体生长发育的重要激素之一。甲状腺激素不仅与生长激素协同促进机体生长发育，还可促进神经系统的发育。此外，体育锻炼亦可调节雌激素和卵泡刺激素等生殖激素的分泌。雌激素主要由卵巢产生，通过血液循环到达子宫、乳房、皮肤、骨骼和大脑等部位，既促进青春期女性生殖器官和第二性征发育成熟，也对内分泌系统、代谢系统和骨骼生长等发挥调节作用。卵泡刺激素能促进卵泡成熟、分泌雌激素，并使雄激素转化为雌激素。维持这些生殖激素的水平正常，与女性青春期生殖健康有密不可分的关系。

青春期女性月经来潮，部分人可能会伴有经前期紧张综合征，如有焦虑、烦躁心情，以及痛经、腰部酸痛坠胀等不适症状。体育锻炼可以：①加速身体血液循环，减轻因盆腔部位充血导致的不适；②产生微电刺激，放松肌肉和神经，从而缓解肌肉和精神的紧张，保持愉快情绪；③提高中枢神经系统反应能力，增强机体对刺激的耐受力；④增强人体吸入、运输氧气能力，保持身体各器官功能。因女性的灵活性和脊柱弹性比男性高，在非月经期间的日常锻炼，可以进行短跑、跳绳、体操、平衡木和羽毛球等球类运动。但是，在月经期间也要注意保健，不可进行剧烈运动，避免因运动导致经血过多以及其他身体不适，因此可以选择散步、太极拳和瑜伽等相对平和的运动。

体育锻炼促进机体健康、使人心情愉悦，能够为学习做一定的保障。学习好，也会减少青春期的压力和烦恼，从而正反馈令身体好，生殖系统相应也会好，有利于青春期生殖健康。此外，青春期女性大量分泌雌激素，体内脂肪含量逐渐增多，若不注意饮食和运动，容易引起全身肥胖，会对生殖健康造成不利影响。因此，女性在青春期应有适当的体育锻炼，以促进其生殖健康。

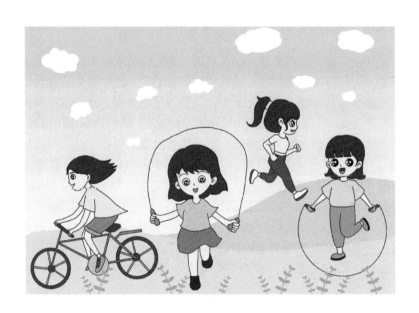

06

女性在青春期应怎样注意日常饮食？

◎唐雨倩，王奇玲

　　人们在任何时期的饮食都需要保持食物多样化，脂肪，矿物质，蛋白质，糖类和维生素等都需要进行合理的补充。青春期时身体和生理机能都在快速成长，会比成年人需要更多的营养。与青春期男性相比，女性对一些营养的需求略有差异。因此，日常饮食的侧重也会略有不同。

　　14 岁的小娟以前身材十分纤细，但进入青春期后腰臀便逐渐变宽，爱美的她认为这是脂肪惹的祸。为了保持身材，她开始对饮食中接触到的脂肪避之不及，甚至连炒菜用的油也全都要用水洗掉再吃。最近小娟因为长时间的月经紊乱前往医院就诊了。

　　事实上，女孩在青春期开始发育后，出现脂肪堆积的生理特征是正常现象，只有当体内脂肪含量达到一定的量后，才能产生生殖激素促使月经初潮来临与卵巢功能形成。当脂肪摄入量过少时，体内雌激素和孕激素产生不足，会造成月经紊乱和卵巢发育受阻，影响青春期生殖健康。另外，身体的供能、细胞的组成、脂溶性维生素的吸收，以及智力与视觉的发育等都离不开脂肪的参与。日常饮食中，饱和脂肪酸、单不饱和脂肪酸与多不饱和脂肪酸的摄入比例应相对适宜，例如猪油、橄榄油、核桃油分别含有丰富的饱和脂肪酸、单不饱和脂肪酸与多不饱和脂肪酸，家长在烹饪时可以搭配使用；畜肉类如猪肉、牛肉含丰富的饱和脂肪酸，可多吃鱼类、坚果类来补充不饱和脂肪酸达到营养平衡。

　　另外，铁也是维持青春期生殖健康不可或缺的元素。

　　16 岁的婷婷平时总是面色苍白，某天上课时还突然晕倒了，原来婷婷因为长期挑食且不爱吃红肉，导致缺铁性贫血。

　　铁是血红蛋白的重要成分，缺铁时可能引起缺铁性贫血，导致精神疲倦、注意力不集中、记忆力减退和免疫力下降等，对青春期人群的身体和学习都会产生不良影响。女孩在青春期随着月经来潮，对铁的需求量比男性更多，若不合理补充会因缺铁而导致贫血，影响青春期女性的生殖健康。因此，在日常饮食中，需注意多食用含铁丰富的食物，如动物血、动物肝脏、海带和桂圆等。而维生素 C 可增加铁在肠道内的溶解度，因此，多吃富含维生素 C 的蔬菜水果有利于铁的吸收。此外，用铁锅炒菜也有补铁的效果。

　　其他营养对于青春期女性也同样重要。糖类是维持生命活动的主要能量来源，谷类薯类搭配食用可更好地补充糖类。蛋白质与肌肉增长、免疫球蛋白生成等息息相关，因此，可适量摄入奶、瘦肉、鱼和大豆等优质蛋白。各种维生素参与机体的新陈代谢和生长发育，如维生素 A 有助于视力发育，可通过胡萝卜、南瓜和深色绿叶蔬菜等进行补充；维生素 B 有助于维持神经正常活动，可通过新鲜蔬菜、糙米、豆制品和海产品等进行补充。矿物质也是生长发育必不可少的营养素，如钙、磷和镁为骨骼的重要成分，可帮助青春期人群长高，日常饮食中应选择合适的食物进行补充，如可以通过食用豆类、核桃仁和花生米等来补充磷。膳食纤维有助于降低血脂血糖，控制体重，魔芋、麦麸和蔬果都是不错的选择。

　　一日三餐均衡有规律，用餐时注意细嚼慢咽，多种营养物质合理补充，方能健康成长。此外，多注意优质脂肪和铁的补充，更有利于青春期女孩的生殖健康。

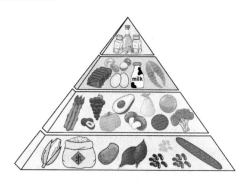

07

长期食用快餐会影响女性青春期生殖健康吗？

◎梁明洁，王奇玲

　　小静是一名刚升上初中的学生，很少选择在学校食堂吃饭，学校附近的几家快餐店、小吃摊，更受小静的青睐。炸鸡和薯条是小静的最爱，她几乎天天都是以快餐作为午餐。随着时间推移，小静很快就要进入初中三年级。她渐渐发现，不仅自己的体重比之前增加不少，运动起来比以前更容易累，学习也比以前难集中注意力。此外，她还发现自己的脸上出现了较多的青春痘，生理期也没有以前准时了，有时推迟几个月，有时又提早一两周。小静妈妈观察到了这些变化，于是决定带小静到医院做一次全面的检查，医生通过对小静生活习惯的询问及检查，判断小静可能患了激素分泌紊乱导致的生理期紊乱。

　　为节省时间，或者换个不同口味的餐食，偶尔食快餐是可以的。但是，有些快餐的油、盐、糖的含量很高，食材也是高胆固醇、高蛋白和高糖之类，而且不饱和脂肪酸、水溶性维生素、矿物质的含量很少。如果长期食用这类快餐，令摄入食物的营养不均衡，容易加重机体代谢系统、心血管系统和消化系统的负担，这对处于青春期身体各个系统、器官的正常发育是不利的。女性在青春期的身体会发生显著变化，尤其是生殖系统的发育，决定了女性第二性征和生育力形成，其中雌激素起着重要作用。雌激素的本质是脂质，青春期女性生长发育，需要优质的脂质，如鸡蛋、橄榄油、沙丁鱼，以及一些坚果类等。如果长期食用一些油炸食品类快餐,这类食品的类固醇化合物含量高，而且具有激素的活性，就类似于长期摄入外源性激素，会干扰机体的雌激素作用，引起调控青春期女性生殖系统发育的下丘脑-垂体-卵巢轴功能紊乱，导致生理期不规律、痤疮或乳腺增生等，甚至会导致性早熟，严重影响女性青春期的生殖健康。此外，快餐的高脂肪含量，会影响身体正常的脂质代谢，导致肥胖，而肥胖则是对女性青春期生殖健康起负面效应的因素。有些快餐中所含的人体必需蛋白质和维生素相对缺乏，或者被高温烹调破坏了，长此以往，不能满足青春期身体健康发育的营养需要，也可能造成青春期女性生殖系统发育不良，进而导致成年期患不孕症。

因此，青春期女性应注意均衡饮食，合理搭配荤素，确保适量的优质脂质、足够的蛋白质摄入。此外，要加强体育锻炼，例如课余时间打篮球、羽毛球，放学步行回家，周末外出跑步等，以保持良好的身体健康，有利于青春期的生殖健康。

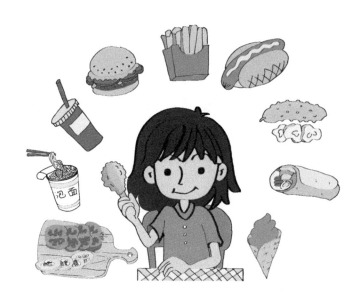

08
女性在青春期常食补品对生殖健康有什么影响？

◎黄　川

　　中学阶段学生学业繁重，考试居多，有些家长会给孩子"大补小补"，希望通过各式各样的补品，补充孩子的营养，同时改善孩子的记忆力和学习效率。青春期女性在经历月经初潮后，因为心理上没有准备而导致慌乱或不适应，更容易依靠食补来缓解经期症状和得到心理安慰。适当补充一些身体发育消耗大的营养物质是可行的。但是，青春期女性如果长期或不当服用补品，会危害生殖系统发育，甚至损伤生育力。那么，女性在青春期是否该进食补品？青春期女性常食补品会对生殖健康产生什么影响呢？

　　女性青春期是指从月经初潮至生殖系统发育成熟的时期。随着每月的月经来临，"补血"是青春期女性常谈的话题。青春期时，女性的生长发育对铁的需求量非常大，如果在成长发育过程中摄入的铁不充足，则容易造成女性青春期的贫血。因此，对于缺铁性贫血而言，补血即意味着要补铁。

　　而坊间流行的"补血圣品"有阿胶、当归和鹿茸等，这些补品真的可以补血吗？阿胶是由驴皮熬制而成的，它的主要成分其实是胶原蛋白，而胶原蛋白并不能强效补铁补血。且阿胶的品质参差不齐，如果吃到伪劣产品，不但没有保健效果，还会对健康造成损伤，得不偿失。适量食用当归对女性体虚贫血和痛经症状具有良好的功效，但不可大量食用。因为当归属于益气补血的滋补药，青春期女性的各个器官和免疫系统发育尚未完善，盲目吃当归可能会导致内分泌系统紊乱，严重时会出现性早熟，对生长发育不利。鹿茸的滋补效果较强，起到温补肾阳，补益精血等功效，但有些成分具有类似激素的活性，青春期女性不宜过多食用，否则不仅容易干扰正常的内分泌，还会导致流鼻血，咽喉肿痛，牙龈出血等上火反应，长期食用甚至可能会对身体发育有负面影响。

有些青春期女性会食用雪蛤、燕窝和花胶等补品。雪蛤是东北林蛙的输卵管，它含有丰富的类似于雌激素的成分，处于青春期的女性尽量别吃，容易造成体内性激素过多，导致性早熟。燕窝的蛋白质含量高，但由于其价格昂贵，每次进食的量较少，从蛋白质的摄入量角度而言，吃燕窝不如吃鸡蛋。花胶不仅含有丰富的胶原蛋白，是典型的高蛋白低脂肪食物，还含多种维生素及微量元素，是非常好的营养物质。青春期女性适当食用花胶，能够增强体质，养颜润肤，促进生长发育。

因此，青春期女性可以适当食用补品，但不宜过量，否则将引起身体的不良反应，甚至影响青春期生殖系统发育。其实，青春期女性在正常饮食中所摄取的营养足以满足身体正常成长发育的需求，如需要补铁可选择各种红肉、肝类、血制品、黑芝麻和菠菜等食物；需要补充优质蛋白可进食鲜牛奶、豆浆、鸡蛋、瘦肉和豆类制品等。适当食用补品可以对健康起到锦上添花的作用，但如果是用于治疗疾病，还应及时就医，对症治疗，结合青春期女性身体的具体情况进行评估后，再按医嘱食用。

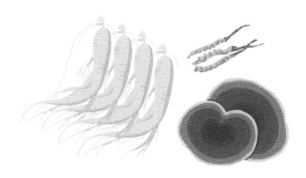

09

酗酒怎样影响女性青春期生殖健康？

◎朱洁茹，欧建平

上了初中以后，芳芳认识了几个社会上的朋友，他们经常三五成群地前往酒吧喝酒娱乐，不醉不休。芳芳沉浸其中，在她的眼里，这是成熟、魅力和地位的体现。

有些青少年在 13～18 岁开始饮酒，青少年酗酒成为全球公共卫生问题。世界卫生组织定义标准酒精摄入量是 10g 酒精，而女性大量饮酒是指每周饮酒 8 次及以上标准酒精摄入量。那么，像芳芳这样的酗酒行为，会怎样影响女性青春期生殖健康？

1. 酗酒通过影响下丘脑-垂体-卵巢轴影响女性青春期生殖健康

在正常成年女性中，下丘脑分泌促性腺激素释放激素（GnRH），GnRH 作用于垂体，促使垂体分泌卵泡刺激素（FSH）和黄体生成素（LH），这两种促性腺激素作用于卵巢，刺激卵泡发育、成熟和排卵，分泌雌激素和孕激素。但是酒精可透过血脑屏障造成青春期女性下丘脑、垂体组织损伤，不仅可破坏腺垂体内分泌细胞的超微结构，还可破坏青春期女性卵巢的一氧化氮/一氧化氮合成酶系统，使循环系统中雌激素水平受到抑制。青春期女性的下丘脑-垂体-卵巢轴发育尚不完善，酒精通过直接或间接的作用，造成下丘脑-垂体-卵巢轴紊乱，从而导致青春期女性初潮过早或延迟、月经不调、闭经以及卵巢功能下降。

2. 酗酒导致神经-内分泌系统紊乱，进而影响女性青春期生殖健康

酒精可引起青春期女性心理和情志的改变，造成神经-内分泌网络

失衡，引起生殖内分泌紊乱。酒精的刺激使大脑处于应激状态，多种内分泌激素如肾上腺素、去甲肾上腺素和糖皮质激素等分泌增加，通过复杂的机制反馈引起 GnRH 分泌抑制，造成排卵障碍，影响雌激素、孕激素的水平，使子宫内膜不能正常生长、脱落，可导致经量异常、月经周期异常和闭经等情况。

3. 酗酒可造成肝功能损害，影响性激素的代谢，进而影响女性青春期生殖健康

长期酗酒可导致酒精性肝炎、肝纤维化、酒精性脂肪肝和酒精性肝硬化等疾病。生殖激素尤其是雌激素主要通过肝脏灭活和代谢，长期的酒精刺激使肝功能损伤，影响雌激素的灭活，使雌激素在体内堆积，过量的雌激素负反馈抑制下丘脑-垂体-卵巢轴，GnRH 和促性腺激素（Gn）分泌减少，导致排卵障碍、月经稀发甚至闭经。此外，高雌激素水平还可导致乳房过度发育或乳腺癌的发生。

4. 酗酒容易诱起青春期女性过早发生性行为

酗酒的青春期女性常较同龄人早熟，加上在酒精的刺激下，发生性生活的频率升高，酗酒的青春期人群发生初次性生活的年龄提前。青春期女性的性生活安全意识薄弱，酗酒后的无保护性生活，导致意外妊娠、感染性传播疾病风险升高，由此引发的人工流产、妊娠并发症和早产等对青春期女性造成严重心理、生理的创伤，不仅影响学业，甚至对成年期生殖能力也存在损伤的高风险。

因此，芳芳的这种行为是极力不提倡的。酗酒从多方面对女性青春期造成不良影响，加强青春期人群饮酒危害的宣传，杜绝酗酒，对保护青春期女性生殖健康具有长远意义。

10

吸烟会影响女性青春期生殖健康吗？

◎朱洁茹，欧建平

上中学的小霞自从结交了社会上的朋友之后，便学会了吸烟。虽然"吸烟有害健康"是一个广为人知的标语，然而部分像小霞这样的青春期女性或是因为好奇，或是因为叛逆，或是觉得这是一个代表成熟和魅力的行为，就开始尝试了吸烟。

那么，吸烟会影响女性青春期生殖健康吗？

香烟烟雾中释放出多种有害物质，是损害女性青春期生殖健康的"元凶"。一支香烟经过火中心温度可高达 800～900℃的燃吸，原本的成分如烟草生物碱、蛋白质、有机酸、多酚和苷类等被破坏或重新合成，产生了 4000 多种化学物质，其中对人体健康有害的主要成分是焦油、烟碱、一氧化碳和醛类等，而尼古丁是烟草的特征性物质，具有成瘾性。

吸烟会导致青春期女性月经初潮提前，影响女性青春期生殖健康。青春期女性的生殖内分泌轴尚未成熟，香烟烟雾中的有害物质如尼古丁和多环芳烃，会对内分泌和神经系统的功能造成不良影响，并可能影响月经初潮。无论是吸一手烟还是生活在二手烟的环境中，长期接触香烟烟雾的青少年，其月经初潮会早于未接触香烟烟雾的同龄女生。

吸烟是怎么影响青春期女性的生殖健康呢？

1. 吸烟会导致青春期女性月经紊乱，影响女性青春期生殖健康

香烟烟雾使卵泡的氧化应激反应增加，影响卵泡的发育与成熟。卵泡中的颗粒细胞对卵母细胞的发育和成熟具有重要作用，长期暴露

在香烟烟雾中，颗粒细胞明显凋亡，抑制成熟卵子的排出。芳香化酶是雌激素合成过程的一种重要的酶，香烟中含有的尼古丁对芳香化酶有特异性的抑制作用，从而降低雌激素的生成，造成激素分泌紊乱。而内分泌功能紊乱，卵泡的发育与成熟受阻，将导致青春期女性月经不调甚至闭经。

2. 吸烟会导致青春期女性痛经，影响女性青春期生殖健康

月经期间各种原因引起的血管痉挛、子宫平滑肌收缩将会引起痛经。香烟烟雾中的有害物质，如尼古丁等可引起血管的收缩、子宫内膜血运减少，从而导致痛经的发生。

3. 吸烟会导致卵子畸形，影响女性青春期生殖健康

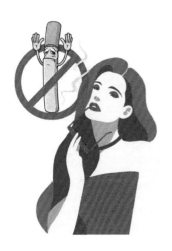

烟草中还含有多种重金属离子，例如镉离子、铅离子等。这些重金属离子通过烟雾途径，会被女性的呼吸道上皮吸收，逐渐在一些生殖器官中积累起来，其中卵巢是镉离子的靶器官。镉离子可以影响卵子的成熟，造成卵子形态畸形，甚至引起卵子凋亡，而且镉离子在卵巢的代谢非常缓慢，这意味着重金属离子对卵巢存在长期毒副作用，危害时间长。

总之，在政府部门加强宣传吸烟的危害的同时，青春期女性也要树立健康意识，勿交烟友，远离烟草。

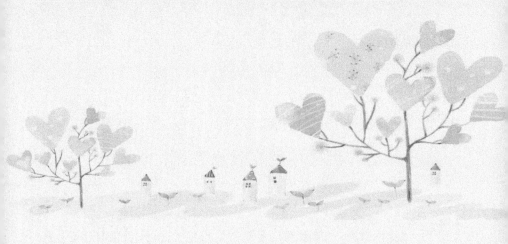

第8章

青春期心理健康对生殖健康的影响

01

青春期心理健康体现在什么方面？

◎朱晗媛，区竞志

"身体健康、万事如意"是最常见的祝福语，只要身体无病无灾，便是最大的健康和幸福。但是，随着人们对健康越来越重视，科学研究的不断进步，"健康"的概念也在发生着变化。世界卫生组织对于健康的定义：一种健康状态，在这种状态下，个人意识到自己的潜力，能够应对生活中的压力，能够富有成效地工作，能够为本社区做出贡献。

"学生"一词，顾名思义，主要任务是以学业为重。然而，学业带来成就感的同时，也会带来一些烦恼。那么，如何了解自己作为学生的心理健康状态是否符合标准呢？可以参考以下四点：

（1）了解自己，并对自己的能力做出适度的评价；

（2）与同学、老师和家长保持良好的人际关系，乐于交往，会建立和维持友谊；

（3）心情开朗，乐观向上，情绪基本稳定；

（4）热爱集体，在学习中获得乐趣，能与学校、社会保持良好的接触。

纵观整个人生长度，青春期是每一个人、每一位学生的重要阶段。在青春期，学生身体开始发育，情绪容易波动，思考的事情变多，学业、人际等压力都迎面而来。因此，青春期的心理健康尤为重要，它不仅直接影响身体健康，而且与生殖健康也密切联系。有了良好的心理健康状态，可以对青春期中变化大的内分泌系统起到调节作用，有利于身体各个系统的正常发育、成熟，包括对生殖系统发育甚有裨益。

青春期心理健康体现在哪些方面呢？可主要参考以下方面。

（1）自我认识与接纳：能够正确认识自己的优缺点和兴趣爱好，

不过分贬低或者吹嘘自己；正确认识并接纳青春期的身体变化，注重生殖健康与卫生。

（2）适应环境与变化：能够适应不断变化的学习环境和学习要求，树立正确的学习观念，改善学习方法，提高学习效率，慢慢培养自主学习的习惯和能力；逐步适应生活和社会的各种变化，具备应对失败和挫折的能力。

（3）人际关系协调：能够积极与老师及父母进行沟通，坦诚相见；把握与异性交往的尺度，磊落互动，不卑不亢，建立良好的人际关系。

（4）情绪调节与管理：能够进行积极的情绪体验与表达，并对自己的情绪进行有效管理，正确应对厌学心理，抑制冲动行为。

（5）生涯探索与规划：向内探索自己的兴趣、性格、能力和价值观等，向外了解升学选择的方向和职业类型等基础信息，树立职业规划意识，形成早期职业发展目标。

心理健康状态并非一成不变的，而是动态发展的。所以，即便发现自己没有达到以上心理健康标准，甚至处于心理亚健康或不健康状态，也不要过分担心。关心重视自己心理健康状况的正确做法是保持自我觉察、及时自我调节或寻求帮助。青春期男性、女性如果发现任何一方面压力过大，影响到现实学习、生活和人际关系的正常运行，需要及时自我调节，比如换个角度看问题、转移注意力。如果短时间内难以靠自己疏解，就要寻求朋友、父母、老师或专业心理咨询师的帮助。

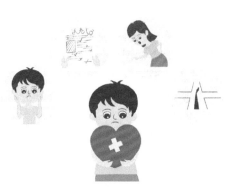

02
青春期心理健康与生殖健康有关系吗？

◎朱晗媛，梁以欣

　　"生殖"与"心理"看似属于不同概念、不同系统，实则二者共同发展，互相影响。尤其在青春期阶段，生殖系统发育、成熟带来心理变化，而心理健康状态对生殖健康又有调节作用，两者是紧密联系的。

　　青春期是个体由儿童向成年人过渡的阶段，区分儿童期与青春期的界限是生殖系统的成熟。男性生殖系统成熟的标志是遗精，而对于女性来说则是第一次来月经。以生殖系统成熟为核心所引致身体一系列的变化，使青春期人群具有了与儿童明显不同的社会、心理特征。

　　1994 年国际人口与发展会议上通过的生殖健康定义为：生殖健康是指于生殖系统及其功能和过程所涉一切事宜，包括身体、精神和社会等方面的健康状态，而不仅仅指没有疾病或虚弱。而心理健康是指有利于个体身心发展，工作、学习有效率，维持良好生活质量的适宜的心理状态。那么，两者是怎么相互影响的呢？

1. 生殖健康会影响心理健康

　　正处在青春发育期的人群，面对身体、第二性征的快速发育与变化时，如果缺乏相关的生殖健康知识，会产生紧张、焦虑、担心和害怕等负面情绪；如果生殖健康处于不良状态（如性传播疾病感染、非计划妊娠等），则对心理产生很大的压力，进而影响身体健康和学业进步。

　　例如，女性第一次月经到来时，如果没有提前了解月经方面的知识，会以为是身体内部受伤而流血，因此感到惊恐、害怕；或者由于对隐私部位的话题敏感，不敢求助父母、老师等，而产生羞耻感和压抑感。随着生殖系统发育而来的体形、外貌变化，乳房发育，大腿臀部脂肪增多，皮肤变化，脸上出现痤疮等，导致青春期女性常常受困于身材、形象问题，出现自卑或人际交往困难等问题。轻则短暂情绪波动，重则引发长久的情绪困扰和性格改变。

同样，进入青春期的男性之间也开始关注生殖发育带来的身体变化，例如"丁丁"的长短大小，甚至一些男性因此而感到自卑。因为生殖系统发育引起体内雄激素水平升高，会令一些男性对性产生好奇，会去偷看"小黄图""小黄片"。如果缺乏正确、适龄的生殖健康知识传授，一些男性容易发生有违生殖健康的行为（如过度手淫、性行为、性传播疾病感染等），这些事情不便于向家长、老师诉说，而且男性自己也没有能力处理，进而产生了严重的心理负担，导致了心理健康和生殖健康均处于不良状态。

2. 心理健康也会影响生殖健康

心理健康是以神经系统的调控为基础。青春期男性、女性的脑神经仍处在发育中，负责情感加工的边缘系统已经接近成年人，但负责冲动控制的前额叶皮质尚不成熟，就会出现青春期个体一些独特的表现，例如情绪波动大、敏感易怒，注重外在形象与他人评价，渴望与异性交往，但同时又不能像成年人那么理智，常常冲动行事。这个阶段如果是性格较内向敏感、情绪易低落压抑的个体，在面对生殖系统发育中出现的问题时会更加回避，不擅于求助，导致生殖健康问题不能及时得到专业处理；该阶段与异性交往过程中由于心理成熟度较低，而负责冲动控制的脑神经又发育不完善，容易在冲动之下发生损害生殖健康的行为。

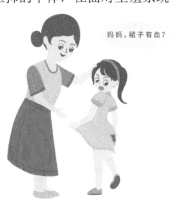

总之，青春期心理健康与生殖健康是紧密联系的，须重视两者的关系，使青春期男性、女性身心健康，快乐成长。

03
什么是青春期生殖健康教育的基本原则?

◎朱晗媛，区竞志

对于一些处在青春期的男性、女性来说，"生殖健康"的话题似乎是一个"灰色地带"，想说又不敢说，想了解似乎又缺乏途径。目前虽然很多人都知道青春期生殖健康教育的重要性，但是依然有相当一部分青春期人群对生殖健康概念的内涵、知识的了解尚处于未充分认识的状态。因此，仍然需要教师、专家和各级教育部门等共同努力，多做青春期生殖健康的科普工作。而适时、适度、适当是努力做好青春期生殖健康科普教育应该遵循的基本原则。

您觉得孩子几岁开始进入青春期？您是通过什么信号来判断孩子进入青春期了呢？一般来说，女性的生殖发育早于男性。女性在10～14岁进入快速生长发育时期，男性通常要晚一至两年。除了体重增加，长高，汗腺变得活跃，皮肤变化（可能出现痤疮），声音变化（童音消失）和阴毛、腋毛生长等这些共有的青春期变化，还有一些男女有别的生殖系统发育与变化。例如，女性开始阶段性长胖、乳房发育、臀部发育、卵巢开始排卵和出现月经；男性开始长肌肉、喉结发育、肩膀变宽、部分男生乳头下可出现硬结、睾丸开始产生精子和出现遗精。

适时原则是提醒家长或教育者们，可以在孩子临近这个年龄段，或者观察到孩子表现出这些变化时，对孩子做一些生殖健康教育。最好的时机，即"可教之机"，是孩子自己开始对生殖健康问题感兴趣，并向家长提问的时候。

一些家长如果对孩子的生殖健康过度担心，容易表现得过分焦虑，对孩子的日常起居事无巨细表达叮嘱、告诫或者说教，反而容易引起孩子的抵触，或者加重孩子对自己生殖健康的忧虑，严重的甚至会引起孩子不必要的强迫症状。例如，反复告诫孩子要勤换内衣裤，注重个人卫生，或者看到孩子和异性有交往就反应过度，严厉批评甚至禁止，就怕孩子与异性发生性关系，这样容易让孩子感受到不被家长信任，导致逆反心理更强，离家长的教育初心和目标渐行渐远。所以，遵循适度原则的生殖健康教育很重要，不然关心变成了怀疑和指责，教育也变成了说教或者控制。

对于生殖健康科学知识的了解与掌握也是家长们的一门必修课，否则，容易传递出避而不谈的消极态度，或者教给孩子错误的生殖健康知识。故此，青春期的生殖健康教育可以遵循以下原则。

（1）在孩子进入青春期以前，可以宽泛地准备一些青春期身心发展和生殖发育与健康的书籍与孩子共读，有助于和孩子同频。

（2）向孩子展现出对生殖健康问题开放的态度，这样当孩子真的遇到生殖健康问题或困扰时，也能有勇气和信心向父母求助。

（3）如果孩子提出的生殖健康问题父母不太了解，也不要忽略或者否定孩子的询问，更不要一知半解随便回应，最好的做法是及时查阅专业书籍或请教专业人士和医生，给到孩子适当的生殖健康教育，正所谓"错给"不如"不给"。

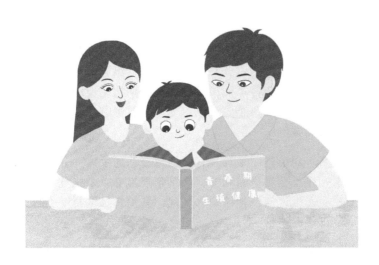

04

青春期生殖系统发育可能导致什么心理问题？
如何避免？

◎朱晗媛，梁以欣

小雨今年 12 岁，半年前首次来月经，月经的到来给小雨带来不少烦恼。小腹坠胀、肠胃不适、拉肚子这些症状都是经期的常客，导致小雨现在"谈经色变"，提前一周就开始担心焦虑，甚至月经还没来，那些症状就先来了，上课也心神不宁，总是担心自己是不是得了什么大病。

青春期生殖系统的发育和身体快速变化，使青春期人群对自己的生理状况不太适应，甚至会对这种突然到来的急速发育产生陌生感与不平衡感，从而出现诸多心理生物性紊乱。生理系统的不平衡会导致各种疾病的出现，如神经性食欲不振、强迫神经症或口吃等。表现出的症状有消化不良、食欲不振、心慌、呼吸不畅、全身无力、精神不振或其他疑似症状。这些症状多半都是功能性紊乱所致，但由于青春期孩子对生殖变化的不适应，尤其像小雨这样生殖系统发育刚刚开始，容易把生殖系统发育上的不协调和功能性紊乱等感觉，作为严重疾病加以反应，导致对症状的过分夸大，造成了情绪紧张和焦虑。这样过分夸大由月经引起的肠胃不适，反而加重经期情绪反应，严重的心理生物性紊乱会使一些女孩感到难以忍受，导致影响学习和健康。

还有这样的案例：

正在读高二的小强，最近一直受困他自己的手淫，开始只是偶尔手淫，后来手淫次数越来越频繁，几乎每周都有。小强觉得自己很龌龊，也不敢和女生说话，怕被别人发现，更怕自己这样下去对别人做出什么违法犯罪的事情。

青春期生殖系统发育也被喻为危机期或困难期，这个时期的青春期男性、女性会遇到很多压力和矛盾，吸烟成瘾、网络及游戏成瘾等是青春期生殖系统发育常见涉及的社会心理问题。随着生殖系统的发育、体内雄激素或雌激素等生殖激素分泌增多，青春期男性、女性可能会产生相互喜欢的情感，甚至像这位小强同学一样有性冲动、自慰，这都是正常的事情。有的孩子住校，首次出现月经或遗精现象会觉得很惊恐，害怕被同学发现、嘲笑；也有孩子因沉溺手淫而自卑苦恼，学习成绩下降，甚至因此怀疑自己的人格和品行。如果没有及时被发现和引导，孩子的情绪持续低落，不仅会影响正常学习、生活和身体健康，亦可以造成生殖健康处于不良状态。

以上案例有可能涉及的心理问题，可以通过一些方法避免或减轻。

（1）提前了解生殖健康知识，通过学校层面向青春期人群开展生殖健康知识讲座，父母和孩子一起阅读生殖健康科普书籍或者观看科普视频。

（2）父母应该淡定面对孩子的提问，如果父母内心觉得孩子关注生殖健康是不应该的，其焦虑的表情、紧张的眼神、支支吾吾的言语等都可能让孩子感到更加无助和退缩；当父母向孩子展现出坦诚尊重的态度时，孩子也会把父母当作可以倾诉的朋友、可以信任的教练，遇到生殖系统发育与健康问题时都能及时向父母求助、和父母分享，避免独自承受压力，影响心理健康。

（3）青春期男性、女性应该培养个人的健康爱好，至少有一项做起来让自己感到身心愉悦的爱好，而不是沉浸在只带来短暂快感却没有长远益处的事情。

（4）树立个人学习与生涯目标，内心坚定自己的理想和目标，有自己的学习与生活重心，就不容易陷入青春期常产生的负面情绪中难以自拔。

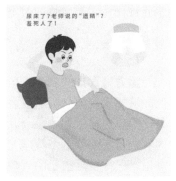

总之，青春期男性、女性由于身体的快速发育，生殖系统产生了新的改变，由此伴生出一些心理问题是正常的，不必忧心或恐慌，也不要难于启齿，应该在适当的时候向家长或老师求助。

05
如何培养正确的心理适应生殖系统的发育？

◎朱晗媛，区竞志

青春期生殖系统是快速发育、成熟的，可以通过以下方面，培养正确的心理以适应生殖系统的发育和变化。

1. 调整认知，自我接纳

20 世纪 50 年代艾利斯（A. Ellis）在美国创立的理性情绪疗法，其核心是一个 ABC 模型，其中 A 表示诱发性事件（activating event），B 表示个体针对诱发性事件产生的一些信念（belief），即对这件事的一些看法、解释及评价，C 表示针对此事件，个体产生的情绪和行为反应的结果（consequence）。该疗法的理论认为，人的情绪和行为反应不是由某一激发事件直接引起，当事人对事件的认知和解读才是产生情绪和行为结果的直接原因。这个理论带来的启发是，在进入青春期之前或面对生殖系统发育的种种表现时，要积极了解青春期生殖系统发育与变化的生理规律，愉悦接纳自己生殖系统的变化，因为这些变化代表着自己的长大与成熟，这样，由于无知带来的焦虑和恐惧，才能转化为胸有成竹的淡定和感受成长带来的喜悦。

2. 保持乐观，调节情绪

随着青春期的到来，生殖系统发育与变化的同时也伴随着情绪变化。情绪容易波动，而且表现为两极性，如容易发火、容易厌烦、容易顶嘴或容易沉默，一会儿开心，一会儿又突然难过。这个阶段，掌握一些自我情绪调节策略尤其重要。推荐两种简单实用的方法：①有意识培养或发展自己的兴趣爱好，以便在负面情绪来临时可以有效转移注意力，一些运动、艺术项目，例如球类运动、跳绳、跑步、游泳、书法、绘画、唱歌和舞蹈等，既能调节心情，又有利于生殖系统的发育与健康；②通过写日记的方式，记录自己的情绪和引起情绪变化的具体原因，例如生殖系统发育带来身体变化引起身材焦虑，通过书写可以宣泄出内心的不愉快，创造了一种自我对话的安全空间，会疏解负面情绪，情绪平缓后，进而才有心情和智慧制定具体行动计划，维持或提升生殖健康。

3. 积极沟通，求助他人

每个人都不是一座孤岛，作为一个社会人，从出生的那一刻开始，便与他人产生了不同程度的联结。进入青春期后，尤其面临看似难以开口的生殖系统发育与健康问题时，与他人的积极交流是帮助解决实际生殖健康问题、缓解负面情绪的重要途径。积极与同伴交流生殖系统发育带来的自我感受，也许你的朋友此刻也在面临与你一样的紧张焦虑；坦诚向父母或专业人士询问生殖健康问题，更是及时排除健康隐患为自己负责的有效途径。

4. 尊重自己，尊重他人

青春年少，心弦易动，在与异性的相处过程中，难免会因为对方的性格特质、优秀表现等而产生好感。感情是难以抑制且美好的，然而行为是可控的。因此，在与异性相处过程中，要做到彼此尊重，对自己的行为负责，爱护自己的身体，避免不负责任的伤害行为，造成身心和生殖健康不可逆的损伤。

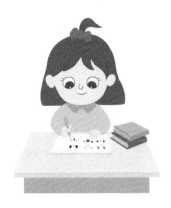

06

青春期在哪些基本方面维护生殖健康？

◎朱晗嫒，区竞志

生殖健康是身体健康的重要组成部分。在青春期，由于生殖系统充分、快速发育，使青春期人群出现一系列涉及生理、心理等问题和行为。青春期人群可以从以下几个方面注意维护青春期生殖健康、保障身体健康，进而有良好的身心状态面对青春期阶段的繁重学习任务。

1. 养成良好的生活习惯和生活作风

养成良好的生活习惯和生活作风将会使人们受益终生。尤其在青春期阶段，这是继婴儿期后身心发育进入第二个飞速发展期，为了给长远的生殖健康打好基础，在生活习惯方面，要养成不熬夜、不酗酒、不吸烟等良好的生活习惯；在生活作风方面，要品行端正，不要在好奇和冲动的驱使下与他人发生不能负责任的行为。

2. 注意饮食科学和营养均衡

心情不好吃一顿，一顿不行吃两顿，各类奶茶甜品更是被称为"日常续命"。可是，高糖、高油脂的摄入不论对生殖健康还是身心健康都弊大于利。偶尔的"大餐"可以释放压力，带来心情的愉悦，但切勿暴饮暴食，尽量不要吃过冷或过热的食品。尤其是考虑到青春期生殖系统发育与健康，饮食宜清淡，不偏食，尽量少吃高油脂、高热量的食物。

3. 合理参加体育锻炼

"管住嘴，迈开腿"不仅是减肥界的金科玉律，也是有助于生殖健康的日常良方。在做到饮食营养均衡的同时，根据自己的身体情况和客观条件，可规律参加体育锻炼。考虑到日常学习和生活习惯，有些学生没有时间运动，或者常常制定长期的运动计划但执行力低下，建议选择一些方便操作、时间可灵活安排的锻炼项目，如跳绳、跑步、引体向上和俯卧撑等运动，这样既能够运用碎片时间，也不会耗费太多金钱与精力。另外，需要与他人合作的各种球类运动也可以尝试，这样不仅能结交益友，也有利于生殖健康的发展。总之，一个只能坚持几天的计划，不如一个每天动一动的长期习惯。

4. 讲究起居卫生

不管是住家还是寄宿学校，务必保证个人卫生，勤换洗衣服、勤洗澡和洗头，保持室内室外的环境干净、卫生和干燥等。内衣内裤等贴身衣物要每日更换，长时间未穿着的要做好杀菌消毒工作。同时，所有家庭成员都应讲究个人卫生，因为自己是自身生殖健康的第一责任人，同时也可互为榜样。

5. 定期到医院体检

可能大多数人都会觉得正值青春年少，没有必要定期体检。但是，体检最重要的是让自己安心。如果有生殖系统方面的家族遗传病史，或者确实在青春期阶段表现出对生殖健康的担忧，可以每年做一次包括生殖系统在内的身体检查，既能帮助自己了解生殖系统发育的健康状况，又能缓解自己不必要的担心与焦虑。

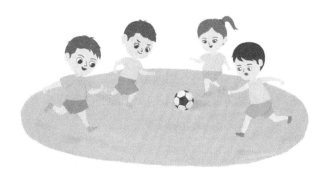

⓪⑦
青春期生殖健康教育的性别差异?

◎江　欢

生殖健康教育是一种阶梯式的、综合性的适时健康教育，它对于个人健康、家庭稳定和社会发展都有着现实意义。随着社会发展，青春期生殖健康教育逐渐成为青少年成长过程中必不可少的教育内容之一。由于青春期男性和女性在生理发育、心理发展、性格特点和观念形成等方面有所不同，所以，青春期生殖健康教育也应因性别而异。

1. 生理特点的性别差异

青春期男性与女性生理结构不同，不同性别之间存在不同的生理需求和健康问题。因此，在青春期生殖健康教育工作中，需要向男性和女性传递的信息和知识也是不同的。男性的生殖健康教育内容应该重点介绍男性生殖系统的发育特点和卫生保健，如何应对遗精等正常生理现象。女性的生殖健康教育内容应该着重在介绍女性乳房发育、体态改变、月经来潮和阴道炎等妇科疾病防治方面的内容，帮助女性了解身体的生理特点。

2. 心理特点的性别差异

青春期是每个人心理成长过程中的重要阶段，男性和女性在这个阶段的心理发展经历也有着很大不同。男性普遍比较容易好胜逞强、思想活跃，女性则更为细腻敏感。因此，在生殖健康教育中，需要具体地为男性、女性提供相应的心理训练。另外，帮助他们解决生殖健康问题的策略也应有所不同。例如，男性的生殖健康教育应尽量避免过分强调性教育，而应该注重综合平衡地介绍健康饮食、合理运动和保持积极的心态。女性的生殖健康教育则应该更注重个体化和心理状况，应帮助青春期女性全面了解生殖系统保健知识，保持健康的心态，预防生殖系统疾病发生。

3. 教育方式的性别差异

对待不同性别的青春期人群应采取不同的教育策略。男性的生殖健康教育应以实际讲解和问题案例引导的方式，帮助其更好地掌握生殖健康相关知识和技能。女性的生殖健康教育则应侧重个人情感化的教育方式，帮助其充分意识到保护自己性别权利的重要性，避免遭受不公平的对待和压迫。

4. 文化特点的性别差异

不同人群的文化背景、家庭背景等因素也会影响到他们对生殖健康教育的接受程度和理解程度。受传统社会文化背景的影响，青春期男性对于与异性交往的渴望程度会明显强于女性。因此，在教育中应引导男性在充分了解生殖健康相关知识的同时，不要盲目追求开放和冒险的生活方式。女性更容易受到家庭和社会文化背景的影响，相对保守。因此，教育时应该采用更加细腻的情感教育方式，引导女性学会如何保护自己的身体，维护自己的心理健康和生殖健康。

综合来说，不同性别的青春期人群在生理特点、心理特点、教育方式及文化特点等均有差异，针对不同性别的青春期人群制定差异化的教育方案，可更有效地提高生理和心理健康教育的质量，从而保障青春期人群的生殖健康。

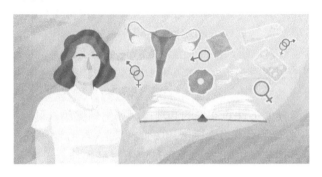

08
性别角色对青春期生殖健康的影响？

◎江　欢

　　性别角色从心理学角度是指社会认定为适合于男性或女性的性格、态度、价值观念和行为，其中包含了对于男性和女性的不同期望和要求。世界各国都普遍存在性别角色的传统印象，认为男性应坚强理智，而女性则要柔弱敏感。青春期是男性、女性生理和心理变化非常明显和焦虑的时期，性别角色在这个阶段的差异表现是显著的，因为这个时期内的性别认同非常容易受外界因素的影响。那么，性别角色对青春期生殖健康存在哪些方面的影响呢？

　　（1）性别角色的本质主要是由于不同性别的生物学差异所形成，涉及生物、心理和社会文化等多种因素。在生物学上，男性和女性在身体上存在很大的差异，包括身高、体型、生殖系统和内分泌系统等方面；在心理上，男性往往更加强调竞争、冒险和个性，喜欢独立和自主，而女性则注重协作、互助和共同性，比较关心他人和情感；社会文化对男性和女性的行为规范和社会分工也有不同期待，男性被认为要具有竞争力和独立性，被预期从事体力劳动和管理工作，而女性则被认为要有同情心和亲和力，可能被预期从事护理或教育工作。由于性别角色这些本质上的不同，导致男性和女性从青春期开始在体格发育和心理特征上就会呈现出明显的差异，这些差异会进一步影响到其生活行为方式、穿衣打扮风格，甚至交友观念和性行为模式等。由于女性往往会受到更严格的道德规范和性别刻板印象的影响，加之身体生理结构决定她们也更容易发生生殖系统的感染。因此，有必要采取适当的教育措施，来加强青春期男性和女性的心理健康和生殖健康教育。

　　（2）社会性别角色不同而产生的青春期人群心理问题，会对青春期生殖健康造成影响。青春期阶段，由于家庭和社会过度强调对男性的期望，部分男性会产生心理困扰和情感压抑的情况，如果没有得到及时的心理疏解，甚至会对性别身份和性取向等问题产生困惑。青春期女性则可能会受到来自社会性别刻板印象而产生的束缚和歧视，例如，他们可能因为审美观点与他人不同而感到不安，可能会因为社会和文化环境的压力而产生自卑和焦虑等情感问题。长此以往，青春期男性、女性会对自己的生殖健康产生错误的认知。因此，全社会应该努力消除性别歧视，不要再把青春期人群简单地放在传统的性别框架中，这样才能真正促进他们生殖健康的发展。

（3）性别角色可能影响青春期人群的饮食和生活方式，进而影响其生殖健康。青春期的女孩往往会对自己的身材和面容有着更多美好的期待，所以她们更容易受到追求时尚和流行的减肥方式的影响，但很多时候这些方法可能都是不健康的，短期内体重的快速减少还会带来严重的营养流失和生殖健康问题，例如月经不调等；青春期男性的标准审美则会更倾向于追求丰满肌肉，部分青春期男性也可能会因为追求健身效果而忽略食品健康的重要性。因此，父母、学校和健康教育专业人员应该加强合作，向青春期人群传授健康生活方式的相关知识，以更好地控制可能发生的青春期生殖健康风险。

（4）性别角色对于青春期性观念的形成很重要。很多情况下，传统文化"重男轻女"，强调女孩要内敛顺从，使得很多女性在受到侵犯时不敢提出自己的合理诉求；青春期男性则可能会因为社会和文化环境的影响，容易出现一些激进和偏执的行为。因此，需要重视对青春期人群的生殖健康教育，引导他们正确认识白己性别的内涵，这有利于他们的青春期生殖健康。

总之，性别角色对于青春期生殖健康可以产生多方面的影响，不同社会和文化对于性别角色的期望也有所不同。因此，在对青春期人群的生殖健康教育上需要给予充分考虑，并尊重多样性，保持一种开放平等的态度，给他们更好的自我认知和发展空间，真正达到促进其生殖健康的目的。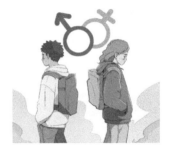

09

影响青春期男性生殖健康的不良心理因素有哪些?

◎江 欢

心理健康和生理健康是一对"孪生兄弟",两者总是相互联系、相互作用。因此,男性生殖系统的健康不仅依赖于个体生命每个阶段生殖系统的功能状态,还与男性心理健康的调节密切联系。青春期男性的心理还处于幼稚到成熟的过渡阶段,此时生理健康教育程度不足、学习状态过于紧张等因素都容易诱发焦虑、偏执等心理或情感障碍,这不仅影响到他们对自身生理健康的正确认识,还会对男性的生殖健康产生直接危害。那么,影响青春期男性生殖健康的不良心理因素是如何产生的呢?

(1)受我国传统社会道德观的影响,青春期男性在理解和接受自身生理变化方面可能会面临困扰。进入青春期阶段,男性生殖系统逐渐发育,出现第二性征,例如体毛增多、嗓音变低、身高肩宽等开始向成年男性的标准发生变化,对于一些青春期男性来说可能很难接受自己身体上的突然变化。由于缺乏正确的生殖健康教育,他们并不知道青春期生殖系统发育是一个逐步进行且存在个体差异的过程,总喜欢和身边同学、朋友相互比较,如果声音比同龄人尖细就认为自己是发育迟缓,体毛比别人多就是怪异,对于自己的身体变化产生羞耻感,久而久之产生自卑、懦弱的心理。因此,在青春期,父母需要给予他们适当的关注和指导,通过教育,让他们理解和接受自己的身体变化,这样可以减少心理的不适,帮助他们积极面对自身身体生理变化,从而减轻心理压力。

(2)青春期阶段,男孩在身体发育的同时还伴随着本能性意识的萌发。青春期的男性开始出现勃起、遗精等正常生理现象,并渴望与异性交往。但受传统观念的影响，大部分家长都羞于和孩子谈论生殖健康知识。特别是在缺乏正确的性教育情况下，有些男性对于青春期出现喜欢异性的心理产生了犯罪感，可能会导致恐惧与异性正常社交的心理，时间长了将会变得越来越内向、不合群。此外，现代社会环境非常复杂，网络信息发达，导致部分青春期人群过早接触到不良信息。他们自我控制能力较差，对是非判断不成熟，未经把关过滤的信息很容易误导他们产生对异性偏执等不良行为。这些具有强迫性和错误认知的行为，会严重影响他们的身心发育，造成生殖健康问题。因此，对于青春期男性来说，正确的生殖健康教育和观念，会令他们对生殖系统发育引起的问题和行为产生良性的影响。

（3）青春期阶段承受着巨大的学业压力，尤其是当面临中考、高考等重要考试的时候。这些压力可能会导致青春期男性的心理更加紧张焦虑，影响他们的生殖健康。因此，在帮助青春期男性学好知识的同时，也需要帮助他们合理地分配时间，适当安排一些兴趣爱好、体育活动等来调节情绪、减轻压力。

总之，家庭、学校和社会方面都应加强对青春期男性的生殖健康教育，加强他们对自身青春期生理、心理特点的了解，帮助他们建立积极良好的心理状态以应对青春期的生理变化，有助于他们更好地迈向人生旅程的下一阶段。

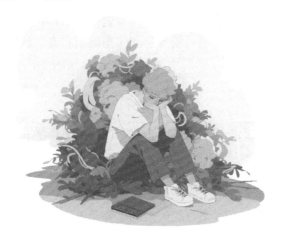

⑩
影响青春期女性生殖健康的不良心理因素有哪些?

◎江 欢

12 岁的小霞现就读小学六年级,一年前月经来潮,开始半年月经还比较规律,最近半年开始出现月经紊乱的情况,月经周期缩短到 20余天或延迟为两个月不等,时常出现经期持续一两周无法干净的情况。于是,妈妈带着小霞去医院就诊。医生通过详细了解病史和进行细致的检查后,发现小霞的身体并没有异常,是什么原因导致小霞的月经如此紊乱呢?在和妈妈交流的过程中,医生了解到班里有同学说过小霞的胸部发育太小,小霞对此非常介意且自卑,近半年行为比较怪异,还偷偷拿了妈妈的成人胸垫,每天都往自己内衣里厚厚的垫上两到三层,才愿意去学校。医生考虑长期的自卑焦虑可能才是导致小霞月经紊乱的"元凶"。

青春期女性的生殖系统虽然已经发育,但生殖系统的功能还没有完全成熟。因此,女性在青春期阶段就容易出现生殖健康相关的心理问题。心理因素和生殖健康之间存在着紧密联系,青春期女性的心理因素会影响着她们的生殖系统发育和生殖健康状态,这些心理因素主要表现在以下几方面。

1. 心理压力

青春期女性正处于人生的转折点,面临着来自学业、父母和社交等方面的压力。但这个阶段的孩子抗压能力相对较差,当外界压力过大时,就会导致身体激素水平失衡,进而影响正常的生理发育和生殖健康。此外,青春期阶段的生殖系统尚处在发育阶段,功能还未完善。因此,青春期女性在刚来月经的前几年容易出现月经紊乱,如月经周期提前、推迟，甚至数月不来，月经量时多时少的情况。

2. 自身认知

很多青春期女性对自身的身体状况和生殖健康知识知之甚少，容易发生涉及生殖系统保健的问题或疾病。此外，缺少科学、正确的认知，可能会让她们在忽略自身健康状况的情况下过早发生性行为，导致遭受潜在的性病、意外妊娠伤害或其他生殖健康问题。

3. 心理疾病

青春期女性开始在意身边的人对自己的看法，往往对自己的身体和外貌很敏感，这个阶段很多女性会因为自己的身体突然变得与同伴不一样而感到过度焦虑，甚至有些女性会遭受自卑和抑郁等心理问题的困扰，在这种心理状况下，就会导致她们忽略自己的生殖健康和生理健康。例如文中提到的小霞，她并没有正确认识到乳房发育的大小是因人而异的，有些少女乳房发育得较大，也有部分少女的乳房发育得比较小，由于过分在意身边同伴的看法而感到心理越来越紧张、不安，长时间的焦虑和抑郁状态也会影响身体激素的分泌，从而影响正常的生理周期。

4. 社交压力

青春期女性需要与同龄人保持正常的社交联系，但这个过程中可能也会带来其他的生活问题。例如，部分青春期女性可能会在追求认同感的过程中迷失自我，一味迎合他人的眼光和要求，甚至通过早恋、更换性伴侣这些错误的行为来寻求情感安全感。这些行为可能会导致阴道炎甚至感染性病等生殖健康问题，严重的会降低，甚至丧失生殖能力。

了解到导致小霞月经紊乱的原因后，医生首先向小霞讲解了正确科学的青春期生理知识，在给小霞使用药物调经治疗的同时，引导小霞加强体育锻炼，树立正确的接受自我观念，鼓励小霞积极跟老师、父母沟通。经过近一年的随诊治疗，小霞的心态明显变得乐观积极起来，也逐渐建立起比较规律的月经周期。可见，心理健康与否也可影响机体内分泌系统的正常运作，积极正面的心态是保障青春期身体健康和生殖健康的基础。

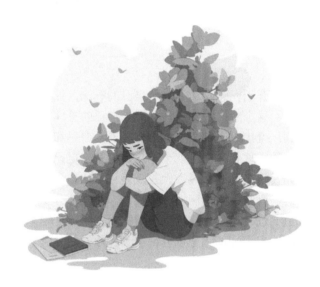

11

心理治疗在青春期生殖健康教育的应用？

◎江 欢

青春期是生命中一个特殊的阶段，是人生中的"叛逆期"。这个阶段的男性、女性开始出现身体形态的转变，出现男性、女性第二性征，随之也会出现一些生殖健康的相关问题。由于处在心理上的叛逆期，性情变得敏感易怒，青春期男性、女性可能更容易发生生殖系统的健康问题，生理上的突然变化和不适又会进一步对他们的心理健康造成不良影响，出现自我否定、性别认同困惑等心理障碍。这些心理问题如果没有得到及时开导，持续至成年可能会导致自我认同障碍、性功能障碍，甚至影响生殖功能等。因此，心理治疗在青春期生殖健康教育中发挥着积极的作用。青春期的心理治疗应结合青春期生殖系统发育的生理特点和由此变化导致的心理特点，可以从以下方面进行干预。

1. 通过心理治疗鼓励青春期人群勇敢自我表达

青春期是自我认知和表达的关键时期。青春期男性、女性在这个阶段正在尝试寻找自我，这时期的心理治疗可以帮助他们识别自己的感受、情绪和需求。尤其是当面对生殖系统发育问题时，大部分青春期男性、女性可能都会经历焦虑、害羞和挫败感这些负面不良的情绪。通过心理治疗鼓励青春期男性、女性勇敢表达出自己的想法和情感，帮助他们更好地理解自己的需求，以适应这个阶段身体的生理改变，建立健康的生活方式。

2. 通过心理治疗促进青春期男性、女性在性别角色上的自我认同

青春期是这时期男性、女性自我认同探索的阶段，性别认同是人类身份认同感中的重要一环。青春期正处于生殖系统发育、成熟的阶段，此时如果他们无法理解或接受自己的性别认同时，他们可能遭到排挤、猜疑，心理上的孤独感和焦虑症状就会随之而来。心理治疗通过与青春期男性、女性进行一对一的谈话，帮助他们正确了解青春期阶段的自身发育分化特点。通过强化感官和认知技巧帮助青春期男性、女性增强自信，建立自我身份认同感，对于维护他们的心理健康有重要作用。

3. 通过心理治疗加强青春期生殖健康教育的有效交流

青春期男性、女性在青春期经历了身体、情感和认知上的改变，这个时期他们心理上的情感变化尤为突出，他们的内心变得焦虑易怒，面对青春期身体发育和心态变化的困惑时，往往无法与父母、老师进行积极有效的交流。心理治疗可以通过角色扮演、模拟和实践等方式，帮助青春期男性、女性提高对话能力，与父母、师长或同伴进行有效的沟通交流，准确地传递自己的需求，才能在面临生殖健康问题时得到更多的帮助和支持。

4. 通过心理治疗促进青春期人群与他人的和谐相处

青春期生殖健康问题也会影响青春期男性、女性与他人之间的关系。当青春期男性、女性缺乏有效沟通技能的情况下，面临生殖健康问题时会令他们感到彷徨、羞耻，甚至出现彼此疏远的情况。通过心理治疗让青春期男性、女性学习如何识别并更好地表达自己的需求，有效与同伴沟通，从而建立起与他人相处的和谐良好关系。

综上所述，通过心理治疗实践，一方面，可以促进青春期男性、女性的自我表达和自我认同，通过加强与外界积极有效的交流，可以

帮助青春期人群正确理解和应对青春期生殖健康问题，减轻这一阶段所面临的心理压力和焦虑。另一方面，通过心理治疗还能将青春期阶段所面临的身体发育和情感问题相结合起来，可促进青春期男性、女性的身心健康成长。

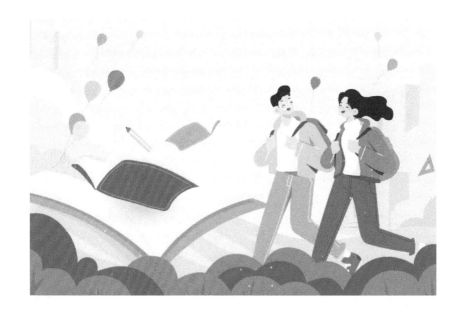

①② 学习书法对青春期生殖健康有什么影响？

◎朱伟杰

书法是一门独立的艺术，它借助于汉字的书写和形体，可以表达出作者的性格、情绪、趣味、气魄、体质和思想等，也能够令作者抒发和调节情感，陶冶性灵，改善身心素质和身体的健康状态。

处于青春期的男女同学，在机体内分泌系统的刺激和调控下，身体经历着快速生长、发育和变化，与此同时，这一阶段的心理变化和学习压力很大，令有些同学会产生不愿面对的、不认同的、被压抑的或不愉快的负性情绪，而且不良情绪会持续一段时间，这不免会影响身体和心理的健康，进而会影响学习，而功课跟不上、学习成绩退步，则会负反馈影响身心正常状态。通过书法练习，能够舒缓焦虑、急躁、偏激、厌烦或苦闷等心情，这对于缓解、转化同学们的负性情绪是有帮助的。宋代诗人苏轼曾这样赞美过书法的功能，"自言其中有至乐，适意无异逍遥游。近者作堂名醉墨，如饮美酒消百忧"。自古至今亦已有无数人士证明了：书法可以宣泄感情，调节情绪，令浮躁、急躁的心情平静下来。故此，青春期同学练习书法，于身心健康和性情调整会很有帮助。身体健康和心态良好，有利于机体内分泌活动正常进行，间接地对青春期生殖系统发育甚有裨益，即对青春期生殖健康有积极作用。

对于青春期的同学来说，书法练习有利于脑、身锻炼。看似平常的书法练习，实质是一项很好的全脑、全身运动。人的大脑分为左脑和右脑，左脑主要负责阅读、书写、言语、数学运算和逻辑推理等，右脑主管运动、情绪和艺术欣赏等。简单地说，学习用左脑为主，运动则以右脑为主，左右脑协同活动，配合肢体充分锻炼，可使机体内多个系统和器官的能力得到均衡发展。

　　临帖的时候，眼睛看着碑帖，需全神贯注，仔细观察、分析字的结构和行笔的轻重缓急，脑子里要记碑帖笔画、字形，令临摹碑帖做到形似、神似，还要背诵碑帖内容，使之书写流畅；书写时站立着，悬肘，将全身之力，通过腰、肩、肘、腕和指的协调之力聚于笔端，笔运于指，指运于腕，腕运于肘，肘运于肩，肩运于腰，笔锋运行则带动了眼、腰、肩、肘、腕和指的一系列运动，这过程就像打太极拳，涉及神经系统、心血管系统和呼吸系统，以及全身 30 多个关节和 50 多块肌肉，全身发力，气息舒畅；书写时精神集中、心无杂念、凝神入静、动静结合、呼吸平缓，可以平心、静气、沉着和怡情；欣赏书法作品时，或庄严端正，或沉雄豪劲，或清丽和婉，或高逸优雅，或行云流水，或跳跃灵动，领略书法的美妙能够获得精神上的愉悦，久而久之培养出艺术鉴赏力。

　　因此，书法练习对全脑、全身是综合性的协调锻炼。大脑和身体的状态良好，则是身心发育和学习的基础，亦间接地有益于促进机体的生殖健康。青春期的同学们，每天挤出一点时间练习书法吧。

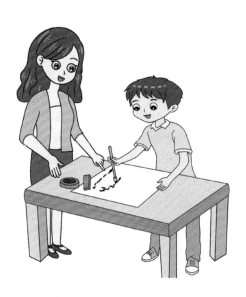

13

学习绘画对青春期生殖健康有什么影响?

◎卢丽华，朱伟杰

　　在青春期，身体和心理都发生了急剧变化，给青春期男性、女性造成诸多困扰，表现为焦虑不安、彷徨、压抑、叛逆；孤独感、挫折感、自卑感和易受伤害；学习上急躁，压力大。青春期生殖激素的分泌，促进身体迅速发育，以及生殖系统发育、成熟，而身体第二性征出现和生殖系统发育伴发的诸多情绪问题，又可能对生殖激素分泌产生负效应，进而造成青春期生殖健康的隐忧。

　　学习绘画是排解青春期压力和负面情绪的有效途径，对青春期生殖健康有良好的调节、促进作用。

　　绘画是一项安静、自我的活动，只要有一杆笔、一张纸和一隅即可，或是走到山水间，不会打扰到他人。可以在纸墨间表达心情，抒发情感。

　　高中女孩小杉从小喜爱画画，一直未间断学习，初、高中每逢大考之后第一件事就是画画，可以是一个下午或是一整天，全身心地画，抽离出固有的环境，特别能够缓解压力。多年学习下来，每次完成满意的画作之后，特别有成就感。高中学业压力大时，尤其是学习遇到瓶颈时，随手画上几幅手绘，倾诉一下，短暂的放松，可以缓解焦虑不安和急躁。有时，就只是用绚丽的颜色涂鸦，心情就大好了。她经常将自己的画作作为礼物送给同学和朋友，让沟通和交流充满新意和乐趣，在人际交往中获得满足感，充满自信。

　　学习绘画可以通过多个方面间接地对青春期生殖健康发挥良性作用。

　　（1）青春期男性、女性由于心智尚未成熟而相对缺少表达能力和途径，可以通过绘画这种非文字的非具象方式表达自己，能够调节和排遣不良情绪和心情，有助于机体神经系统的良性调节，进而促进内分泌系统也处于正常状态，这对生殖系统发育是有利的。

（2）绘画过程安静且平静，在绘画创作的过程中，他们不仅能够从激动或困扰的情绪中挣脱，还同时能够获得一个相对独立的个人时空，这对敏感、急需个人空间和追求个人独立的青春期男性、女性无疑是非常重要的。

（3）绘画作为非功利的学习过程，"学业压力"相对较小，其作为艺术的主要门类，拥有极具灵活性的评价范围，使得青春期男性、女性更容易获得成就感；同时，无论是临摹还是自主创作，他们顺畅表达或者注重于写实，都可以使得青春期的挑战需求和成就需求获得满足。

（4）绘画能使朋友和同学间的沟通和交流更加个性化、新颖有趣，减轻青少年的孤独感和面对人际交往的无助感。

（5）通过古今中外名家大作的欣赏和学习，培养青春期男性、女性对美的感受力和鉴赏力，提升幸福感，减少焦虑不安。情绪稳定会有利于身体健康。

（6）绘画是一种近距离观察世界，感知世界的活动，长期学习绘画，对身边的事物就会观察得越来越仔细，感知力也越来越强，手眼的精细配合，利于右脑发育及形象思维的形成，培养想象力和创造力，这对学习有好处。学习好了，对身心健康会有正面效应。

（7）想通过绘画作品完美诠释自己的思想，抒发情怀，需要认真刻苦地学习，全情地投入，可以塑造自律、耐心和专注的个性，有利于平复青春期男性、女性急躁的心理状态。

总之，青春期男性、女性培养学习绘画的兴趣，对调节情绪和心情甚有裨益，亦间接地对身体健康和生殖健康产生良好的促进作用。

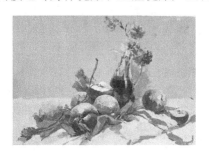

14

学习唱歌对青春期生殖健康有什么影响？

◎卢丽华，朱伟杰

著文、诗歌都是文化的载体，承载着人们的思想、志向和情感。所谓"文以载道、歌以咏志、诗以言情"。

学习唱歌，先是听，后是唱。听到的是曲调、节奏和歌词，体味曲中意、词中情；唱出的是优美的声音、表达的是思想、情感，体味的是喜怒哀乐的情绪。如果身体长时间处于良好的情绪状态，对大脑的神经系统有良好的调节作用，可以间接地对调控青春期内分泌活动的下丘脑-垂体-性腺轴产生相应的正面效应，从而有利于生殖系统的正常发育。因此，青春期的心理状态与身体健康紧密联系，愉悦的心情对青春期身体健康包括生殖健康甚有裨益。

学习唱歌对青春期生殖健康的良性效应，可以从以下几个方面得到体现。

（1）歌曲承载着不同创作者的情感经历，能够满足青春期男性、女性对情感的需求。例如，唱抒情歌曲可抒发人们对美好感情的向往，是情感躁动的宣泄所需，励志歌曲则满足其追求成就、畅想未来的需要。

（2）通过不同的歌曲，青春期男性、女性能够探索更加多元的生活模式和情感境界，在满足其探索未知的求知欲和好奇心的同时，也能塑造他们理解并平等对待多元、善于体悟他人感受的良好性格。

（3）音乐对人的塑造力和感染力是世界公认的，也就是说，享受音乐的青春期男性、女性往往能够拥有更多志同道合的伙伴，他们因音乐而聚，拥有更加轻松的情绪体验等，这些无疑使他们拥有了更加健康的心理——他们理解并被理解，他们输出同时收获。

（4）唱歌的时候人的胸腔充分打开，在生理上获得疏解的同时，在吟唱歌词和旋律时，青春期人群得以以他人词曲而言己愁，完成情绪宣泄，获得心理的舒畅。

（5）对于某些展示欲旺盛的青春期男性、女性来说，拥有唱歌技能，在某种程度上使他们获得了展示自己的机会，使他们获得成就感。

（6）合唱能培养青春期男性、女性的配合意识、平等观念，登台表演、慰问演出等艺术实践可以培养孩子的人际交往能力，让孩子勇于接受挑战、敢于展示自我。

（7）唱歌就是锻炼身体，唱歌时要调动大脑、发声器官和呼吸器官，发声时身体处于比较放松的状态，心情愉悦；气息练习可以提高对呼吸的控制能力，提高肺活量，可以让青春期男性、女性在应对学业压力、心理压力时获得充足的体力支持。

（8）学习唱歌有助于保持良好的身体姿势和面部表情，锻炼清晰地咬文吐字能力，使处于身体迅速发育的青春期男性、女性，认同和欣赏自己的身体，使自我意识得到进一步发展。

（9）歌唱要在曲调中、歌词中融入自己的情感和意念，要学会科学用嗓，提高发声质量、使声音更圆润、甜美，才能具有较强的艺术感染力，学习唱歌可以培养专注力、共情力。很多积极阳光、充满正能量歌曲，倾情演绎时，能净化心灵，陶冶情操，对处于矛盾中的青春期男性、女性起到潜移默化的教育引导作用。

（10）唱歌娱人悦己，方便易行，身体就是乐器，走到哪里唱到哪里，学会唱的歌曲和旋律，一辈子也不会忘记，陪伴终身。

总之，唱歌可以"唱"走坏情绪，"唱"出好心情。青春期的孩子们，放声歌唱吧！

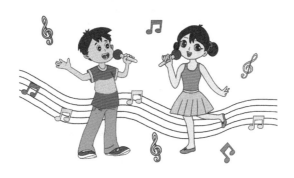

15

学习乐器对青春期生殖健康有什么影响？

◎卢丽华，朱伟杰

青春期时身体成熟早于心理成熟，即身体的成熟是明显而单纯的，是心理成熟的基础，而心理成熟是复杂的，受到社会及文化等因素的制约，具有明显的时代或文化烙印，存在明显的个体差异。青春期的心理特点主要表现为情绪和心理状态不稳定，意志力薄弱，容易失控等。人的心理状态，包括焦虑、生气、情绪失控都会对神经体液调节系统产生影响，引起内分泌中枢——下丘脑的功能紊乱，进而对下丘脑-垂体-性腺轴产生不良影响，而下丘脑-垂体-性腺轴对青春期生殖系统发育尤为重要，起着调控各级生殖激素分泌的作用。因此，选择一种合适的爱好，可以疏导情绪，调节心理压力，使身心处于平和、愉快的状态，有利于身体健康，从而间接地调节了下丘脑-垂体-性腺轴的内分泌活动，这会有益于青春期生殖系统的正常发育。

有条件的青春期男性、女性，可以选择学习乐器，通过学习和练习乐器，有助于从学业繁重、情绪易于波动的青春期中获得一种调节情绪和心情的良好方式。

（1）演奏经典曲目，欣赏名家名曲，从曲中意，到意中情，学习并理解乐曲表达的思想和情感，演奏者既是倾听者又是倾诉者，可以排解青春期的焦虑、不安和彷徨等情绪。排遣、避免或调节了不良情绪与心情，无疑地，有利于身心健康，也有利于青春期生殖健康处于良好状态。

（2）学习民族管弦乐器，如古琴、琵琶等，因其音色、音域的不同，表现力不同，其演奏的经典曲目，通常具有明显的民族特色和深刻的文化历史底蕴，充满人文情怀，能丰富知识广度，是历史观、世界观的补充，有利于青春期自我意识的进一步发展。

（3）学习乐器从起初的枯燥，甚至沮丧，到入门后，学会一首曲子，能完整弹奏出来，音色美妙，从而体验成功的喜悦，以及付出后收获的满足感，这种体验可以帮助青春期的青少年在遇到学业压力、挫折和困惑时，坚定自己战胜挑战的决心和信心。

（4）演奏乐器是音乐学习的一个方面，可以提高美的感受力和鉴赏力，让其感受美、实践美，传递真善美，懂得如何与世界相处、与自己相处，缓解青春期对身体迅速发育的不适应、不接受情绪。

（5）乐器的练习和演奏是一种生动的动态系统，需要手、眼和脑的完美结合，理智和情感的协调配合，开发想象力和创造力。

（6）乐谱上的音符、节奏、符号、速度和句子等，需要全情投入，利于培养专注力。

（7）学习乐器要忍受孤独、承受不断失败的打击，演奏需要规律、科学和恒久的训练，需要毅力、耐力、信心和勇气。没有坚持与忍耐，弹不好一首曲子。故此，学习乐器能培养和锻炼意志力。

（8）演奏练习，要有时间保证，可以培养其时间规划管理的能力，更加自律。

（9）合奏或参加乐团，共同学习排练，能提高其纪律性，培养配合意识，从而促进人际交往，提高心理安全感。

总之，学习乐器，悦己娱人，有益身心。让青春期男性、女性的情绪和心情处于良好状态，顺利度过成长风暴的青春期。

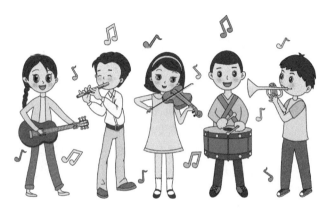

16

学习舞蹈对青春期生殖健康有什么影响？

◎卢丽华，朱伟杰

在青春期，由于身体的下丘脑-垂体-性腺轴的调节，使得生殖激素分泌和水平显著增加，促进了生殖系统发育，随之引起身心急剧地发展变化，而身体第二性征的发育会引起心理的巨大变化。从对自我的不适应，即困惑、羞耻或不接受，再到关心自我身体，即新奇、自豪和喜爱，直至逐步专注自我本身。

青春期时身体成熟早于心理成熟，是心理成熟的基础。青春期时的情绪和心理状态变化大，而且由于学习压力、生殖系统发育引起的问题等，容易造成孩子的紧张、困扰等情绪和心情。这些不良情绪会作用于内分泌中枢——下丘脑，干扰和影响下丘脑-垂体-性腺轴的内分泌正常调节，进而影响生殖系统的发育和健康。

如果青春期男性、女性具有良好的课余爱好，可以借助爱好调节心情，释放不良情绪和舒缓心理压力，其中的一种良好爱好是学习舞蹈。

学习舞蹈对青春期生殖健康具有多方面的积极影响。

（1）舞蹈是身体的朋友，是舞者通过优雅的身体动作将舞蹈意识和自身情感表达出来的艺术形式。舞蹈相较于绘画、唱歌，更加专注身体本身，是动态的肢体语言。舞蹈学习的过程也是锻炼身体、增强体质的过程，通过身体柔韧性和力量性的综合训练，使身体健康，心情愉悦，减少烦闷和不安。

（2）跳舞时，动作通常要求舒展四肢并进行充分的自我展示，这对于一些因生长发育而对自己身体变化不自信的青春期人群来说是一个绝佳机会，引导其对自我身体的正确认知，提升自信。

（3）青春期学业压力大，情绪低落，可以通过对重复性动作进行练习，优雅而缓慢，从而缓解心理压力。

（4）舞蹈表演需要舞者将动作与音乐融合，舞者必须静下心来沉浸其中，感受音乐传递的情感，从而引发更深层次的思考，这不仅能让处于焦虑矛盾状态的青春期人群跳出纠结的不良循环，还可以通过激昂热烈的舞蹈动作宣泄不良情绪。

（5）学习舞蹈是循序渐进、持之以恒的过程，从基本功、集体舞到独舞，再到编舞，需要付出很多体力和脑力劳动。舞蹈动作从易到难，要克服无数次失败的挫折，培养意志力，收获成就感。舞蹈动作从会做再到完美呈现，需要一次次心灵和身体的磨合，直到完美契合，能用肢体语言诠释自己所要表达的思想和情感，实现自我挑战。

（6）学习舞蹈，使舞者更加了解、欣赏自己的身体，练就优美健康的体态，更加自信。对身体急剧变化的不适应和不接受的青春期心理得到较快的转变，困惑、焦虑、自卑等心理感受随之减轻。

（7）登台演出、参加学校班级的文艺活动，能够培养热情大方，积极乐观的性格，改善人际交往，扩展视野，减少青春期的孤寂感。

总之，学习舞蹈不仅丰富了课余活动，而且良好的课余爱好对情绪、心情波动大的青春期也有调节作用，进而有利于身体健康和青春期生殖健康。

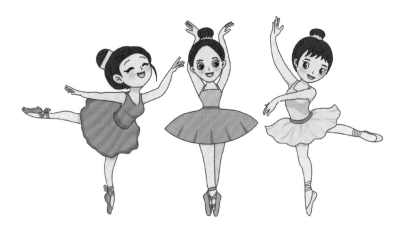

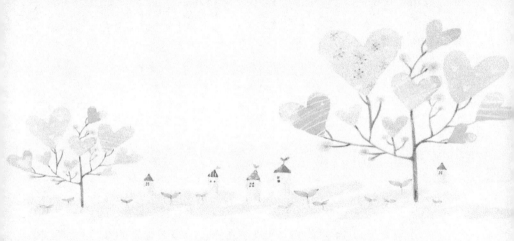

第 9 章

家长要重视孩子的青春期
生殖健康

01

父母应该如何正确看待孩子的青春期生殖健康?

◎肖　玲，梁以欣

小莉是一位14岁的初二女生，在一次心理咨询日的来访中，很难为情地表示，现在她还跟父母睡同一个房间。赵老师作为她的咨询师，表面不动声色，但心里其实非常诧异，一个已经步入青春期，开始发育，并且来月经两年的女孩子，会以什么样的心态去看待这样的居住环境呢? 于是，赵老师问她："你是怎么看自己这样的现状? "小莉没有直接回答这个问题，而是说："……那没有办法，我们家只有两间房，其中一间给了哥哥住，哥哥已经大二了……"。

赵老师不知道小莉还有没有不敢表达的想法，但是，从她难为情的小声表达中感受到，尴尬必然是有的。小莉来访的原因是只要进到校园就会头晕，无法正常来校。这个孩子学习态度是端正的，也有自己明确的学习目标，学习方法和能力也不弱，只要是在家自学，她的头晕症状就能得到缓解，甚至消失，并且能取得很好的学习成绩。那么，是什么原因导致小莉无法踏出家门，融入群体?

在青春期，随着身体发育，尤其是生殖系统发育、成熟，孩子的第二性征、生殖系统功能会引起身心产生很大的变化。可是，小莉父母并没有清醒地认识到，孩子已经开始发育和长大，身心发生了很大的改变和发展。小莉父母没有及时地随着这个事实就生活环境、教养方式做出必要调整，从而严重影响了小莉的成长，造成小莉的学习能力、人际交往能力严重受损。

个体身心发展包括生理和心理两个方面。影响个体身心发展的因素是多方面的，主要有三个因素：①先天遗传因素；②后天的环境因素；③教育因素。显然，小莉父母的行为完全符合于上述的三个因素，既没有重视孩子青春期生殖系统发育引起的一系列身心变化（即先天遗传因素），也没有及时提供合适的环境因素（即后天的环境因素），又没有能够给予正确的教育引导（即教育因素），导致小莉在身心发展过程中遇到了一定的障碍。

个体身心发展并不是一个匀速前进的过程。另外，生殖系统发育相关问题在传统文化中，一直都不是公开谈论的话题。如果没有外力或师长的帮助，青春期孩子们可能无法通过自己的努力，正确解决自己生殖系统发育方面的困惑。

总之，父母作为孩子成长的第一责任人，要学习和掌握青春期生殖系统发育、成熟的相关知识，给予孩子相应的关爱、教育和切实帮助，让孩子青春期身心健康包括生殖健康处于良好状态，健康地度过人生重要的青春期。

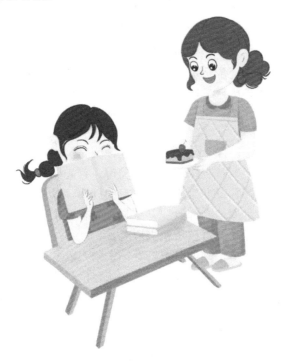

0 2
父母如何引导孩子正确应对自己身心的发展？

◎肖　玲，梁以欣

　　某日的晚上，15 岁的初三男生小强很别扭地拉着妈妈进了书房（因为爸爸脾气比较暴躁，他不敢找爸爸说他的难言之隐），向妈妈说出了自己困惑：上网的时候，曾经点击进去过一些有男女搂抱、亲吻等行为的网站，从此以后，就总是控制不了自己，还想进去那些网站去浏览。虽然知道这样不对，可是自己难以自控。妈妈听到孩子的困惑先是担忧：孩子是不是陷入浏览色情网站的瘾里了。但她还是很快调整好自己的情绪，先接纳、理解了孩子的难为情和恐慌，并向小强说明他目前正处于青春期身心发展的敏感期，对这类知识产生好奇是正常的，同时也告诉小强，要学会控制自己的冲动欲望，从正确的途径去了解科学的生殖健康知识，并征得小强的同意，到医院请医生给小强讲解青春期生殖健康与生理卫生的知识。

　　在这一案例中，由于小强妈妈的理性应对，很好地化解了小强的青春期困惑危机。同时也提示，作为父母，首先要有相应的青春期生殖健康知识，了解青春期生殖系统发育的规律，以及孩子生殖内分泌变化伴随而来的生理与心理改变。家长预先有了正确的知识，才会有合适的态度去引导和教育孩子积极应对。

　　其次，在接受孩子倾诉自己青春期生殖系统变化及其引发的问题时，家长应该注意谈话的方式、方法和场合，尽量关注孩子的感受，让孩子能坦然面对自己身心的发展变化，正确了解相关知识，减少恐慌。

　　再次，父母应与孩子建立良好的亲子关系，这样，当孩子遇到青春期生殖系统发育的困惑时，才敢于向父母请教。如小强爸爸，因为脾气暴躁，得不到孩子的认同接纳，那么孩子就不会选择向爸爸寻求帮助。另外，需注意的是，在涉及生殖系统发育问题方面的教育引导，尽量由同一性别的父或母实施生殖健康知识的科普教育，可以减缓亲子之间的尴尬，容易达到教育的效果。

最后，当父母感觉自己的能力不足以引导孩子面对生殖健康相应的问题时，要坦然面对孩子，可以邀请孩子一起学习相关内容，或向医生、老师请教。不要回避或表现出羞耻感，以免给孩子造成不良影响。

总之，青春期身体的快速发育，机体的内分泌系统、生殖系统也随之发育、成熟，这一阶段会造成青春期男性、女性的身心发展过程出现涉及生殖系统与生殖生理等方面的困惑或行为，父母应该多留意孩子的身体与情绪变化，及时发现孩子出现的问题，采用正确的方式化解或处理，以帮助孩子在青春期身心健康发展。

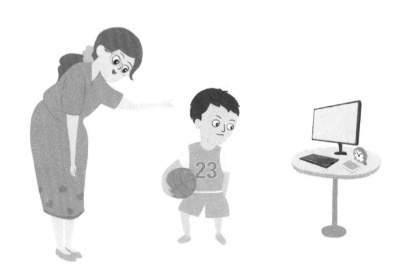

03

父母应该主动与孩子谈及青春期生殖健康问题吗？

◎肖　玲，梁以欣

在青春期阶段，由于孩子尚未成年，大部分情况下，都是父母陪伴孩子经历这一时期的。故此，在孩子的生殖健康教育中，父母的位置不可或缺，父母主动与孩子谈及青春期生殖健康问题是非常必要的。

随着孩子青春期身体发育，身心会发生一系列的剧烈变化，孩子可能会猝不及防，并由此产生一系列的困惑和问题。所以，家长应该提前做好相关知识的储备工作，尤其是要重视学习和掌握青春期生殖健康知识，为孩子出现的生理及心理变化做好应对准备，避免产生意外或不良后果。

有些父母会这样认为，孩子年幼不适合与他们谈论生殖健康的相关知识，这样的理解是不正确的。没有在孩子的青春期给予生殖健康知识教育，会造成孩子因缺乏相关知识，在某些情况下也可能会给坏人作案的机会。犯罪分子会利用孩子对生殖健康知识的懵懂，伤害孩子，导致孩子的身心受到长久的负面影响。

生殖健康如同身体健康一样，在整个生命历程中都需要重视和维护。故此，生殖健康教育应该从年幼就开始做科学普及教育。作为父母，在孩子问爸爸妈妈自己是从哪里来时，家长就可以自然地跟孩子科普相应的知识，孩子也会自然地接受知识。当孩子长大到了青春期，想要了解更加具体的内容，家长可以进一步讲解青春期生殖健康问题，让孩子了解自己即将面临或正在经历的身心变化，这样孩子就容易接纳青春期生殖系统发育引起的行为或问题，也能让孩子学会更好地保护自己。

很多父母不知道怎么跟孩子谈及青春期生殖健康问题，也不知道需要谈到什么程度，甚至担心跟孩子谈及青春期生殖健康问题，会不会引发孩子过早关注此类问题，甚至过早发生不良生殖健康行为。事实上，这是家长的错误想法，当孩子到了青春期，由于体内生殖激素水平升高，必然会对青春期生殖系统及生殖健康相关问题产生兴趣，随着孩子逐渐长大，这种好奇心也会逐渐强化，这是生理和心理正常规律。可是，如果家长避而不谈，孩子只能压抑住自己的好奇心。另外，孩子掌握了正确科学的生殖健康知识，可以在相关危机事件中更好地保护自己，远离侵害。

总之，孩子在青春期有可能遇到生殖健康的相关问题，需要得到及时、真诚、坦率、有效的帮助和指导。如果孩子能从父母得到适时的生殖健康教育，将对他们一生的成长和幸福起到难以替代的积极作用。如果孩子不问及关于生殖健康相关问题，家长也不要忽略这个话题。在合适的时候，主动跟孩子讲授青春期生殖健康知识，不仅有利于孩子青春期身心健康和生殖健康，而且对孩子一生都将产生积极影响。

宝贝，这是青春期的正常发育，
明天妈妈带你去买合适的运动内衣

妈妈，我最近都不敢跑步了，
感觉同学都盯着我的胸部看

04

影响父母对青春期孩子生殖健康教育的因素有哪些?

◎江　欢

近年来，青春期孩子的生殖健康教育愈发受到社会的重视。家庭作为青春期人群成长的第一场所，父母是孩子生殖健康教育的第一任老师。然而，不同父母对青春期孩子生殖健康教育的态度和行为却存在一定的差异。这种差异性不仅影响家庭生殖健康教育的质量，也会影响孩子的生殖健康状况甚至成年后的生殖观念。那么，哪些因素可能影响父母对孩子生殖健康教育的效果呢?

1. 父母受教育程度和年龄因素

一般而言，受教育程度越高的父母，对青春期生殖健康相关知识的正确知晓率越高，能够以科学客观的态度来面对这个阶段孩子的身体和心理变化，并且与孩子沟通的水平也更高。此外，父母的年龄也会影响青春期孩子生殖健康教育的质量。年轻的父母可能因为缺乏经验和知识而忽视孩子的生殖健康教育，而年长的父母也可能会受到传统保守观念的影响，对孩子的生殖健康教育存在一定的局限性。

2. 社会文化差异

社会文化因素是影响父母对青春期孩子生殖健康教育的重要因素。社会和家庭文化的传统、宗教信仰和社会风尚都会影响父母的生殖健康教育观念和行为，而父母的观念和行为则直接影响对孩子的教育方式和效果。由于中国传统文化相对保守，有的父母对生殖系统发育和健康问题的回避和忽视，会导致青春期孩子生殖健知识的缺乏。

3. 家庭因素

家庭因素包括家庭氛围、家庭成员亲密程度和父母婚姻质量等。认为"我是成年人"是青春期人群显著的心理特点，在这个阶段，尤其反感父母的关心和说教，甚至产生逆反的心理。同时，孩子担心与父母谈及生殖健康话题时气氛尴尬，也不愿意父母借着这种机会追问自己太多私人问题。因此，如果没有良好的亲子关系和平等和谐的交流方式，生殖健康教育也无法收到良好的效果。一个安全舒适、有良好亲子关系的家庭环境，能够促进家长与孩子的有效沟通，增强彼此的信任感和亲密感，可以为生殖健康教育提供合适的场所，而压抑的情感和不稳定的氛围，则会成为父母开展家庭生殖健康教育的障碍。

4. 父母的性别观念差异

受我国传统文化的影响，社会对男性、女性存在不同的角色期待，这也导致有些父母对青春期男性和女性的生殖健康教育存在不同态度，尤其是在生殖器官发育认知和生殖健康相关教育方面，女性可能会受到更多的压力和限制。因此，在生殖健康教育过程中，父母可以根据青春期男性、女性不同的生理、心理特点选择不同的教育方式和重点，但应注意教育内容的适度性。例如，对青春期男性的教育方式可以稍微具体和直接，让他们了解身体变化是正常成长过程的一部分，教育重点可以放在帮助他们理解这些生理变化以及正确处理自我形象问题；与青春期男性的教育方式不同，教育青春期女性则需要注重倾听和支持，提供一个温暖和理解的环境，帮助她们理解自身情感并鼓励大胆表达，教育重点应放在教育女性如何照顾自己的身体变化，如正确处理月经相关事宜和正面看待他人的评价，以建立健康的人际关系等。

综上所述，父母对青春期孩子生殖健康教育的效果受到多种因素的影响。父母只有全面认知这些影响因素，尊重科学，才能更加有效地对青春期孩子进行健康教育包括生殖健康教育，帮助孩子增强生殖健康保健意识，远离生殖健康相关疾病。

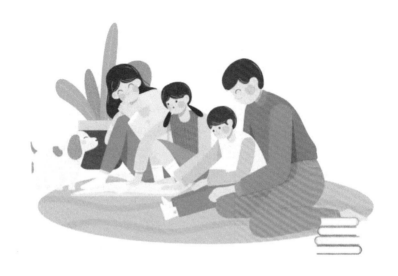

05

孩子遭遇青春期生殖系统发育问题困惑时，父母应该怎么做？

◎肖　玲，区竞志

　　小东读寄宿高中，从高二开始，小东晚休时经常对某个女生产生爱慕幻想，常常走神沉浸其中，有时甚至会控制不住自己而产生自慰行为或做相关内容的梦，对象也是这位女同学。小东认为自己的这些想法非常肮脏、龌龊，应该受到惩罚，但他又控制不住，觉得性幻想和性梦的过程非常刺激。每次做性梦时，都感受到一种前所未有的兴奋。但是，当小东从梦中醒过来的时候，愧疚感油然而生，兴奋和愧疚夹杂在一起，让他感到非常痛苦，学习成绩也因此出现了大幅度下滑。

　　小东之所以会有生殖系统发育问题的烦恼与困惑，是由于他体内生殖激素（如雄激素）水平升高，性意识觉醒之后，其生理需求与社会行为规范之间发生矛盾。小东会产生青春期困惑又难以自控，是因为他对自身生殖系统发育、生殖器官成熟的生理变化感到好奇，并希望能够探索缓解自身由于生殖系统发育引发的强烈生理需求。所幸，他有一位开明的父亲，在接到班主任的家访电话，了解到孩子学习成绩严重下滑之后，并没有责备孩子，而是在周末接到孩子后，带小东去了一家茶馆，耐心地跟他谈心。在父亲的接纳和理解之下，小东终于向父亲吐露了自觉难堪的困惑。小东父亲也有机会疏导了孩子的愧疚心理，给孩子普及了正确的生殖健康知识。小东理解到，自己是对自身的身体发育不了解，对生殖系统发育容易引发的行为缺乏正确认知，从而产生了焦虑、不解，甚至有罪恶感，导致影响了自己的整个身心状态和学习。

青春期的孩子，由于生殖激素的高水平分泌与显著变化，伴随而来对异性产生好感，甚至有性冲动、性幻想，这些都是正常的生理反应。如果得不到正确和及时的疏导，孩子就很容易产生困惑与焦虑，当孩子遭遇青春期生殖系统发育问题困惑时，他们可能非常恐惧不安，亦会寻求缓解和解决的方法。青春期的孩子很敏感，很容易感到不安和孤独，所以，当家长察觉到孩子情绪状态不太对的时候，要及时与孩子沟通，了解孩子遇到什么问题。但是，在此之前，首先要让孩子觉得放心和安心。只有当孩子跟家长建立信任关系后，孩子才会敢于向家长求助。

父母应该理解孩子在经历青春期的时候，身心所发生的变化，其中一些变化会令孩子很尴尬，加之每个孩子的生长发育阶段不是平衡的，产生这些变化的时间可能会有很大差异。也就是说，虽然每个孩子都要经历青春期，但速度和过程不尽相同。

总之，父母要接纳孩子因青春期生殖系统发育而产生的情绪和困惑，及时疏导，帮助孩子应对自己的生理、心理等问题，必要时可借助于医生、教师等孩子信任的方式予以解决，使孩子在青春期处于身心健康包括生殖健康的良好状态。

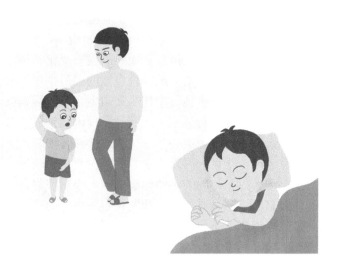

06

家长需要了解青春期生殖健康的知识吗？

◎肖　玲，区竞志

父母是孩子成长的第一责任人。在陪伴孩子成长的过程中，尤其重要的阶段之一是孩子的青春期。在此时期，孩子经历身体发育所带来整个身心的很大改变，其中包括生殖系统发育、成熟伴发的一系列生理和心理行为与问题。故此，父母掌握和理解青春期生殖健康知识是非常必要的，这有利于对孩子施以正确的青春期生殖健康教育，并及时对孩子给予相应的帮助。

青春期人群，身体各个系统正处于生长发育的敏感期、关键期，由于一些家长缺乏青春期生殖健康的相关知识，不能正确引导孩子，导致有些青春期孩子把生殖系统发育的相关内容，想象为一种神秘但又极其想要了解的事情。另外，由于现今存在各种媒体和传播途径，青春期孩子很容易从某种渠道或途径获取他们想要的资料，而不恰当的资料容易对孩子产生负面效应。故此，想要帮助孩子正确了解青春期的知识，家长首先需要具备正确科学的生殖健康知识和观念。

家长如果没有正确的青春期生殖健康知识，可能无法理解孩子青春期的相关行为和表现，会过度焦虑或紧张，甚至标签化孩子，给孩子带来更深层次的伤害。而且，当孩子遇到青春期生殖系统发育的困惑时，就难以帮助孩子正确面对和找到应对策略。

12岁的六年级男生俊文的家长，曾经历过这样棘手的问题。俊文的父母通过自己家的监控发现，孩子经常躲在房间里，悄悄进行自慰。俊文母亲对此感觉很焦虑，也曾让俊文父亲跟孩子就此问题进行过谈话，但效果并不明显，孩子仍然有这样的行为。因此，俊文母亲前来心理咨询机构向老师求助，想要知道父母该怎样处理这类事情。其实，俊文父母的焦虑是可以理解的，毕竟自己的孩子长大了，出现了一些他们认为不可接受的行为却又不能改变什么。但是，这样的情况反映出俊文父母对孩子生殖系统发育引发的问题了解不足，无知就容易导致恐惧。故此，如果俊文父母学习了青春期生殖健康的知识，就很容易理解俊文的行为是对的还是不恰当的，并能够给予俊文有实效的引导。

生殖健康的相关知识包含了很多层面的内容，不是简单的生殖器官解剖学描述或者性生理介绍。世界卫生组织、我国政府和教育主管部门都强调对青少年开展青春期生殖健康教育。家长应该从正规途径与方式了解和学习正确的男性、女性青春期生殖健康相关知识，如果有不明白或者未能理解的问题，家长宜向专业医生、教师请教。只有家长自己具备科学正确的青春期生殖健康相关知识，才能在孩子由于青春期生殖系统发育而产生问题时，给予相应的正确教育和帮助，这样才有利于孩子在青春期全面健康发展。

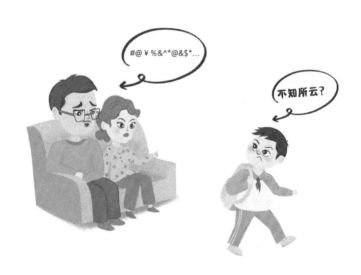

07

家长应怎样关心孩子的青春期生殖健康？

◎肖　玲，区竞志

　　15岁的初三女生小婉，在初二的时候跟同班的小斌谈恋爱，两人情不自禁发生了亲密行为，而小婉意外怀孕了。小婉父母知道后非常震惊，尤其是她父亲极为气恼，严厉训斥了小婉。后来，小婉由母亲带去医院做了人工流产手术。此后，小婉感到无颜回到课堂学习，黯然离开家乡去了外地，早早步入社会，开启了自己的打工生涯。但是，由于小婉的文化程度不高，只是在工厂里当个看监控的安保人员。

　　从小婉的人生重大转折事件来看，假如孩子缺乏青春期生殖健康相关知识，或者青春期生殖健康问题没有得到良好解决，在某些情况下，会影响孩子的一生发展；而父母的关心、帮助方式不对，对孩子可能会造成进一步伤害，导致更严重的后果。近十多年来，每年有相当一部分未成年少女由于非计划怀孕，又害怕父母亲友责难，选择私自前往无资质的小诊所或小机构做人工流产手术，术后得不到很好的身体调养，影响身体健康恢复，甚至可能造成生殖系统不可逆损伤，导致成年期不能生育，严重的甚至可能丧失生命。基于这样严峻的现实，中国计划生育协会网站发布《中国计划生育协会2022年工作要点》提出："实施生殖健康促进行动，重点解决青少年、育龄人群及其他特定人群生殖健康的突出问题，开展未婚人群人工流产干预专项行动，减少青少年意外怀孕和人工流产，提高群众生殖健康水平"。

　　作为家长，在关心孩子青春期生殖健康问题的时候，要充分注意方式、方法，特别要注意保护孩子的隐私。一般地，借助由相关社会新闻、热点事件等引发亲子讨论，推人及己，适时、适当地与孩子交流青春期生殖系统发育引起的问题，这样可以避免突然、专门谈论孩子的青春期生殖健康问题，而造成的尴尬气氛。

对于孩子的身体自然成长生理规律，父母虽然无法左右孩子的身心发展和情感需要，但是，应该教育孩子学会保护自己，给孩子进行青春期生殖健康的知识普及和卫生健康问题的预警，防患于未然。

当孩子出现青春期生殖系统发育引起行为或问题的时候，父母要控制好自己的情绪，及时为孩子提供有效的开导和帮助，提供解决渠道和心理关怀，缓解孩子的压力或恐慌情绪，并积极帮助孩子进行身体、心理、学习、生活及人际重建等方面的良性调整。

如果孩子在青春期无特殊情况，家长不必谈论涉及孩子青春期的专门话题，可以默默关注和观察孩子的相关行为表现，发现孩子需要帮助的时候，则要注意尊重孩子的隐私，征求孩子的意见，给予孩子易于接受的帮助。

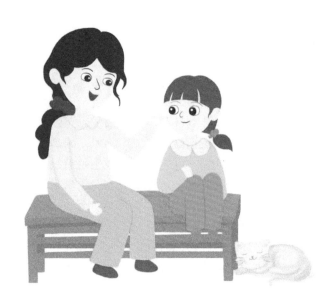

08

家庭如何开展青春期生殖健康常识教育？

◎肖　玲，梁以欣

小东的妈妈非常苦恼，来到心理咨询室向老师求助，原因是小东升入四年级以后，经常被老师投诉，小东在学校掀女同学的裙子，有时候甚至会去摸女同学的臀部。学校、家庭对小东的这种行为进行了严厉的批评和教育，但都未能约束小东的行为，反而越来越频繁。对此小东妈妈非常苦恼，不知道怎么办。

在信息技术高度发达的当今社会，孩子们或多或少会在电视、杂志或网络上看到和听到很多关于生殖、两性关系的内容。当孩子们处于青春期时，他们可能会因为各方面原因产生强烈的好奇心和冲动，父母应该及时关注到孩子的这些变化，开诚布公地谈论青春期生殖健康的一些常识内容，这对父母来说是一项重要的工作，因为孩子们在电视、网络上获取到的信息并非都是科学、恰当的。有些孩子偷偷地从一些不恰当的途径获取的某些不科学、不合法信息，可能会误导孩子，引发孩子产生不良行为，甚至可能走上犯罪的道路。父母要让孩子知道生殖话题尽管敏感，但是需要直接面对，直接沟通，不需要孩子使用一些变形或极端的方式来满足自己的好奇心。

很多家长可能会以为，等孩子长大了，关于生殖的知识自然就会懂，不需要对孩子开展青春期生殖健康的常识教育；或者羞于启齿，认为不应该跟孩子谈及涉及生殖系统方面的内容；或者家长本身也不真正懂得相关的知识。

实际上，随着孩子的身心发展，父母应该尽早开始跟孩子讲授生殖健康方面的常识，以保障孩子身心健康包括青春期生殖健康，安全度过敏感的青春期。不要以为所有的女孩子或者男孩子都是初中以后才进入青春期，孩子们也不是真正步入青春期后才会对生殖常识感兴趣、有需求。虽然世界卫生组织给出青春期的年龄范围是 10～19 岁，但是，孩子们的青春期萌动存在很大的个体差异，有些女孩从 8 岁开始进入青春期，有些男孩在 9 岁就开始对异性感到好奇。故此，父母需要留意孩子的身体和行为变化，适时进行适度的生殖健康常识教育，与孩子讨论青春期开始前后的身体和心理、情绪变化。

在家庭开展青春期生殖健康卫生和生殖健康常识谈话之前，父母首先应该充实青春期生殖健康常识的知识储备，这样，当孩子需要的时候才会有足够的储备内容去输出，从而给予孩子填补知识空缺。另外，要特别跟孩子提及他们的身体和心理在成长过程中会经历的变化，提示他们做好应对的准备，而不至于在事情发生的时候惊慌失措。

谈论青春期的身心变化，不应该只是一次性的谈话，而更多是一个过程，因为孩子们随着时间的推移，身心会不断发展变化，他们需要学习本属于他们的年龄段应该知道的知识。当他们提出问题时，父母应该正确给予解答，以便满足他们的好奇心。此外，父母应该坦然面对孩子的困惑，勿在孩子提出此类问题时，或遭遇此类问题做出不良应对行为时（如案例事件中的小东）污名化指责孩子，认为孩子存在道德上的缺陷或品行问题，应该科学看待青春期生殖系统发育而引起的一些行为与现象。

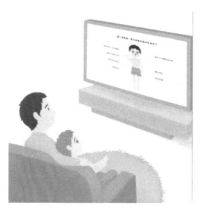

父母还应该认识到，青春期孩子有时是非常叛逆的，特别不服家长的管教。故此，进行生殖健康教育的时候要找准合适的时机，最好在一个比较私密的环境下进行，要让孩子有安全感，这样孩子才能开诚布公地跟家长交流。

09

家庭、学校、社会应怎样配合做青春期生殖健康教育？

◎肖　玲，区竞志

一日课后时间，某中学教学楼发出学生的哄笑声。学生们正对着不远处的楼廊起哄谈笑，值日老师迅速过来了解情况，才发现原来那是一对男女学生正在楼廊拥抱亲吻。老师及时制止了两人的行为，并把他们带到办公室进行批评教育。不过，这一事件在该校的学生群体中议论了很久，学校认为应该合适地予以处理。后来，通过学校心理老师对当事学生进行了个案辅导，对学生群体进行了青春期专题讲座，班主任对当事学生进行了家访，为其家长提供家庭教育指导，进行家校协助，帮助孩子化解了心理压力，事件没有造成严重恶果。

从上述事件可以看出，对青春期孩子进行生殖健康教育是学校教育和家庭教育不可或缺的环节，否则，很难预判孩子们在一时冲动或猎奇、索取关注等心态下会做出一些什么不恰当，甚至引发不良后果的行为。同时，社会也应该营造良好的风气环境，加强青春期生殖健康的科普教育，对青春期人群进行正面引导。

对青春期人群开展青春期生殖健康教育，需要以家庭为基础，学校为主导，动员全社会参与，适时、适度、适当地联合开展青春期生殖健康教育，让步入青春期的孩子们平稳度过人生的关键时期，健康成长。

实施青春期生殖健康教育是我国政府开展的一项公共卫生服务，也具有迫切的现实需求。这项工作需要家庭教育、学校教育和社会教育三者的协调统一，只有将三方面的教育结合起来，才能有效地帮助青春期人群正确地认识青春期生殖健康的知识。尤其应该注意，教育内容须以孩子的年龄范围做适量讲解，把握好青春期生殖健康教育的方向。

在青春期生殖健康教育中，要加强家、校沟通，发现问题及时反馈，根据孩子的身心发展规律，有针对性地开展青春期生殖健康教育。

家庭可以选择恰当的人选，如生物学专家、医学专家等，为孩子介绍青春期生殖健康知识；学校开展青春期生理、心理教育课程，可以将青春期生殖健康知识融入相关的课程体系中，引导孩子理性、正确看待自己的青春期生殖系统发育、身心发展变化。家庭和学校互相协作，及时关注孩子的变化发展，及时处理孩子由于青春期生殖系统发育、身心发展变化引发的疑惑和困难，

学校可以借助学校的渠道和平台，为家长提供青春期生殖健康相关知识的指导，这对很多家庭是必需的。

社会的相关部门也应该提高生殖健康科普教育的覆盖率，各级心理教育、妇联等服务机构应为家庭、学校提供生殖健康科普教育的协助，使学校和家庭能够更好地开展青春期生殖健康的科普教育。

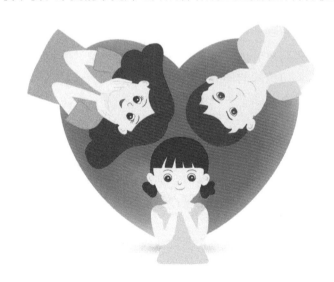

⑩
适合青春期生殖健康教育的多方联合模式?

◎江 欢

青春期生殖健康教育涉及生殖生理、心理和社交等多方面的内容。因此,通过多方联合的教育模式可以给予青春期人群更为全面、准确的信息和指导。

什么是多方联合的教育模式呢?多方联合的教育模式是指在开展青春期生殖健康教育的过程中,将不同领域的专业人士和机构联合起来,共同参与生殖健康教育的设计、实施和监测的一种合作模式。这种模式一般包括家庭、医疗机构、学校、社区卫生服务机构和媒体等多个方面。这种多方联合模式可以协同各方资源,发挥各自优势,以最大限度地扩大青春期人群的受众范围,更好地促进他们的生殖健康。

在青春期生殖健康教育的实际工作中,各方参与者应如何相互配合?以下给出了几点建议。

(1)父母的教育和支持对青春期男性、女性生殖健康概念的正确形成具有很大影响。父母是孩子生殖健康教育的第一任老师,父母的言行举止对青春期孩子的心理状况和生理健康都有着重要的影响。总体而言,父母受教育程度高、亲子关系和谐的家庭,孩子的生殖健康、心理状况更为良好。因此,父母应该为青春期孩子创造和谐的家庭氛围,有了父母的关爱和支持,可有效减轻孩子在面对青春期身体变化时的焦虑情绪。同时,父母应展现一种积极的态度,使青春期孩子意识到需要好好保护自己的身体,建立正确的性道德观念和价值,让家庭生殖健康教育成为孩子最好的资源之一。

(2)学校紧密配合家长,有针对性地对青春期人群进行生殖健康教育,协助他们应对生理和心理的变化。学校应拥有具有生殖健康教育相关知识的教师,考虑学生的实际需求,从小学五六年级或初中阶段开始普及生殖健康教育，课程应包括男女性别特征、青春期发育特点和青春期卫生保健知识等内容。同时，还应重视青春期学生心理方面的辅导，对学生在青春期出现的身体发育困惑和负面情感应及时给予开导。

（3）邀请医疗机构生殖健康教育专家走入校园，提升生殖健康教育专业性。请生殖健康教育专家到学校授课的医校联合模式，可以解决学校生殖健康教育师资非专业化的问题。场所安排允许的学校，可以邀请家长共同参与，从而达到更好的教育效果。

（4）构建与家庭学校协同育人的良好社会环境。从媒体、网络到社交，社会环境也会对青春期学生的生殖健康产生影响。某些电视节目和网络充斥着大量对青春期生殖健康不利的错误信息，媒体应该通过宣传正确的生殖健康知识，构建良好的社会环境及网络环境，推动青春期生殖健康教育的进步，保障青春期学生生殖健康的全面发展。同时，社区也可以在生殖健康教育工作中扮演一个积极的角色，可通过搭建平台提供科学的生殖健康相关信息。社区服务中心、社区保健中心、教育机构和青年俱乐部等都可以是社区实施生殖健康教育的场所之一。

总之，家庭、学校、医院和社会都要重视对青春期人群的生殖健康教育，多方联合、共同参与，常态化、长效化开展青春期生殖健康教育，为青春期人群生殖健康保驾护航。

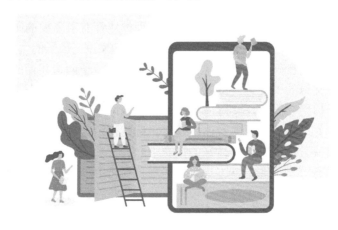

单亲家庭如何对孩子进行青春期生殖健康教育？

◎朱洁茹，欧建平

随着家庭、社会结构的多元，社会中有些家庭因为各种因素而造成单亲。单亲家庭孩子的青春期生殖健康教育是特别需要关注的问题。

根据单亲家庭的组合类型，可分为父亲-儿子型、父亲-女儿型、母亲-儿子型和母亲-女儿型。

陈先生在女儿3岁时和妻子离异，女儿跟随陈先生一起生活，这种单亲家庭类型属于父亲-女儿型。某天早上，陈先生偶然间听见六年级的女儿在电话里和同学谈论"身体长毛""小便看到内裤有血"的事情，女儿的语气里透露出一丝紧张和不安。陈先生知道那是女儿阴毛发育和月经初潮了，但是，由于父女性别的隔阂，女儿没有主动跟他说，他也不好意思找女儿聊这类话题。对于像陈先生这样的父亲-女儿型的单亲家庭，应该如何进行青春期生殖健康教育呢？

可以尝试：①让女性亲属，如女儿的奶奶、姑姑、表姐等以自身亲历和女儿讲解青春期身体的变化；②购买青春期生殖健康科普书籍供女儿阅读；③筛选网络上关于青春期生殖健康的科普视频给女儿观看；④向学校教师求助，提出由教师对学生进行青春期生殖健康教育的诉求。

如果是母亲-儿子型的单亲家庭，由于母亲角色天然的亲和力，青春期生殖健康教育的方式可以更加多样化。请看下一个例子。

张女士的先生在5年前因车祸去世，张女士独自抚养儿子长大，这种单亲家庭类型属于母亲-儿子型。有一天，张女士发现刚上初中的儿子，周末喜欢和几个朋友约上一起看"黄色小电影"，并且还在卧室里藏了一件自己的文胸，这让她非常苦恼。对于像张女士这样的母亲-儿子型的单亲家庭，应该如何进行青春期生殖健康教育呢？

孩子的青春期生殖健康教育可以参考：①和儿子多谈心，谈心内容不限于青春期主题，谈心过程中注意语气轻松，获得孩子的信任，切勿责骂或说教；②如果情况允许，可以联系孩子的父亲或其他男性亲戚等，使其以亲身经历介绍自己青春期的心理、生理变化，给孩子做正确的引导；③和孩子共同观看青春期生殖科普视频或书籍，帮助孩子认识男性青春期的变化；④培养孩子积极的兴趣爱好，分散注意力，减轻孩子青春期相关问题的困扰；⑤给儿子写信，信中表达对儿子长大的喜悦和对青春期猎奇心理的理解，对儿子的不良行为加以引导，帮助孩子树立正确的人生观、价值观。

青春期生殖健康教育在父亲-儿子型和母亲-女儿型单亲家庭类型中，相较上述两种类型容易实施，因为双方性别相同，有相似的青春期生理体验，容易产生共鸣。

总之，青春期是人生的重要转折点。在科学的指导下，即使是单亲家庭，也能陪伴孩子谱写出动人的青春诗篇。

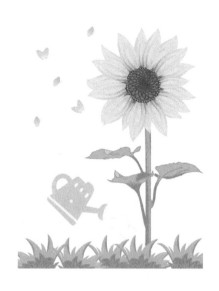

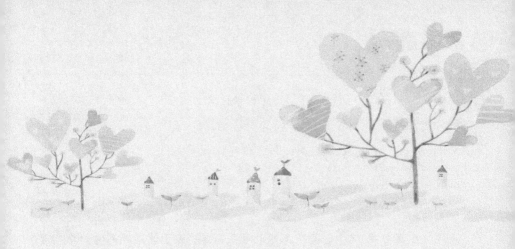

第 **⑩** 章

性传播疾病损害青春期生殖健康

01

什么是性传播疾病？

◎张 凡，叶 宇

　　小李今年18岁，高中三年的埋头苦学，终于让他在高考时取得了好成绩，于是他决定自己外出自由行放松一下心情。一天晚上，从未经历人事的他，通过聊天APP找附近的人，和一名浓妆艳抹的女士在没有做任何安全措施的情况下偷吃了禁果。3天后，他开始出现尿频、尿急和尿痛，尿道口流出了黄色分泌物，小李顿时感到手足无措。实际上，类似小李的情况不是个例。

　　青春期学生作为一个特殊群体，虽然处于生殖系统发育、成熟阶段，但是相当一部分学生欠缺正规的青春期生殖健康相关知识教育，其中一些人发生了婚前性行为，甚至不洁性行为，导致面临性传播疾病病原体感染、意外妊娠或者人工流产等生殖健康问题。

　　性传播疾病是以性接触为主要传播途径的一种传染病，简称性病，主要涉及男女性的生殖器官、泌尿生殖道，以及皮肤、黏膜、神经、血液和内脏等组织的病理改变。性病的病原体包括螺旋体、真菌、细菌、病毒、衣原体、支原体和一些寄生菌等。特别是螺旋体、病毒、支原体和淋球菌的感染，严重影响泌尿生殖道正常的生殖功能，通常有以下危害和症状：

　　（1）影响身体健康。患性病后出现泌尿、生殖器官的不适，如淋病的尿频、尿急、尿痛及尿道口溢脓，梅毒的硬下疳，生殖器疱疹的阴部溃疡、糜烂及疼痛；

　　（2）可引起内生殖器的病变，如合并附睾炎、睾丸炎、前列腺炎等，会导致成年期男性不育；

　　（3）性病可引起全身不适，如梅毒可造成心血管、神经损害，生殖器疱疹可诱发脑膜炎、心肌炎，淋病可引起关节炎、腹膜炎等；严重的性病如艾滋病是一种高度致死性的疾病，可以危及生命；

（4）对心理健康和家庭、社会造成伤害。性病会导致家庭失和，人格变态，影响社会的安定与和谐。

尽管抗生素和抗病毒药物可以治愈大多数性病，但还有一些非常棘手的性病让现代医学束手无策，例如艾滋病。因此，单纯依靠药物和现代医学并不能彻底遏制性病的发生和蔓延，预防性病就显得尤为重要了，因为再有效的治疗性病方案也不如没患性病。性病的传播途径主要是性的直接接触和间接接触。预防方法主要包括：杜绝任何不洁性行为；在公共场所注意卫生，不随便用公共的毛巾、浴缸、坐便器等；出门在外时注意宾馆、旅店的卫生条件。最重要的是，思想上首先要有不染性病的观念。

青春期是生殖系统发育的重要阶段，由于体内生殖激素水平高，很容易对新鲜事物产生好奇而尝试一些冒险行为。因此青春期人群须充分认识性病的危害性，避免患上性病，确保自己的青春期身心健康和生殖健康。

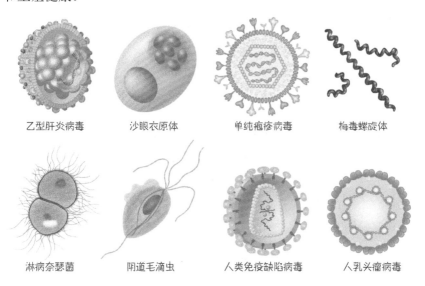

乙型肝炎病毒　　　沙眼衣原体　　　单纯疱疹病毒　　　梅毒螺旋体

淋病奈瑟菌　　　阴道毛滴虫　　　人类免疫缺陷病毒　　　人乳头瘤病毒

02

性传播疾病有什么传播途径？

◎张　凡，叶　宇

谈到性传播疾病，很多人脑子里第一反应会是失足女性。然而，越来越多的案例显示，性传播疾病并不是失足人群的"专属病"，青春期始后的不同年龄群体都会出现性病，但是，由于青春期学生正处于生殖系统高度发育阶段，体内生殖激素分泌增多，性欲萌生，如果缺乏正确的青春期生殖健康相关知识教育，缺乏对生殖系统发育引发问题的预警教育，会使一部分学生不知道、不重视性病的危害，发生了不洁性行为，感染了性病。此外，临床上也常见有些人没有与他人发生过性行为，但患上了性病，那么，性病会通过什么途径传播呢？

1. 性接触传播

异性或同性的性交是性病主要传播途径，其中以非婚异性的性行为为主。约90%以上性病是通过与性病患者生殖器皮肤、黏膜的轻度擦伤引起，致使病原体侵入人体，从而感染性病。

2. 直接或间接接触传播

当正常人的皮肤出现破损，并刚好接触到性病患者病变部位的糜烂和（或）溃疡面时，病原体可直接从皮肤的破损处侵入，从而引起感染。通过接触被污染的用具如衣裤、被褥、毛巾、浴缸、坐便器等也可间接传染。在经济条件差和卫生水平低的地区，通过间接接触传播时有发生。

3. 血液和血液制品传播

病原体存在于携带者或患者血液或体液中，可通过输入性病病原体污染的血液或血液制品、与毒品成瘾者共用静脉注射器或被污染的针头刺伤皮肤等方式传播。如冷藏 3 天以内的梅毒患者血液仍有传染性，输入此种血液可发生感染，由此感染的患者具有发病率高、发病快、全身症状重等特点。

4. 医源性传播

因医疗器械消毒不严格，未被灭活的病原体经注射、手术等方式感染他人；医务人员在医疗操作过程中因防护不严格而导致自身感染。

5. 母婴垂直传播

患病的母亲通过胎盘感染胎儿，分娩时胎儿通过产道可于头部、肩部擦伤处发生接触性感染或通过母乳喂养感染婴儿。如妊娠 4 个月后感染梅毒可引起死产、流产、早产或分娩胎传梅毒儿，其传染性随病期延长而逐渐减弱，未经治疗的一期梅毒、早期潜伏梅毒和晚期梅毒孕妇的垂直传播几率逐渐减弱。新生儿经过患淋病母亲的产道时，眼部被感染可引起新生儿淋球菌性眼结膜炎。

上述性病传播的途径，有些并不发生在青春期学生中，只是作为相关知识的全面性予以了解。而作为青春期学生群体，应接受科学的青春期生殖健康教育，明白性病的感染途径及其危害，杜绝性病感染，使青春期身心健康和生殖健康处于良好状态，完成好繁重的学习任务。

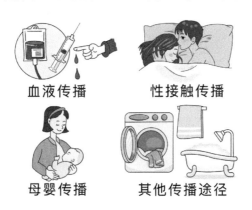

血液传播　　　　性接触传播

母婴传播　　　　其他传播途径

03

性传播疾病对青春期生殖健康有什么危害？

◎李湘平

在医院皮肤性病科门诊里，一位母亲焦急地带着身穿校服的女生就诊。拉开检查床的帘子，医生告诉母亲女儿可能感染了性传播疾病。这位母亲立即表达了愤怒和质疑："我女儿才上高中，都没男朋友怎么可能得性病"。现实中，以上的一幕在医院时常上演，就诊者不乏青春期少男少女的身影。他们有的不情愿地由家长带领就诊；有的由好友或"情侣"陪伴就诊；有的忐忑地咨询偷尝"禁果"后感染"性病"的风险问题；有的因面对突如其来的生殖器官皮肤问题束手无策而前来就诊；也有的因为性传播疾病检测指标异常就诊。

青春期又被称为人生的"花季"，就像鲜花初放的美丽时节。不论男性还是女性，青春期都是生殖系统快速发育和成熟的关键时期，这时候如果一不小心感染了性传播疾病，就犹如花朵遭受到虫害的困扰，将严重影响生殖健康，这其中不仅包括生殖生理的正常性，还将对心理健康产生负效应。

1. 性传播疾病带来生殖系统感染相关的症状

常见的尿频、尿急和尿痛就足以让人寝食难安。试想，时不时需要匆忙地奔赴洗手间，每次小便都会带来一次"会呼吸的痛"，将多么影响学习和日常生活。性传播疾病导致的局部炎症不仅可能导致生殖器官的皮疹、赘生物，还可能诱发盆腔、下腹部、会阴部的疼痛不适，这种体验可以用"坐立不安"来形容；有的疾病还可能引起生殖道异常分泌物产生难闻气味的尴尬。此外，部分性传播疾病还可能带来泌尿生殖系统以外的全身感染症状。一旦诊断和治疗不及时，这些症状还可能反反复复发作，变成恼人的"难言之隐"。

2. 性传播疾病间接导致生殖道阻塞

成年男性和女性成功孕育新生命，须保持通畅的生殖管道系统，使精子与卵子能够顺利排放、迁移和相遇是前提条件。然而，很多性传播疾病都可能引起生殖道的急、慢性炎症。这些炎症是体内免疫防御系统和性传播疾病的病原体互相对抗造成的一种现象，犹如战场一般留下的一片硝烟狼藉。如果"战争"打得异常火热或者反复开打，最终就会伤及正常的生殖管道结构，导致生殖管道粘连、狭窄，甚至完全阻塞。

3. 性传播疾病严重影响男女性青春期心理健康的正常状态

在青春期，男性、女性随着生殖系统发育、成熟，性意识逐渐萌芽，对性的好奇增加，性冲动也随之增加，这一时期也是学习与异性正常交往的时期。性传播疾病会让他/她们一方面产生悔恨、羞愧、抑郁的异常心理反应，甚至引起严重的心理问题；另一方面会导致愤怒、恐惧心理，影响自尊心、自信心和人际交往，甚至对人际交往产生畏惧。部分患者还会出现"疑病"心理，根据主观的推测或者网络检索的相似症状，便怀疑自己患有某种严重的性传播疾病，四处求医，却又对医生的专业意见满是怀疑，例如一直往坏处想、一直想找更好的医生看病，从而耽误了正常的诊治流程。在就医过程中，如果遭遇非正规的"牛皮癣"广告误导延误治疗，还会平添额外的心理负担。

总之，性传播疾病可以在生理和心理层面对青春期生殖健康产生负面影响。对青春期性传播疾病感染者的关爱，不应当仅仅停留在生理层面，还应该在心理和精神层面进行适当引导。

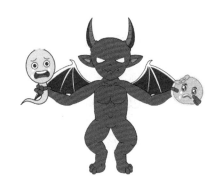

04

感染性传播疾病一般有什么早期表现？

◎李湘平

刚满 16 岁的小王初中毕业成为一名工人。忙碌的工作之余，小王在网上认识了一位年龄相仿的女孩，怀着好奇的心理，两个人相约见面并产生了亲密接触。不到一个月，小王生殖器官就出现了硬硬的结节，表面还伴有溃疡和分泌物。小王尽管内心羞愧，但是仍然硬着头皮第一时间去正规医院就诊，被诊断为性传播疾病。经过医生规范的用药，小王很快就痊愈了，并且没有明显的"后遗症"。这件事情表明，尽早察觉早期症状、早诊断、早治疗是治愈青春期性传播疾病的关键钥匙。

实际上，不同的性传播疾病是由不同的病原体引起，导致的症状也各不相同，青春期性传播疾病也同样如此。这些性传播疾病的早期表现，其实也是人体对病原体入侵拉响的"警报"信号，及时识别并且做出积极反应，是治愈性传播疾病、打断传播链的关键所在。常见的性传播疾病早期表现一般有以下几种。

1. 皮肤、黏膜损害

性传播疾病早期常常会引起生殖器官、直肠肛门、甚至全身其他部位皮肤黏膜的损害。不同的性传播疾病类型导致的皮肤损害表现形式和严重程度有所差异，可以表现为皮肤黏膜浅表溃疡、丘疹、疱疹、菜花样赘生物和皮下肿物等。例如，梅毒螺旋体引发的梅毒早期通常表现为"硬下疳"；单纯疱疹病毒（HSV）感染主要引起生殖器疱疹；人乳头状瘤病毒（HPV）引起的尖锐湿疣可以表现为丘疹、疱疹或者乳头状瘤。

2. 小便异常症状

男性的尿道既是生殖道又是泌尿道的组成部分，而女性的尿道外口与生殖道相邻。"城门失火，殃及池鱼"，因此，性传播疾病的病原体累及生殖道的同时，也会累及尿道、膀胱，引发下尿路刺激症状，例如，尿频、尿急和尿痛。

3. 生殖器官异常分泌物

淋病奈瑟菌、生殖道沙眼衣原体感染，以及某些真菌感染，可以导致尿道外口或者生殖道异常分泌物、流脓等。

4. 生殖器官、盆腔疼痛

疼痛是身体出现异常的常见预警信号。病原体感染后会刺激免疫细胞，产生大量的炎症因子，并刺激"疼痛物质"的产生，性传播疾病也不例外。在感染性传播疾病后，可以出现生殖器官的疼痛不适。出现牵涉性疼痛或者炎症扩散，还将导致盆腔、会阴部、下腹部的疼痛不适。

5. 淋巴结肿大

淋巴结是身体的免疫"哨所"，在正常情况下淋巴结处于非激活状态，难以触摸得到。在感染性传播疾病后，免疫系统开始工作，导致淋巴结增生肿大。常见的肿大部位为收集生殖器官淋巴液的腹股沟淋巴结、大腿根部。某些疾病如艾滋病等，还可能出现全身其他部位淋巴结肿大。

最后，需要警惕的是，部分性传播疾病早期并没有明显的症状和表现，例如，人类免疫缺陷病毒（HIV）感染后相当长时间内处于潜伏状态，并不出现任何症状，但却可能具有一定的传染性，只有发展到艾滋病期才会出现临床表现。因此，维护青春期生殖健康的重点之一，是切实预防和避免性传播疾病感染。

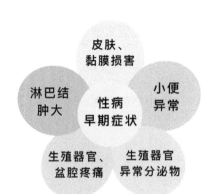

05

怎样预防性传播疾病？

◎ 张　凡，叶　宇

性传播疾病已成为一个普遍的健康问题，是涉及全社会参与的公共卫生工作。有这样一个例子，某小女孩只有 11 岁，被诊断为非淋球菌性尿道炎。进一步检查显示：她的母亲是一个性病患者，她们共用一个洗脸盆，导致小女孩发生了性传播疾病的病原体感染。

性传播疾病存在性接触直接感染和非性接触间接感染两类传播途径，上述例子属于经后者途径发生的性传播疾病的病原体感染。因此，针对这两类传播途径的疾病预防，均须引起重视，可以借助于以下几方面达到预防或避免性传播疾病的目的。

1. 社会预防

加强全社会的生殖健康科普教育，使社会不同年龄群体，尤其是青春期孩子们，充分认识到性传播疾病的危害和传播途径，以及不洁性行为产生的严重后果，养成洁身自好的价值观和科学的个人卫生习惯，这是避免两类传播途径导致性传播疾病感染的基础。

2. 控制传染源

首先要早发现，由于一部分性传播疾病患者无特异性表现，只有通过实验室检测才能确诊，所以，对于有过不洁性行为者，建议进行一次预防性病原体筛查。对于已诊断的患者或病原体携带者，应做到早期治疗、规则用药。另外，除需医治身体疾病，也需要重视调节性传播疾病患者的心理问题。

3. 切断传播途径

切勿发生不洁性行为，这样可以避免性接触的病原体传播途径。针对非性接触的病原体传播途径，施行科学的个人卫生习惯是前提，不与他人共用贴身物品，如毛巾、内衣裤等；拒绝毒品，确保输血及血液制品属于安全状态；正确处理遇到的外伤，预防血液传播。

4. 保护易感人群

青春期人群由于缺乏性知识和安全防护能力，容易受到性传播疾病的影响。因此，应增强青春期男性、女性预防性传播疾病的意识，让他们明白性传播疾病的感染途径，杜绝不洁性行为，养成良好个人卫生习惯。

性病可以分为很多种，有些性病容易治愈，例如非淋菌性尿道炎、淋病、梅毒等，使用合适的抗生素类药物治疗之后，可以达到临床控制的目的。有些性病不容易治愈，例如，对于艾滋病目前还无法攻克。因此，不管是男性还是女性，都应该严格预防性病传播，以免对身体健康造成危害。

预防性传播疾病不仅是个人的问题，更是整个社会的事情。所以，需要在多个层面对不同年龄群体加强宣传，普及性传播疾病预防、治疗的知识，尤其需要重视青春期人群。当青春期男性、女性感染了性传播疾病，不仅对他们的身心健康、学业造成很大伤害，甚至可能导致他们失去生殖能力。

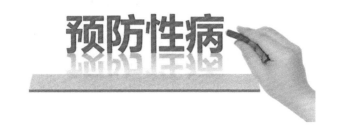

06
什么是淋病感染?

◎李湘平

教室里一位高中男生一直坐立难安,频繁举手向老师请示去上洗手间。但当老师询问是否生病的时候,男生却又支支吾吾。拖延了几天后,尿频、尿急和尿道口疼痛的症状不仅没有缓解,还出现了明显的尿道口流脓,每次小便都会发现内裤上沾染一片白色的分泌物,更难受的是小便没有了之前的顺畅性,尿痛也愈加强烈。终于,男生察觉到不对劲,前往医院就诊,医生通过对其尿液分泌物的检查和培养,最终确诊感染了淋病。

淋病是由淋病奈瑟球菌引起的泌尿生殖系统黏膜的感染。作为全世界范围内性传播疾病中的常客,淋病严重危害身体健康。近20年以来,随着经济社会发展,我国的淋病发病率有低龄化趋势,相当一部分有过不洁性行为者感染淋病,导致青春期生殖健康损害。

淋病奈瑟球菌是一种革兰氏阴性双球菌。顾名思义,在显微镜下观察菌体表现为红色的成双成对的球形。所以,通过尿液、分泌物的涂片和培养就可以让它现出原形,并且确诊淋病感染。

淋病的传染性强,潜伏期也比较短,一般为3～14天。不仅如此,淋病奈瑟球菌的破坏力也不容小觑,从致病特点来说,它是一种很强的化脓性细菌。因而,感染淋病后典型的表现就是在出现尿频、尿急和尿痛的同时,还伴有尿道口或者生殖器流脓。除了感染生殖器官,特殊的亲密接触后会感染肛门、直肠,还可以导致肛门、直肠流脓。

淋球菌感染后,可以沿着生殖管道逆流而上,引发生殖道炎症、梗阻等并发症,甚至影响生殖能力。例如,在男性体内,淋病尿道炎可以导致尿道狭窄,影响排尿。而对于女性,淋病奈瑟球菌可以通过输卵管到达盆腔，引起盆腔炎和盆腔粘连，影响卵子的排出。精子或者卵子的输出通道被阻断了，日后便不能发生精卵相遇和受精。

淋病的诊断并不难，治疗策略以对淋病奈瑟球菌敏感的抗生素为主。因此，及时完善细菌培养和药物敏感试验，明确病原体和敏感的抗生素，对指导用药选择具有重要意义。然而，2016年世界卫生组织发出警告——淋病在未来可能无药可救。这并不是危言耸听，而是因为淋病奈瑟球菌在与抗生素的博弈中获得了耐药性，很多常用的抗生素对耐药的菌种无计可施。淋病感染的后果不仅损害了身心健康，而且可能导致不育症。故此，预防淋病感染尤为重要，对青春期男性、女性而言，切记不能染上淋病。

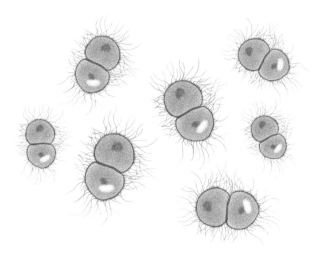

淋病奈瑟菌模式图

07

梅毒感染怎样影响青春期生殖健康？

◎林典梁，张欣宗

梅毒是一种由梅毒螺旋体引起的性传播疾病，主要通过性行为传播。如果不及时治疗，梅毒感染可能对青春期生殖系统造成严重影响。那么，梅毒感染是如何影响青春期生殖健康的呢？

根据梅毒感染的临床表现，梅毒感染共分为三期。

1. 一期梅毒

当患者被梅毒螺旋体感染后,通常会在感染后的第1～8周出现小溃疡，这是被称为硬下疳的体征。硬下疳位于生殖器或肛门附近，通常伴随轻微疼痛和刺痛。这种硬下疳伤口并不容易引起重视，因此经常被忽略和疏忽，但这个伤口可以持续数周甚至数月，逐渐扩大。如果没有及时就医接受治疗，则梅毒病情会进入二期梅毒阶段。

2. 二期梅毒

通常会在一期梅毒后的6周或6个月内出现。这个阶段的标志是身体各部位的皮疹和病灶。这些皮疹大多数情况下是红色或褐色的软块，白色斑点，疹子，或异常染色现象。它们可能会在一周内消失，也有可能会持续几周甚至数月。这个阶段还会伴随全身症状，如发热、头痛、喉痛、淋巴结肿大以及全身不适等。如果二期梅毒没有得到及时的治疗，它就会转化为晚期梅毒。

3. 晚期梅毒

晚期梅毒通常出现于感染后数年或更长时间。在这个阶段，梅毒会对身体的各个组织和器官造成极大的损害，包括神经系统、心血管系统、骨骼系统以及生殖系统。此外，晚期梅毒也可能导致患者长期的精神和心理问题。

青春期是男性、女性生殖系统发育的关键、唯一时期。如果此时感染梅毒，可能引起全身多器官、多组织病变，包括外阴部溃疡，睾丸、附睾或卵巢炎症等，导致生殖器官发育异常及生育力降低，严重影响青春期身体发育及生殖健康。然而，由于青春期人群可能存在对身体发育概念的缺乏和自身异常的羞耻感，以及对潜在危害生殖系统知识的缺乏，导致感染梅毒后即使发现了相关症状也没有及时就医，最终可使疾病病情加重，影响青春期发育及生殖系统发育，进一步增加不育发生的风险。

因此，青春期男性、女性如果有高危性行为史或接触史并怀疑自己感染了梅毒，应及时与父母诉说并尽快就医接受诊断和治疗，避免对身体健康和生殖健康造成严重的损害。

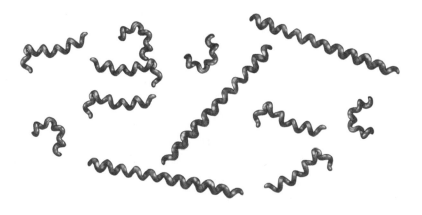

梅毒螺旋体模式图

08
什么是尖锐湿疣？

◎李湘平

社区医院贴出了暖心的宣传标语"免费接种人乳头瘤病毒（HPV）疫苗，关爱女性健康"。红色的大标语吸引了众多人前来咨询，其中以未婚的成年女性和青春期少女们为主。意外的是，竟然还有母亲带着青春期男性前来咨询能否接种。那么，HPV 是什么病毒，需要男性和女性一起重视和预防呢？

HPV 通常借助于性传播途径感染生殖器官和肛门部位，引起皮肤、黏膜的"疙瘩"——也就是通常说的尖锐湿疣。说来，尖锐湿疣也算是鼎鼎大名，路边粘贴的小广告上经常会出现它的身影。由于社会观念的变化，青春期男性、女性发生 HPV 感染的情况也不少见，其中女性由于生理结构的原因更容易受到累及。HPV 作为常见的性传播疾病病原体，既可以通过性行为、性接触传播，还可能通过接触表面带有病毒的私人物品，例如浴盆、毛巾、内衣和内裤等传播。因而，做好日常卫生防护的同时，也务必记得做好生活日用品的接触防范。

事实上，尖锐湿疣的皮肤病损表现形式多样，其中广为人知的就是瘆人的"菜花样"疙瘩，因而又被人形象地称为"菜花病"。除此之外，尖锐湿疣也可能不"尖锐"。在感染早期，尖锐湿疣皮损可能呈现小的丘疹，部分可以呈现单个或者多个乳头状突起，随着增生加重才演变成"菜花样"病变。少数皮损还可以表现为突起的角质化硬斑，或者多个表皮小结节呈现卫星灶。尖锐湿疣不仅外形多样，出现的部位也多样化，常见的发病部位为生殖器、肛门周围，此外部分也可以出现于口腔、手掌、乳房等部位。少数情况，如挠抓病灶还可能通过手指自体传播。

尖锐湿疣的危害不仅局限于"表面功夫"，还有更令人恐惧的

"杀招"。HPV 慢性感染能够增加男性和女性生殖器官恶性肿瘤的患病风险，还会增加口腔癌、肛门癌的患病风险。不过，不是所有的尖锐湿疣都带着这些风险，它的始作俑者——HPV 病毒已知的分型有200 多种，其中高危型比如 16、18 型等诱发恶性肿瘤的风险高。

尖锐湿疣不仅危害较大，治疗起来有时候也不容易。手术切除和激光治疗可以去掉皮肤表面的疙瘩，但残留的病毒可能死灰复燃引起新的病灶。目前也缺乏针对 HPV 病毒的特效药物，导致部分男性、女性感染了 HPV 后病情反复，不仅影响了正常的学习和生活，也危害生殖健康。自身免疫力的强大与否以及 HPV 病毒分型的毒力大小决定了尖锐湿疣的治疗难度。在青春期，女性可通过接种 HPV 疫苗，提前搭建免疫保护防线，对预防尖锐湿疣以及降低相关的肿瘤风险具有重要的作用。不仅如此，部分疫苗也将男性接种纳入了适应证。

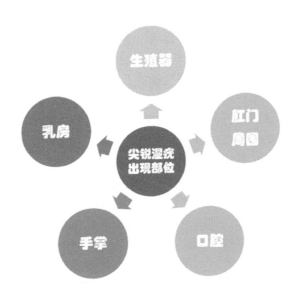

09

性病性淋巴肉芽肿是怎么回事？

◎叶　宇，张欣宗

性传播疾病的出现已有数千年历史，到目前为止，人类也没有打败过性传播疾病。随着社会的开放，性传播疾病已经成为当今社会重视的严重公共卫生问题。

著名医学杂志《柳叶刀》的一项研究显示，2004～2013 年，我国性传播疾病发病率呈持续增长趋势，发病人群的特点趋于低龄化，感染了性传播疾病病原体的青少年占不少比例，严重影响了身体健康和学业进步。故此，很有必要加强对青春期男性和女性进行生殖健康相关知识的科普教育。

性病性淋巴肉芽肿早在 1913 年已被确定为独立性疾病，又名腹股沟淋巴肉芽肿或第四性病。发病年龄大多在 30 岁左右，男性与女性之比为 5∶1，近年在临床上也多见低龄人群发生感染。

引起性病性淋巴肉芽肿的病原体是沙眼衣原体，主要引起淋巴结病变，由于女性的淋巴结病变多在腹膜后，因而女性感染的后果比男性严重。人是本病的唯一自然宿主，主要通过性接触传染，也可因接触患者分泌物间接传染。

性病性淋巴肉芽肿的病原体是沙眼衣原体 15 个血清型中的 L1、L2、L3 三种血清型。与其他的血清型相比较，L 型具有更强的侵袭力，主要通过性接触传播，偶尔经污染或实验意外传播。

性病性淋巴肉芽肿的主要临床表现为生殖器部位出现一过性水疱性损害，局部淋巴结肿大，未经治疗晚期可发生象皮肿和直肠狭窄，对组织的破坏性强。在我国新中国成立前及初期，此病较为常见。1991 年以后，部分地区陆续有散发病例报道，近十余年，每年不完全统计约有数百例，可见须对性病性淋巴肉芽肿予以重视和预防。

性病性淋巴肉芽肿可以通过以下预防措施进行避免。

（1）性病性淋巴肉芽肿主要经过性接触传染，洁身自好是远离本病最好的手段。

（2）本病的确诊，需要进行多项实验室检查。例如，补体结合试验、免疫荧光试验、病原体培养，甚至活体组织检查。所以，一旦怀疑患病，就要去正规医院就诊，以免延误治疗。

（3）性病性淋巴肉芽肿发展到不同阶段，常易与某些疾病相混淆。如早期易与初期梅毒、生殖器疱疹、软下疳等疾病相混淆；晚期常需与恶性肿瘤、结核病、单核细胞增多症等疾病相鉴别。患病后，要去正规医院系统地做各项相关检查，以避免发生误诊及错误治疗。

总之，性病性淋巴肉芽肿是损害身体健康包括生殖健康的一种性病，青春期男性和女性尤其须注意防范。避免发生感染的首要原则是杜绝不洁性行为。远离性病是保障青春期生殖健康的基础因素之一。

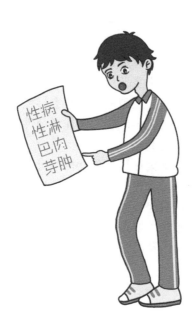

10
什么是沙眼衣原体感染？

◎胡　雷，李观明

　　小东是一名高中生，他在校外有一个女朋友，俩人的关系非常亲密。有一天，女朋友告知小东，她得了性病，是沙眼衣原体感染。小东顿时非常吃惊，立刻去医院就诊，检查结果显示，小东也被感染了。

　　那么，什么是沙眼衣原体呢？

　　沙眼衣原体是生活中常见的革兰氏阴性病原体，是一种特殊的原核细胞型微生物，最初由我国微生物学家汤飞凡在鸡胚中分离出，后由国际微生物学会将其命名为沙眼衣原体。沙眼衣原体在细胞内寄生生长，可以广泛传播，其能量由宿主细胞提供。

　　沙眼衣原体是一种容易感染人类的致病微生物，被沙眼衣原体感染了会引起多种疾病发生，主要引起眼部和生殖道等部位感染，在眼部的感染会导致沙眼，而在生殖道的感染会导致生殖道沙眼衣原体感染，是常见的性传播疾病之一，临床上非淋菌性尿道炎的发病有一半是由沙眼衣原体感染引起的。

　　生殖道沙眼衣原体感染在男性和女性均可发生，主要感染途径是经性接触传播，尤其是没有安全措施的不洁性行为，以及间接传播和围产期的母婴传播，可引起急性或慢性感染。生殖道沙眼衣原体感染是机会性致病，它的预防主要是注意个人卫生，避免直接或间接的接触传播。目前尚无特异性预防方法，曾感染过治愈后也可发生再次被感染。

　　男性、女性进入青春期后会对"性"充满好奇，如果发生了不洁性行为，可能导致感染生殖道沙眼衣原体。一旦感染后，又可传染给其性伴侣或生活中密切接触的人。有症状的青春期男性、女性常常因为"羞耻感""自卑感"而选择忍耐或者乱就医用药，导致严重的后遗症，同时也对心理健康有明显的长期不利影响。

男性感染生殖道沙眼衣原体多表现为尿道炎，大多症状比较轻微，不经治疗可缓解，患者可有尿道口灼热感或刺痛、附睾部位疼痛、阴囊不适感或尿道内瘙痒等不适症状，因个体差异而症状表现不一，部分患者可无明显不适症状。但未经治疗的多数转变成慢性，容易并发附睾炎，其他也可引起性病性淋巴肉芽肿和尿道综合征等。男性长期持续感染生殖道沙眼衣原体，会影响睾丸精子发生过程的精子变态期，造成畸形精子增多，也影响精子在附睾成熟，降低精子活力和受精能力，可能导致男性不育。

女性感染生殖道沙眼衣原体大部分可能无明显临床症状，有一些患者可表现为黏液性宫颈炎、尿道炎等。青春期女性感染后，如果未得到及时有效的治疗，长期感染可引起女性慢性盆腔炎、子宫内膜炎、异位妊娠或损伤输卵管，可能导致成年期不孕。

因此，青春期男性、女性要有生殖健康的相关知识，洁身自爱，注重个人卫生，避免发生不洁性行为。若发现有沙眼衣原体感染，应积极去正规医院接受治疗。

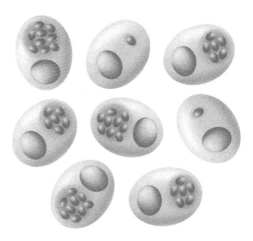

沙眼衣原体在细胞内寄生生长模式图

11

乙型肝炎会影响青春期生殖健康吗？

◎叶　宇，张欣宗

　　小李是一名初中生，一次踢足球时不小心摔倒导致骨折，需要住院手术治疗，抽血术前检查显示乙型肝炎表面抗原（HBsAg）阳性，这种情况会影响青春期生殖健康吗？

　　乙型肝炎（乙肝）是乙型病毒性肝炎的简称，是由乙型肝炎病毒（HBV）引起的一种严重危害人类健康的世界性传染病。近年来，随着乙肝预防知识以及乙肝疫苗接种的普及，我国乙肝新发人数呈现逐步下降趋势，人群乙型肝炎表面抗原阳性率由1992年的9.75%下降到2020年的5%~6%。4岁以下儿童HBsAg阳性率降至0.32%，5~15岁降至0.94%，16~29岁降至4.38%。近年我国乙肝新发人数约为100万，尽管目前有可靠的乙型肝炎疫苗及母婴阻断方式，但我国儿童及青壮年乙型肝炎疾病负担仍较重，乙肝仍然是危害我国人民健康的常见疾病。

　　由于乙型病毒性肝炎很难治愈，慢性乙型病毒性肝炎在临床上比较常见，临床表现为腹胀、乏力、恶心、畏食和肝区疼痛等症状，病情严重者可伴有慢性肝病的面容，如蜘蛛痣、肝掌，肝功能可异常或持续异常。根据其临床表现，可分为轻度、中度和重度慢性乙肝。另外，人群中以慢性乙肝病毒携带者居多，其HBV表面抗原检测为阳性，无相关症状，肝功能检测指标均正常。

　　乙肝是血源传播疾病，主要经血（不安全注射等）、母婴及性接触传播，也可在除血液以外的其他体液中检出HBV，如唾液、乳液、阴道分泌物和精液。男性感染HBV后，通过精液水平或垂直传播HBV；HBV可能破坏睾丸生精细胞、支持细胞和间质细胞，导致男性不育，也可能通过破坏睾丸血睾屏障，导致抗精子抗体产生，引起免疫性不育；病毒的基因能够结合入精子的基因组中，携带了病毒基因的精子如果与卵子受精，就可能将 HBV 传染给子代，也可能导致流产或胎儿畸形的风险增加。因此，为了降低甚至避免 HBV 在子代中的感染风险，男性 HBV 携带者血液中 HBV-DNA 载量较高时，应先进行抗病毒治疗，待血清及精液 HBV-DNA 载量降低至安全水平或转阴后，再孕育下一代。

HBV 携带者对生殖健康一般没有显著影响。但是，如果乙肝处于活动期或者肝硬化，可以导致内分泌系统的紊乱，引起生殖健康方面的问题。肝脏是类固醇激素代谢的重要脏器，是多种性激素转化、降解、排泄的器官。肝硬化可直接通过损伤肝细胞而影响到血清的性激素水平。肝硬化时雌二醇水平增加，睾酮水平降低。雌二醇水平的升高可直接对睾丸起到抑制作用，或间接地通过对下丘脑-垂体-睾丸轴的反馈抑制，导致睾丸间质细胞功能损害。睾酮的减少可引起男性性功能低下及睾丸萎缩。慢性病毒性肝炎及肝硬化可增加血清中活性氧的产生，导致机体氧化应激加强进而损害精子质量。而女性则出现阴毛稀少、月经不调等症状，这就是得了乙肝间接影响生殖健康的原因。

患有乙肝并不会直接影响青春期生殖健康。但是，乙肝病毒会影响身体健康，从而间接地影响青春期生殖健康。患者应该在医生的指导下做好定期复查以及病情评估，必要时采取相应措施，争取将疾病影响降到最低。

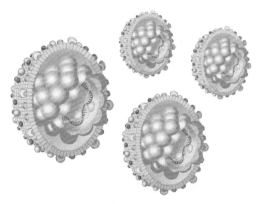

乙型肝炎病毒模式图

①②

生殖器疱疹是怎样引起的？

◎叶　宇，张欣宗

小方因为家庭原因，初中毕业后就辍学在社会闯荡，早早见识了社会的灯红酒绿。性早熟的小方长得高大粗壮，相比于同龄人来说更似成年男性。一天晚上，酒足饭饱的他，和一名浓妆艳抹的女士没有做安全措施的情况下发生了性关系。2 周后，他发现自己外生殖器长出了数个小水疱，伴有瘙痒和溃疡。到医院就诊，检查结果是生殖器疱疹。

生殖器疱疹（GH）是由单纯疱疹病毒（HSV）引起的泌尿、生殖道、肛周皮肤黏膜等病理改变的一种性传播疾病。HSV 属致病性人类 α 疱疹病毒，是一种嗜神经的 DNA 线性双链病毒。HSV 根据其抗原性可分为 1 型与 2 型，HSV-1 主要引起生殖器以外的皮肤、黏膜（口腔黏膜）或器官（脑）感染；HSV-2 主要引起生殖器部位皮肤黏膜感染。染病的主要途径是性接触传播，还与垂直传播和间接传播有关。其主要表现为生殖器部位出现水疱、疼痛、瘙痒或溃疡。

HSV 感染后，几乎所有的感染者都有复发的可能。大部分 HSV 感染者，临床症状轻微甚至无明显临床表现。HSV 可在人神经节细胞内终身潜伏，当机体抵抗力降低或受到精神压力、发热、细菌感染等外界刺激时，可重新激活并增殖，导致机体反复出现症状，极难根治。此外，此类患者可间歇性排放病毒，是人群中扩散的主要传染源。

当感染部位处于生殖器区域时，HSV-2 复发频率比 HSV-1 更高。皮损复发或具有前驱症状时，疱疹传播风险最大。由于存在无症状病毒脱落，因此，HSV 在没有皮损时仍具有传染性。

男性感染 HSV 后，病毒颗粒可黏附在精子膜表面，引致损伤精子结构与功能。HSV-1 感染可导致精子数量减少，HSV-2 感染可引起精子浓度、精子活力、正常形态精子率降低。故此，HSV 感染对男性患者的睾丸和附睾影响严重，可使患者精子质量降低，导致男性不育。女性感染 HSV 后，可能发生子宫内感染，导致成年期流产、死产等不良后果。

生殖器疱疹会引致患艾滋病的高风险。如果患者所处的地区为艾滋病的高发地区，生殖器疱疹就可能为艾滋病病毒进入人体提供通道与便利条件。因此，患者就很容易感染上艾滋病。

生殖器疱疹还可能引起心理障碍。因为疾病的位置过于隐私，并且由于疾病可能会影响患者的正常生理功能等，给患者造成严重的心理负担。有些患者害怕疾病发展成癌症，害怕传染给自己的家人或伴侣，受到别人的歧视，过于担忧出现抑郁。

青春期男性、女性要重视生殖健康，端正生活态度，学会规避一些危险因素。认识生殖器疱疹的危害性，从而确保自己的身心健康和生殖健康。如果患上了疾病也不要过分担忧，要及时到正规医院接受治疗。

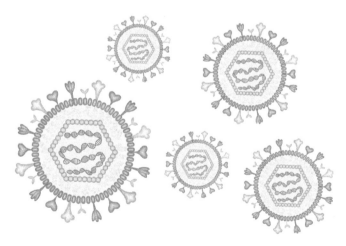

单纯疱疹病毒模式图

①③

什么是生殖道支原体感染？

◎胡　雷，李观明

生殖道支原体感染的典型症状是尿急、尿痛或者感觉排尿不尽，间断有尿道瘙痒感，有些患者尿道口有少量透明的黏液性分泌物，症状总体较"淋病"轻。

什么是生殖道支原体呢？它是一种没有细胞壁的原核细胞型微生物，革兰氏染色阴性，是目前已知能在无生命培养基中生长繁殖的最小微生物。引起人类泌尿生殖道感染的支原体，主要寄生在人体的泌尿生殖系统内。健康人群可携带生殖道支原体而不引起致病，当人体内环境改变和免疫抵抗力下降时，携带的生殖道支原体可发生致病，感染以后常引起非淋菌性尿道炎。

生殖道支原体属于机会性致病微生物，男性、女双方均可发生感染，主要感染途径是经性接触传播，尤其是没有安全措施下的不洁性行为。另外，也存在间接接触传染途径。

在青春期，男性、女性的身体发育和心理发展经历迅速的变化，在社会的认知、交友观、爱情观和性观念的发展，将会对未来成年后的身心健康产生重大影响。青春期男性、女性的生殖系统处于发育、成熟阶段，伴随着性意识增强，对性充满幻想和渴望，但缺乏自我保护意识，容易感染性传播疾病。一般而言，男性比女性更容易寻求商业性行为。因此，青春期男性发生生殖道支原体感染的比例相对高一些。生殖道支原体感染在青春期前的女性中检出率较低，青春期及青春期后女性中生殖道支原体感染率增高，尤其14～25岁时患病风险增加，可能与性行为有关，且风险随着性伴侣数的增加而增高。

生殖道支原体感染常无明显症状或症状轻微。因此，生殖道支原体感染的筛查常常容易被忽视。男性感染后会有尿道炎表现，但症状常轻微，不经治疗可缓解，但多数转变成慢性。对于男性，生殖道支原体可从尿道逆行感染，引起前列腺炎或附睾炎。生殖道支原体感染会影响精子质量，降低精子活力和受精能力。支原体感染后可在宿主细胞表面黏附，破坏宿主细胞膜，损伤宿主细胞，形成炎性改变。对于女性，当生殖道抵抗力下降时，潜伏于宫颈黏膜皱襞中的生殖道支原体可大量繁殖，感染宫颈管黏膜，继而上行引起子宫内膜炎、子宫肌炎、输卵管卵巢炎、盆腔结缔组织炎、盆腔脓肿和不孕等并发症。

随着生殖道支原体感染的流行及抗生素的滥用，耐药菌株不断出现，临床上在治疗生殖道支原体感染时，应进行生殖道支原体培养及药敏试验，这样不仅可以提高诊断的准确性，而且可提高疗效，同时防止耐药菌株的产生。青春期如果有不洁性行为或者密切生活接触的人有感染生殖道支原体的，应及时去正规医院检查是否存在生殖道支原体感染，若出现相关症状应积极治疗，并注意防护。

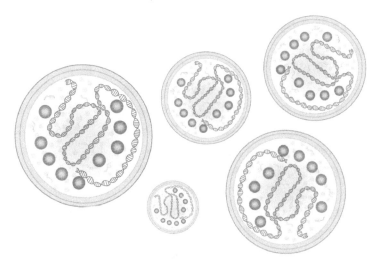

生殖道支原体模式图

14

什么是人乳头瘤病毒感染?

◎胡　雷，李观明

　　世界卫生组织推荐，9~14 岁是接种人乳头瘤病毒（HPV）疫苗的黄金年龄。国家卫生健康委等十部门印发《加速消除宫颈癌行动计划（2023—2030 年）》，目标是到 2025 年，试点推广适龄女孩 HPV 疫苗接种服务。那么，什么是 HPV？为什么要接种 HPV 疫苗？

　　在女性恶性肿瘤中，宫颈癌的发病率仅次于乳腺癌，宫颈癌的主要致病原因是高危型人乳头瘤病毒（HPV）持续感染。HPV 是一种双链闭环小 DNA 病毒，感染后能够引起人体皮肤黏膜的鳞状上皮增殖，长期持续感染可导致皮肤和组织由良性向恶性转变。青春期女性积极接种 HPV 疫苗，可以有效地预防 HPV 感染。

　　目前已经鉴定出约 200 种人乳头瘤病毒型别，根据其生物学特征和致癌性一般分为高危型和低危型，其中高危型 HPV 包括 HPV16、18、31、33、35、39、45、51、52、56、58 型等，与宫颈癌及部分肛门癌、阴茎癌、阴道癌和口咽癌的发病明显相关，其中 16、18 型与宫颈癌发生最相关；低危型 HPV 包括 HPV6、11、40、42、43、44、54 型等，可引起生殖器疣及各种皮肤疣（扁平疣、寻常疣和趾疣等）。

　　HPV 感染是目前常见的性传播疾病之一，其中由 HPV 感染引起的尖锐湿疣在欧美国家性传播疾病中高发，在我国也呈逐年上升趋势。HPV 是在人与人之间传播的，传染源是病毒感染者或携带者以及使用过的物品，传播途径主要是接触传播和性传播。HPV 人群具有普遍易感性，尤其是免疫力低下、多个性伴侣、吸烟等的人可通过性接触，或者直接接触感染者的病变部位、间接接触病毒污染的物品而感染，母婴传播也引起感染。

　　流行病学数据显示，中国女性高危 HPV 感染呈现"双峰"特点，第一个感染高峰是 15～25 岁年轻女性。而 HPV 感染在青春期人群中高发，这可能与其发生性生活的年龄过小，安全防护意识不足等危险行为有关。

大多数人 HPV 感染是亚临床的，患者表现为不明显或轻度症状，大部分女性感染的持续时间为 9～10 个月。人体自身免疫系统可清除大多数 HPV 感染，其中 10%～30% 的女性感染 3 个月内可清除，90% 的女性可在 2 年内清除。对于一过性感染和细胞学检查为低级别鳞状上皮内病变及以下者可观察随访，对于一些持续感染患者或者高危型 HPV 感染患者应采取相应治疗和积极随访。在生殖健康方面，HPV 感染男性可降低精子质量、影响精子 DNA 的完整性和阻碍精子与卵子受精；HPV 感染女性可引起早期流产、胚胎感染和降低辅助生殖妊娠率。

HPV 疫苗用于预防疫苗所含 HPV 型别所致感染，有二价、四价和九价疫苗，建议 9 岁至 45 岁女性尽早接种，优先推荐 9 岁至 14 岁女性接种。例如，二价疫苗对近 70% 由高危型 HPV16、HPV18 病毒引起的宫颈癌有预防作用；四价疫苗是在二价疫苗的基础上对 90% 的由低危型 HPV6、HPV11 型病毒引起的尖锐湿疣有预防作用；九价疫苗在四价疫苗的基础上对由感染率较高的 HPV31、HPV33、HPV45、HPV52 和 HPV58 型病毒引起的阴道癌、宫颈病变以及肛门癌等有明显的预防作用。另外，二价 HPV 疫苗只适用于女性，四价和九价 HPV 疫苗对女性和男性均适用，尤其对预防生殖器尖锐湿疣有明显作用。

另外，临床上也有细菌载体疫苗、病毒载体疫苗、多肽疫苗等 HPV 治疗性疫苗，可治疗病毒的持续感染和预防癌症的发生。

青春期女性和男性须重视预防 HPV 感染。建议适龄女性尽早去接种 HPV 疫苗，达到早接种、早保护的效果。同时，要有正确的生殖健康相关知识，保护和爱惜自己身体，远离性病。

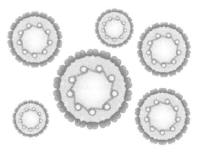

人乳头瘤病毒模式图

15

人类免疫缺陷病毒怎样危害青春期生殖健康？

◎叶　宇，张欣宗

艾滋病即获得性免疫缺陷综合征（AIDS），是一种危害性极大的传染病，由感染人类免疫缺陷病毒（HIV）引起。HIV 是一种能攻击人体免疫系统的病毒。HIV 在人体内的潜伏期长，要经过数年甚至超过 10 年的潜伏期后才发展成艾滋病患者，在潜伏期的 HIV 感染者可以没有任何症状地生活。HIV 使人体丧失免疫功能，出现多种严重感染，发生恶性肿瘤，以至全身衰竭而死亡。近十余年，HIV 感染在青春期学生群体中呈现出增多的趋势，严重危害青春期学生的身体健康包括生殖健康。

HIV 在感染者的血液、精液和分泌液等体液中均有存在，HIV 传播途径包括血液传播、性接触传播和垂直传播，其中主要的传播途径是性接触传播（包括异性性行为传播和同性性行为传播）。血液中 HIV 水平及免疫状况不能反映精液的 HIV 水平。一些患者通过治疗后，血液中 HIV 水平很低或者无法检测到，但是其精液中含有较高浓度的 HIV，因此患者仍有可能通过性接触传播。如果男性 HIV 感染者精液中含有较高水平 HIV，则可以引起精子功能受损，导致精子浓度、精子活力和精子正常形态率降低。

艾滋病对生殖健康的破坏是极为严重的，体现在以下方面：①引起泌尿、生殖道的不适，如尿频、尿急、尿痛、阴部溃疡、糜烂及疼痛等；②可能会造成输卵管不通畅或完全堵塞，乃至卵巢严重纤维化不排卵，导致怀孕困难、宫外孕和不孕；也可以遗留子宫内膜疤痕，继发着床困难，丧失生育能力，或者容易流产、早产；③引起输精管炎、附睾炎或睾丸炎，使输送精子的通道堵塞，或产生精子的能力减弱，导致男性生育力下降，甚至失去生育力；④引起全身的不适，造成心血管损伤、神经损害、脑膜炎、心肌炎、关节炎和腹膜炎等疾病。此外，艾滋病的另一种危害就是对人的心理健康和对家庭、社会的危害，它往往会造成家庭不和，人格变态，影响社会的安定与和谐。

艾滋病本身作为一种目前尚不可治愈的性传播疾病，其造成的危害远不止生殖健康，而是直接威胁着人类的生存。近年来，我国多个省、市积极利用信息技术，推出了青春期生殖健康和性健康服务友好平台，向校内外青春期人群提供免费的生殖健康、性和预防艾滋病的在线咨询、健康风险评估和社团建设指导等线上服务，对遏制艾滋病起到良好效果，而更重要的是，青春期人群须认识到生殖健康对自己、家人和社会的重要性，应杜绝不洁性行为，避免 HIV 感染。

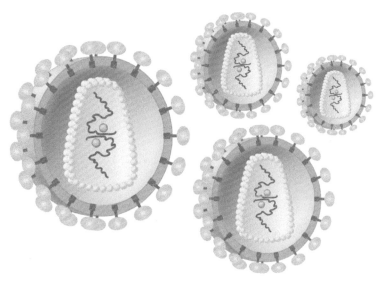

人类免疫缺陷病毒模式图

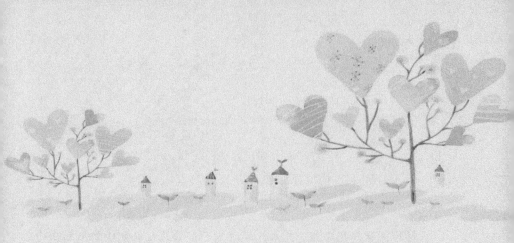

第 11 章

环境因素与青春期生殖健康

01

环境因素与青春期生殖健康有关系吗？

◎李颖欣，刘跃伟

环境因素是指空气、水和土壤（岩石）等环境介质中容纳与运载的成分，或介质中各种无机和有机的组成成分。人类每时每刻都生活在各种环境因素中，它们直接或间接对人体健康产生影响。这些环境因素中既有对人体健康有益的因素，也有有害的因素，即便是同一种环境因素，在不同的情况下对人体健康的影响都不尽相同。自然环境和生活环境中人类赖以生存的各种因素，可分为化学性、物理性和生物性环境因素。

化学性环境因素种类繁多，成分复杂。空气、水和土壤（岩石）中含有各种化学物质，其中很多成分是人类生存和维持身体健康不可或缺的，但也存在诸多损害人体健康的成分，如人类生产活动过程中排放到环境中的化学物质。目前，全球已知有超过 2.74 亿种合成或已鉴定出的化学物质。在众多环境化学污染物中，有些物质会对人体内环境稳态造成严重影响，并干扰体内天然激素的功能，这些物质被称为内分泌干扰化学物，如邻苯二甲酸酯、二噁英、多氯联苯和双酚 A 等。内分泌干扰化学物已被证实会严重损害生殖健康，可导致青春期女性出现性早熟，青春期男性出现性腺发育不良和发育延迟。随着工业发展，农药、抗生素、激素和重金属等化学物质得到广泛应用，这使得它们在日常生活中很容易被人们接触到，这些物质的暴露可能对生殖健康产生危害。

物理性环境因素包括空气中的温度、湿度和气流、噪声、振动和辐射等，其中许多因素对青春期生殖健康存在影响。例如，气温过高会导致睾丸过热而影响其激素分泌和生精功能；环境噪声可通过影响睡眠质量导致体内激素分泌异常；微波辐射会导致性激素水平紊乱和男性精子质量下降。

　　生物性环境因素主要包括细菌、真菌、病毒和寄生虫等。在正常情况下，空气、水和土壤（岩石）中有大量微生物，它们的存在有利于维持生态系统的多样性、稳定性和持续性。当环境中微生物发生异常变化时，可对人体健康造成危害。许多生物性环境因素会损害生殖健康，导致生殖系统感染。例如，在进入被阴道毛滴虫污染的公共浴池或游泳池时，阴道毛滴虫会入侵女性的阴道、男性的尿道等部位，引起滴虫性阴道炎、尿道炎等疾病。

　　总之，环境因素与青春期生殖健康息息相关，各种有害的环境因素每时每刻都可能存在于青春期人群日常的生活和学习过程中，并对青春期甚至成年后的生殖健康造成难以估计的不良影响。作为青春期人群，应该积极了解哪些环境因素和生殖健康有关，以及各种环境因素如何影响生殖健康。

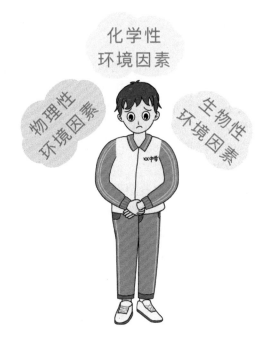

02

环境雄激素对青春期生殖健康有什么危害？

◎许瑞君，刘跃伟

环境雄激素是一种具有生物体雄激素样作用的化学物质，属于典型的环境内分泌干扰物，包括天然雄激素和人工合成雄激素两种类型。天然雄激素主要来自人和脊椎动物的排泄物，人工合成雄激素多来源于药物、养殖业中雄性促生长剂的使用。环境雄激素物质广泛分布于土壤、大气和水体等多种环境介质中，可通过多种渠道进入人体。尽管环境雄激素在环境中含量并不高，但长期暴露于低浓度环境雄激素，浓度蓄积到一定水平时也会干扰人体的内分泌活动，从而影响人体正常的生殖功能。而青春期作为人类生殖功能发育和成熟的关键时期，环境雄激素对该时期的可能影响不容小觑。

天然雄激素是机体睾酮、雄烯二酮和去氢表雄酮的统称，其主要作用是在人类胚胎期诱导男性内外生殖器的分化，以及在青春期介导男性第二性征的发展、生育能力的激活以及行为改变。人工合成雄激素有群勃龙醋酸酯、群勃龙等；甲基睾酮、丙酸睾酮等医用雄激素药物，也具有很强的雄激素活性。随着社会现代化和工业化的高速发展，环境雄激素物质对环境的污染日趋严重。目前很多国家和地区已在地下水、河水和底泥等环境介质中检测到环境雄激素。

由于环境雄激素的化学结构与天然雄激素相似，进入生物体后可以影响内源性雄激素及其受体的产生，干扰正常的内分泌功能，从而对生物体的生殖健康产生不利影响。暴露于环境雄激素物质后，雌鱼卵巢中可以形成精子，出现雌鱼雄性化，最终生长成卵精巢；雄鱼出现睾酮分泌减少、性腺发育不完整等情况，雌鱼出现卵巢萎缩、卵细胞坏死等生殖系统受损情况。作为青春期男性生殖器官的重要部分，睾丸具有分泌雄激素、生成精子、维持男性正常生育功能和性功能的作用。睾丸功能受到下丘脑-垂体-睾丸轴的调控。外源雄激素进入机体后可以干扰下丘脑-垂体-睾丸轴功能，使得卵泡刺激素的分泌和睾酮的合成减少，机体睾酮水平显著降低。此外，环境雄激素暴露可以影响青春期男性精液质量，导致精液量降低、精子活力减弱和精子畸形率升高等异常情况。青春期女性体内雄激素过高或暴露于过量的环境雄激素后，容易出现过于男性化的改变，例如体毛增多、声音粗哑等。此外，雄激素也能够抑制下丘脑分泌激素，影响雌激素发挥作用，损害卵巢功能，损伤青春期女性的生殖健康。

在日常生活中，除在不知情的情况下暴露于环境雄激素外，锻炼和健身的人群为增加机体肌肉含量，会主动补充营养粉，而这些营养粉中含有雄性类固醇激素，长期使用会影响机体内分泌功能，过量的外源性雄激素会在体内转化成雌激素，反向抑制青春期男性大脑垂体分泌促性腺激素，导致内源性雄激素分泌减少、精子生成减少、睾丸萎缩和生精功能障碍等，最终影响生殖健康。

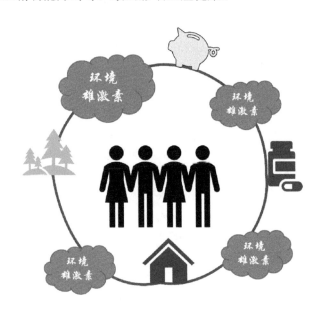

03
环境雌激素对青春期生殖健康有什么危害？

◎李颖欣，刘跃伟

女孩性早熟和男孩发育延迟现象在青春期人群中愈发常见，其不仅影响青春期人群身体正常的生长发育，还会影响其心理健康，因此可能困扰着很多青春期孩子和家长。造成这些现象的原因众多，其中重要的因素是环境雌激素的暴露。环境雌激素是指环境中一类具有拟雌激素作用或抗雄激素活性的化学物质，属于环境内分泌干扰物，会扰乱体内天然激素的功能。很多环境雌激素属于持久性有机污染物，可在环境中持久存在，并通过食物链累积，以环境浓度的放大倍数作用于食物链顶端的人类。

环境雌激素种类繁多。天然雌激素常见的来源为植物雌激素，这是某些植物中天然存在的具有弱雌激素作用的化合物，如大豆异黄酮。人工合成雌激素主要有以下几类：①工业化学物质，如邻苯二甲酸酯和双酚 A 等塑化剂，苯甲酸酯和三氯生等抗菌防腐剂，垃圾焚烧过程中产生的二噁英；②化学农药，主要为有机氯类杀虫剂和有机磷酸酯类农药；③其他人工合成雌激素，如女性避孕药或兽用药中的雌激素。日常生活中有很多产品都可能含有大量的环境雌激素，如化妆品、护理产品、玩具和不合格的塑料制品等。

当环境雌激素通过各种途径进入人体后，体内的内分泌系统将其误认为是自身产生的雌激素，会使人体内分泌水平紊乱，进而对生殖健康造成严重影响。青春期女性接触过多环境雌激素会引起性早熟，主要表现为第二性征提前出现，如身高增长速度加快、皮下脂肪增多、乳房提前发育、阴毛与腋毛提前生长和月经初潮年龄提前等。由于这些女性的骨骼过早发育、骨骺闭合时间提前，其生长周期明显缩短，可能导致成年后身材矮小。青春期男性接触过多环境雌激素会导致发育延迟，即在达到正常青春期发育年龄时仍未出现发育现象或第二性征，主要表现为外生殖器幼稚、睾丸体积不增大、阴毛和腋毛生长不明显、无胡须或喉结、声音仍为童音等，甚至可能出现乳房发育等女性化征象。另外，性早熟的青春期女性和发育延迟的青春期男性可能因为自身体型与同龄人存在差异而出现心理问题，如感到自卑、恐惧、羞涩和不安而被同学孤立，不愿意参加集体活动等，进而影响人际关系和社交能力。

环境雌激素在日常生活中几乎无处不在，想要杜绝环境雌激素的暴露是非常困难的，只能做到尽量减少接触。例如，少用塑料容器盛装食物以降低塑化剂的暴露；蔬果在食用前彻底清洗以减少农药残留；避免在封闭的室内使用杀虫剂；减少使用化妆品或个人护理产品等。另外，由于垃圾焚烧的废气中存在大量二噁英等环境雌激素，尤其是废旧塑料制品垃圾，所以应采取措施减少垃圾的产生，如尽量少使用一次性塑料制品、不选用过度包装的商品等。

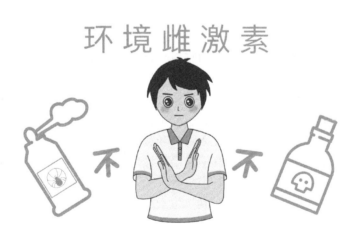

ⓞ4
环境抗生素对青春期生殖健康有什么危害？

◎李颖欣，刘跃伟

抗生素是指由细菌、霉菌或其他微生物产生的次级代谢产物或人工合成的类似物，可对抗细菌、病毒、衣原体和支原体等，常用于治疗各种致病微生物感染类疾病。抗生素种类繁多，常见的抗生素包括β-内酰胺类抗生素（如青霉素类抗生素、头孢菌素类抗生素等）、大环内酯类抗生素、氨基苷类抗生素、四环素类抗生素和人工合成抗菌药（如喹诺酮类抗菌药、磺胺类抗菌药等）。由于抗生素具有强大的抗菌能力，短期和低剂量使用对人类和其他哺乳动物毒性低，所以它被广泛应用于医疗和农业生产等领域。

环境中的抗生素主要来源于各类抗生素生产和使用过程中的产物。在抗生素的生产过程中，原料利用率往往较低，导致产生的废料中含有大量抗生素及其具有抑菌活性的中间产物。在使用过程中，抗生素不能被生物体完全吸收，约有90%以原形或代谢物形态从生物体内排出并释放到环境中。这些进入环境的抗生素会污染水体、土壤和空气，经过一系列的迁移和转化后被人体摄入。我国是生产和使用抗生素的大国，抗生素污染的问题也越来越受重视。据调查，我国的多条江河，如珠江广州段、长江入海口和黄浦江等河流的部分点位都检出了大量抗生素。由于这些江河是沿岸城市的主要生活用水水源，其中含有的抗生素也随着输水管道进入千家万户。

青春期人群从环境中接触到抗生素后，可能会出现过敏反应和特异质反应，甚至会出现人体各器官的毒性反应，如耳毒性、心肌损害、心律失常和肝肾毒性等。抗生素会对青春期人群的生殖健康造成不良影响。例如，大环内酯类抗生素会导致青春期男性体内生殖激素水平紊乱，并引起精子质量下降，如精子数量减少和精子活力降低，这可能会使青春期生殖系统发育异常和增加成年后生育力下降的风险。正常女性阴道中存在一些细菌，在月经初潮前，阴道中含有少量兼性厌氧型细菌，没有或存在极少量乳酸杆菌，而青春期女性在月经周期基本规律后，阴道黏膜上皮细胞受生殖激素的影响会分泌糖原，使得乳酸杆菌增多，形成相对稳定的正常菌群定植。由于很多抗生素对乳酸杆菌有杀灭作用，如果服用抗生素药物过多或接触环境抗生素过多，会打破乳酸杆菌的优势地位，即乳酸杆菌被杀灭或被抑制，其他对接触的抗生素不敏感的细菌大量繁殖。尽管这些大量繁殖的细菌在正常情况下可能对人体无害，但由于阴道菌群的改变，阴道中可抑制这些细菌的细菌被抗生素杀灭，可能会导致阴道微生态失衡，增加青春期女性发生生殖道感染等疾病的风险。

无论是男性还是女性，当接触抗生素的含量和种类过多，会产生抗生素耐药性，即微生物对曾经治疗有效的抗生素药物不再敏感。在这种情况下，一旦生殖系统出现感染，抗生素耐药性导致药物疗效下降，使得生殖系统感染的治疗变得非常困难。

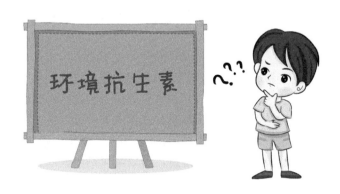

05

塑化剂对青春期生殖健康有什么危害？

◎李颖欣，刘跃伟

　　塑化剂是一种用于增加塑料等高分子材料柔韧性的添加剂，又称增塑剂、可塑剂。塑化剂种类繁多，目前全世界有上千种塑化剂，其中我国生产并使用的塑化剂也逾百种。塑化剂广泛存在于各种塑料制品，如食品包装材料、美容产品、玩具和医疗器材等。邻苯二甲酸酯类是在生产中广泛应用的塑化剂，自其 20 世纪 20 年代投入使用以来，全球产量高达每年 1.5 亿吨。

　　在日常生活中，青春期人群可通过很多途径接触到塑化剂，如使用一次性塑料饭盒、塑料水瓶、保鲜膜和塑料袋等。当食品和塑料容器有较长时间的接触，就会有塑化剂溶解到食物中，如果加热塑料包装食品，会加速塑化剂的溶出，这些塑化剂可随着食物进入人体。除了通过摄食，塑化剂可经呼吸进入人体，亲脂性的塑化剂还可通过皮肤吸收进入体内。此外，塑化剂可通过胎盘屏障进入胎儿，因此青春期人群除了直接暴露，还可以通过其母亲孕期暴露于塑化剂，影响其从出生到青春期成长的整个过程的生殖健康。塑化剂以其原始形式或代谢物形式累积在人体中，一般在血液或尿液中可以检出。尽管很多塑化剂可以迅速被人体代谢和排出，但因塑化剂在生活中被广泛应用，人体往往承受着塑化剂的持续暴露，所以塑化剂对人体健康的危害不容忽视。

　　塑化剂会给生殖健康带来巨大的影响。很多塑化剂已被证实是环境内分泌干扰物，具有模拟雌激素功能、抗雄激素活性和抗甲状腺激素活性等效应，如邻苯二甲酸酯类塑化剂。如果长期大量摄入这些塑化剂，会干扰下丘脑-垂体-性腺轴的内分泌调节作用，影响生殖激素的合成和代谢过程，进而对青春期的生殖系统发育和健康造成不利影响。接触塑化剂过多的青春期女性会出现性早熟，一般表现为子宫、卵巢体积大于正常的同龄女性，还会过早出现第二性征。这些女性在成年以后，出现生育力下降、多囊卵巢综合征、子宫内膜异位症、卵巢早衰和生殖系统癌症等疾病的风险更大。接触塑化剂过多的青春期男性可能会出现发育延迟，甚至可能会出现生殖系统的严重发育异常。这些男性在成年后，发生不育症、睾丸癌和前列腺癌等疾病的可能性更大。随着邻苯二甲酸酯类等传统塑化剂被逐步限制或禁止使用，替代型塑化剂的生产和应用日趋普遍，如苯甲酸酯、己二酸酯等，但这些新型物质对人体健康包括生殖健康是否存在危害仍是未知数。

　　虽然塑化剂十分常见，但作为青春期人群，可在日常生活中采取一些有效措施以降低塑化剂的暴露。例如，减少使用美容产品（如化妆品、指甲油和香水等），尽量不选用过软的塑料玩具，减少使用一次性塑料包装材料，避免使用塑料容器放置热或含油的食品，或避免将普通容器放入微波炉加热等。

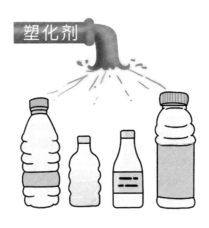

06
重金属污染会影响青春期生殖健康吗？

◎李颖欣，刘跃伟

随着我国工业生产和城市化的发展，重金属污染日趋普遍。重金属污染是指铅、汞、镉、有机锡、镍、铜、锰、钴、锑、铋和锌等生物毒性显著的重金属元素及其化合物对环境造成的污染。重金属主要源于工业污染，其次是交通污染和生活垃圾污染。环境中的重金属污染一般污染范围广，持续时间长。由于重金属无法被生物降解，一旦大气、水体或土壤受到重金属污染则非常难以逆转。例如被重金属污染的土壤可能需要上百年的时间才能恢复。重金属可通过食物链富集，并严重损害人类健康。

重金属会对人体健康产生危害。常见的污染重金属包括锰、铜和镍等维持人体正常生命活动不可缺少的元素，其缺乏或过量都对人体健康不利，还包括铅、镉和汞等对人体健康有害的元素。环境中的重金属可通过消化道和呼吸道等多种途径进入人体，进而损伤全身各器官、系统。例如长期的铅暴露会导致骨髓造血系统和神经系统损害，引起贫血和末梢神经炎等症状。历史上重金属暴露引起的著名事件有"水俣病"和"痛痛病"事件，分别是由汞和镉在体内大量蓄积引起的。在我国，2013 年的"镉大米"事件一度引起轰动，这是由于水稻受到含镉废水的灌溉，导致大米中镉含量超标，人食用这些大米后出现肾脏和骨骼损伤。

重金属会对青春期生殖系统的健康产生危害。铅可作用于青春期女性的卵巢，抑制其分泌雌激素和孕激素等生殖激素，还可干扰下丘脑-垂体-卵巢轴，导致生殖激素水平紊乱，干扰正常的生殖系统发育。镉对女性子宫的结构和功能有很大危害，其可在子宫中长期蓄积，而且即使脱离了高镉环境后，子宫中的镉水平也无明显降低。铅、汞和锰等重金属暴露会引起女性月经异常，多表现为周期紊乱、经量过多或过少和痛经等。由于青春期女性的月经在正常情况下也会出现周期和经量不规律，重金属暴露引起的月经异常可能难以察觉。铅、镉和锰等重金属暴露也可使男性性激素分泌异常，并导致精子数量减少、精子活力减弱和精子畸形等，可能会扰乱青春期人群正常的生长发育，并损伤成年后的生殖能力。

重金属污染是一个严重的环境问题。目前我国对于重金属污染的治理存在诸多难点，包括修复成本大、修复时间长、缺乏健全的法律和技术标准进行约束等等。因此，重金属污染的管理和修复是一个艰巨任务并需要漫长过程。对于生活在重金属污染严重地区的青春期人群，想要主动减少重金属的暴露是比较困难的，因为重金属可以渗透进入食物或生活用水并难以彻底清除。例如，受重金属污染的植物中，重金属一般存在于植物体内而非仅仅附着于外表，不能通过浸泡或清洗等方式将重金属清除干净。因此，只能尽量减少食用在重金属严重污染环境下种植的农作物。

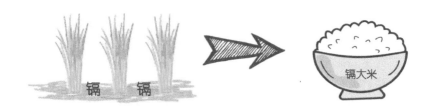

0 7

环境噪声大会影响青春期生殖健康吗?

◎许瑞君，刘跃伟

　　环境噪声简称噪声，泛指在工业生产、建筑施工、交通运输和社会生活中产生的干扰周围生活环境的声音。当噪声对人和周围环境造成不良影响时，噪声污染就出现了。噪声污染属于物理污染，具有局部性、暂时性和多发性等特点，其影响范围有限，随声源的停止而消失。环境噪声在生活中无处不在，对人体健康的影响是方方面面的。人体长时间暴露在 80 分贝的噪声环境且频率达到 8 小时/天或 40 小时/周时，可能导致暂时性甚至永久性的听觉损伤。除了直接影响听觉功能外，噪声还可以干扰机体内分泌功能，损害生殖健康。青春期作为生殖功能发育和成熟的关键时期，环境噪声对该时期生殖健康的影响已引起人们的高度关注。

　　生活中常见噪声主要有以下几类：①工业噪声：指工业生产劳动过程中由于机器或设备运转以及其他活动所产生的噪声，可对工厂内部工作人员和周围居民造成影响；②交通运输噪声：指机动车、铁路机车车辆、城市轨道交通车辆、机动船舶和航空器等交通运输工具在运行时产生的干扰周围生活环境的声音；③建筑施工噪声：指在建筑施工过程中产生的干扰周围环境的声音，该过程出现的噪声具有突发性、冲击性和不连续性等特点，特别容易引起人们的烦恼；④社会生活噪声：指因人为活动产生的除工业噪声、建筑施工噪声和交通运输噪声之外的干扰环境的声音，此类噪声来源广，分布范围大，加上城市住宅区人群分布较为密集，更加容易受到社会生活噪声的影响。

　　青春期是儿童到成人的转变期，是生殖系统和内分泌系统逐渐发育至成熟的重要时期。若长期处于噪声大的环境中，噪声会对生殖健康造成什么影响呢？作为一种环境应激源，噪声可以影响下丘脑-垂体-性腺轴的内分泌功能，干扰青春期男性和女性正常的激素分泌和代谢，导致激素环境紊乱。下丘脑-垂体-性腺轴是调控人类生殖和性行为的主要内分泌系统，下丘脑、垂体和性腺之间通过促性腺激素释放激素、促性腺激素、性腺激素等参与内分泌调节过程。

对于男性而言，长期噪声暴露导致下丘脑-垂体-睾丸轴功能紊乱，体内生殖激素分泌异常，进而影响青春期男性精液质量，具体表现为精子数量减少和精子正常形态率降低，勃起和射精功能障碍等；对于女性而言，长期噪声暴露导致下丘脑-垂体-卵巢轴功能的异常，可引起青春期女性内分泌紊乱，影响生殖功能，出现月经初潮年龄提早、月经周期长度缩短、痛经、经期长度和经血量异常等情况。

环境噪声可引起青春期内分泌紊乱和生殖系统功能异常。那么，应该如何降低噪声对青春期生殖健康的影响呢？

在生产活动中，可以通过改进生产材料、采用更先进的工艺和操作方法降低零部件间的接触噪声；通过合理规划住宅区、商业区和工业区的布局，尽量使住宅区远离产生较高噪声的工业区和商业区，减少建筑施工噪声污染。在日常生活中，出行尽量选择单车、步行或公共交通，减少交通运输噪声；同时，合理安排住宅区的娱乐活动时间和场所，避免噪声扰民。

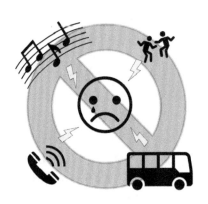

08

空气中混有哪些成分会影响青春期生殖健康？

◎许瑞君，刘跃伟

空气是分布在地球表面的大气分子，是地球环境的重要组成成分，也是人类赖以生存的必要物质。人每天要呼吸 2 万多次，至少要与环境交换 1 万多升气体，可见空气质量的好坏与人的健康息息相关。然而，随着社会工业化进程的不断发展，空气中的污染物日益增多。空气中含有的污染物除了损害人体呼吸系统和循环系统等功能外，也会对生殖系统产生不良影响。青春期是人一生中生殖系统发育和完善的关键窗口期，容易受到外界环境有害因素的影响。

日常生活中根据主要活动场所可以将空气污染物分为室外空气污染物和室内空气污染物两大类。其中，常见的室外空气污染物包括颗粒物、二氧化硫、二氧化氮、一氧化碳和臭氧等；室内空气污染物除来源于室外空气污染物外，主要成分还包括室内挥发性有机污染物、塑化剂、氡气、室内燃烧烟草的烟雾、生物污染物和霉菌等。空气污染物无处不在。室内、室外空气流通使得空气污染物成分非常复杂，究竟空气中混有的哪些成分会影响青春期生殖健康呢？

1. 颗粒物尤其是细颗粒物（PM$_{2.5}$）

它是首要的室外空气污染物，主要来源于汽车尾气排放和不清洁燃料燃烧。细颗粒物经呼吸道进入人体后，首先在肺部沉积，引起局部炎症反应，继而进入血液循环引起全身系统性炎症反应和氧化应激。对于青春期男性而言，精子发生和成熟过程对炎症反应尤为敏感。体内存在的炎症反应可以干扰精子发生和成熟过程，导致精子 DNA 碎片率增加，使精子浓度、精子活力和精子正常形态率降低。除炎症反应外，细颗粒物还可以破坏睾丸血睾屏障完整性，使有毒有害物质进入睾丸曲细精管损伤生精细胞，影响精子质量。对于青春期女性而言，在生殖健康方面，颗粒物暴露导致的内分泌功能异常可影响卵泡发育，导致女性月经周期紊乱，出现月经周期的缩短或月经稀发。此外，颗粒物中混有的多种离子、重金属成分和有机成分具有类似激素的作用，可以干扰下丘脑-垂体-卵巢轴的内分泌功能，使得体内生殖激素分泌和代谢异常，影响第二性征的出现，扰乱青春期女性性成熟的正常过程。

2. 甲醛

甲醛是一种常见的挥发性有机污染物，主要来源于室内装修材料和家具。甲醛暴露可以损害男性睾丸组织结构。睾丸是男性生殖器官的重要部分，其组织结构损伤可以导致生殖细胞发育和生精质量异常，使得精子畸形率增加，精子活力减弱和精子数减少，甚至无精子。此外，甲醛可以通过干扰青春期女性体内生殖激素的正常分泌，导致出现月经紊乱和痛经，影响青春期女性的生殖健康。

其他常见的室外空气污染物（如二氧化硫、二氧化氮、一氧化碳和臭氧）和室内空气污染物（如塑化剂、氡气、室内燃烧烟草的烟雾、生物污染物和霉菌等）也被发现可以损害青春期生殖健康，如导致男性精液质量下降、女性月经周期紊乱和内分泌功能异常等。

鉴于愈发严峻的空气污染及其生殖健康威胁，在日常生活中尽量选用挥发性有机污染物含量低的环保涂料和家具，经常开窗通风和室内使用空气净化器等途径，降低环境污染物的暴露，以达到保护青春期生殖健康的效果。

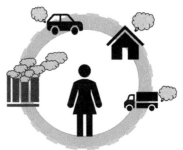

09

水中混有哪些成分会影响青春期生殖健康？

◎许瑞君，刘跃伟

水是人体中含量最多的成分，约占人体体重的 60%～70%；人体在水分丧失 10%时会感到不适，当丢失水分超过 20%时就会威胁生命。由此可知，水是人类生存必不可少的环境资源，是维持生命必需的物质。近年来，随着社会工业化和现代化的快速发展，工农业生产、生活废水和生活用水消毒净化过程中产生的消毒副产物等水体污染物逐渐增多，水污染越来越严重。受污染水体中混有的某些污染物具有类雌激素样作用，可以影响青春期生殖健康。

工农业生产和生活废水中含有一定量的重金属物质（如铅和汞等），是受污染水体中较为常见的污染物之一。重金属可通过汇入河流或渗入地下直接进入水体造成污染。受污染水体中混有的重金属会对青春期生殖健康造成什么影响呢？重金属通过饮用水或皮肤接触等途径进入人体后，主要通过影响下丘脑-垂体-性腺轴的内分泌功能来起到生殖毒性作用。作为调控人类生殖和性行为的主要内分泌系统，下丘脑-垂体-性腺轴功能的紊乱可直接导致青春期性激素合成和分泌异常，危害生殖健康。对于青春期男性而言，重金属暴露不仅可以干扰机体的内分泌功能，还会影响精液质量，导致精子数量减少、精子活力下降和精子畸形率上升，甚至引发生殖系统相关肿瘤等；对于青春期女性而言，重金属暴露除影响内分泌功能导致性激素分泌异常外，还可以损害卵母细胞，导致成熟卵泡减少、闭锁卵泡增多，出现月经初潮时间异常、生殖器毛发发育提前、月经量异常、月经周期紊乱和痛经等。

饮用水中的消毒副产物是饮用水在消毒过程中消毒剂与水中的有机前体物质或无机化学物质发生反应而形成的一系列卤代化合物，主要包括三卤甲烷（THM）、卤代乙酸（HAA）、卤乙腈（HAN）、卤代酮（HK）和卤代乙醛（HAL）等，其中三卤甲烷和卤代乙酸是氯化消毒饮用水中占主导地位的两大类消毒副产物。人体主要通过口、皮肤和呼吸道等途径接触。消毒副产物进入体内后，可以影响青春期男性的精子发生和成熟，导致精子头部畸形率上升，精子总数减少和精子活力降低，还可干扰机体内分泌功能，引起睾酮分泌水平下降。在青春期女性生殖功能方面，三卤甲烷类消毒副产物可以影响卵巢功能，导致月经周期缩短；卤代乙酸类消毒副产物对下丘脑-垂体-卵巢轴具有毒性作用，可以抑制窦卵泡生长和减少雌二醇的产生，损害女性的生殖功能。

青春期作为人体生殖系统发育和成熟的关键时期，水中混有的污染物对该时期生殖功能的负效应需要受到重视。因此，除有关部门采取有效措施提高对工农业生产和生活中的多种污染源的净化、优化废水废渣的排放措施外，日常生活中还可以积极监督、举报污染水源的行为，适当增加生活用水过滤装置等，在保护饮用水安全的同时，为青春期生殖健康保驾护航。

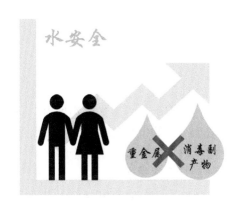

⑩ 核污染水或放射性物质污染对青春期生殖健康有什么危害？

◎张梦媛

2023 年 8 月 24 日，日本政府正式启动福岛第一核电站核污染水排海。与核电站在正常运行中产生的核废水不同，福岛核污染水中含有 60 多种放射性核素，例如，氚、碳-14、碘-129 等，其中很多放射性核素尚无有效处理技术，而且有些放射性核素的半衰期很长，如铯-137 的半衰期为 30.1 年，碳-14 的长达 5730 年，对环境和生态的危害性很大。那么，这些未进行处理的核污染水排入海洋后会有哪些影响？

1. 放射性核素本身的辐射效应

核污染水中含有的放射性核素本身具有辐射效应，接触后不仅在局部起作用，而且对整个机体也有影响，可能引起一系列生理症状和病理损伤。

2. 对生态系统和生物多样性产生长远影响

这些放射性核素通过海水进入海洋生物体内，通过生物链进行传播，最终导致整条食物链上的生物都受到污染。而生物链对放射性核素的富集作用，会对生物造成长远的负面影响。

另外，放射性核素对人体健康有害吗？

放射性核素对人体健康的危害程度与放射性核素对机体的暴露剂量、暴露持续时间有关。如果人体承受的核辐射超过安全剂量或人体长时间暴露于核辐射中，会出现细胞 DNA 受损、细胞变异，从而导致血液、神经、消化和生殖等多系统损害。

青春期是人体快速生长发育的关键时期，如果放射性核素的暴露剂量及暴露持续时间在安全范围内，不会对青春期生殖健康造成严重影响。但如果长期、大剂量的放射性核素暴露，则会对青春期的生殖健康造成损伤。对于青春期男性而言，超过安全剂量的核辐射会导致精子生成数量减少、精子活力减弱和精子畸形率升高，降低了男性生殖能力。对于青春期女性而言，会对卵巢发育造成不同程度的损伤，致使正常发育的卵子减少，甚至导致育龄期妊娠时发生疾病的概率增加，新生儿先天性遗传缺陷的风险升高。

应该如何预防放射性核素对青春期生殖健康的影响？

（1）全社会严格控制和隔离核污染水或放射性核素的接触，这是个人身体避免受到放射性核素损害的前提。

（2）青春期人群应选择食用放射性检测合格的海产品，尽量避免食用来自污染海域的海产品。

（3）青春期人群应摄取多元化的食物。通过多元化的食物摄取来分散食物受到放射性核素污染的风险，选择不同地区、不同类别的食物进行搭配，增加富含维生素的果蔬的摄入。

（4）青春期人群应加强锻炼，增强体质，保持良好的身体健康状态，提高新陈代谢率，降低对放射性核素的敏感性，可以减轻放射性核素损害。

（5）父母、学校和社会应密切关注食品安全信息，遵循国家发布的权威食品安全信息，选择符合安全标准的食物。

总之，虽然日本福岛核污染水排海对我国沿海海域存在核污染风险，放射性核素可能会对青春期生殖健康产生负面影响，但是，我国一贯重视放射性核素的安全性，已经采取了一系列防范措施，例如，海关总署自 2023 年 8 月 24 日（含）起全面暂停进口原产地为日本的水产品（含食用水生动物），加强对海产品和海水核辐射的检测等，个人不必担心或恐慌。

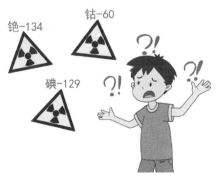

11

除草剂对青春期生殖健康有什么危害？

◎刘芷君

除草剂是农业生产中的必需品。在农田地区中使用的除草剂主要为草甘膦除草剂。全球草甘膦除草剂的年产量约为一百万吨，是使用最广泛的一种除草剂，用于控制作物中的杂草，也用于维护非农业用途的区域，如城市公共场所、堤坝、路边、庭院和花园。

草甘膦及其主要分解产物氨甲基膦酸已在环境中普遍被检测到，也已经在常见的作物，如大豆、大麦和小麦等中被发现。在农耕地区，草甘膦及其主要代谢物在环境水和空气粉尘中被大量检测到，甚至草甘膦及其主要分解产物在一般人群的尿液样本中普遍存在，这些表明了草甘膦已经随着食物等途径进入了人体内。

草甘膦已经成为危害人类健康的风险因素，各种慢性疾病的发生、发展与草甘膦使用增加之间存在显著相关性。草甘膦通过皮肤黏膜吸收等途径进入人体内，从而对多个靶器官造成危害。草甘膦的成分能够积蓄在睾丸或卵巢，影响睾丸雄激素或卵巢雌激素的生成，而睾丸雄激素或卵巢雌激素的分泌能力及其水平，对青春期男性或女性生殖系统发育、成熟包括第二性征形成等都是至关重要的。

草甘膦对于男性生殖系统在青春期发育，尤其是睾丸生精上皮的生殖细胞发生能力与规模有影响，决定了成年期生殖能力的高低。草甘膦可以引起睾丸生精细胞凋亡，精子发生减少，以及附睾精子成熟障碍，造成精子数量减少、精子活力降低、精子畸形率升高和精子 DNA 碎片增加，表明草甘膦对男性生殖能力有负面作用。

草甘膦对于女性的危害似乎比男性的更大。对于女性来说，青春期长期暴露于草甘膦可能导致青春期发育延迟和一系列卵巢功能障碍。例如改变卵巢形态，卵泡生成受损，卵巢颗粒细胞中芳香酶（负责雌激素合成的酶）活性减弱，影响卵母细胞成熟，如果卵巢长期处于这样的状态，造成的卵巢损伤很可能是不可逆的，会影响女性在成年期的生殖能力，甚至导致卵巢早衰。此外，子宫对草甘膦非常敏感，长期草甘膦暴露影响子宫发育，可能会造成日后的不孕症。故此，青春期女孩要避免草甘膦对生殖系统发育的危害。

综上所述，除草剂对男性和女性青春期生殖健康有潜在危害，须重视除草剂残留或污染可能造成的负面效应。对于家庭而言，如果在室内、庭院和花园种植果蔬，应尽量避免、减少使用除草剂，有利于保护孩子的青春期生殖健康。

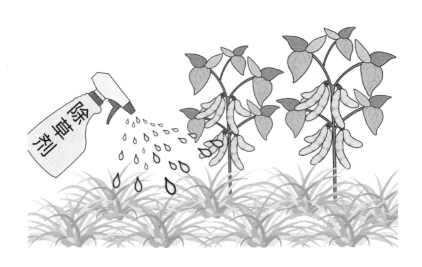

①② 除虫剂对青春期生殖健康有什么危害？

◎刘芷君

除虫剂为人类农业发展做出了巨大的贡献。在我国，据全国农业技术推广服务中心统计，除虫剂每年可挽回粮食损失 1000 亿公斤左右，约占粮食总产量的 1/6，在缓解人口与粮食的矛盾中发挥了重要的作用。据联合国粮食及农业组织（FAO）2022 年统计，为了防治植物病虫害，全球每年约有 400 多万吨除虫剂被喷洒到自然环境中。大多数杀虫剂会通过浸出、径流、排水、侵蚀、挥发和沉积等方式扩散进入水源和周边土地，它们会在生物体内积聚，污染水源和土壤。中国是农业大国，2020 年我国农药的使用量超过 27 万吨，较 30 年前增长了 76.9%。因此，除虫剂的负面效应不容忽视。

常用的除虫剂主要有有机除虫剂（包括有机氯、有机磷、拟除菊酯类等）、无机除虫剂、植物性除虫剂等。然而，除虫剂的使用对于人类来说是一把双刃剑。除虫剂在除杀害虫的同时，也会残留在农作物、蔬菜和水果等表面，甚至被它们吸收，从而进入了人体。当除虫剂被用于种植的饲草，极易残留在饲草叶片上。饲草被食草动物食用后，残留在食草动物体内的除虫剂成分，可以通过肉制品、奶制品等途径，最终进入人体。由于除虫剂在农业中广泛使用，也可能污染空气和水，而且半衰期长，导致除虫剂是环境中一种危及人类身体健康的潜在不良因素。

除虫剂成分中含有干扰机体内分泌的化学物质。在青春期，生殖系统的发育、成熟，是依赖于身体内分泌系统的精密调控，如果外源性内分泌干扰物进入体内，不可避免地会产生干扰效应，引致体内的内分泌水平紊乱，严重则导致生殖系统发育异常。

有机氯除虫剂暴露与青春期男性和女性生殖系统的发育启动改变

有关。以拟除虫菊酯除虫剂为例，长期暴露于拟除虫菊酯会延迟女孩的月经初潮，造或青春期发育延迟（即月经初潮年龄晚于人群平均年龄）。青春期发育延迟则与骨密度降低、骨脆性增加以及抑郁等心理障碍发生率增加有密切联系。相反的是，青春期男性接触拟除虫菊酯除虫剂，可能加速青春期生殖系统的发育启动，导致性早熟。性早熟会影响男孩的最终身高，间接引致心理障碍（如抑郁症）以及不良行为（如酗酒、吸烟、吸毒和过早性活动）的风险增加。青春期男性声音早期加深，与高血压、2 型糖尿病、肥胖、抑郁、肠易激综合征、睡眠障碍和总体健康状况不佳的风险增加呈正相关。

　　总之，全社会须重视除虫剂残留对男性和女性青春期生殖健康的负面效应。在日常生活中，应尽量避免食用可能含大量除虫剂、或除虫剂严重污染的蔬菜、水果等食物，并使用浸泡、水洗、焯水等方法，尽可能地去除果蔬的残留除虫剂，以避免或减少除虫剂对青春期生殖健康的影响。

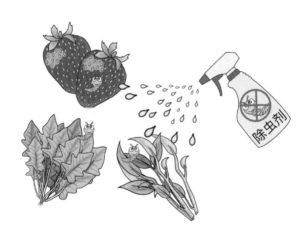

①③

花粉症对青春期生殖健康有什么影响？

◎刘芷君

　　人类的免疫系统是一把双刃剑。适当的免疫反应可以保护机体抵抗感染，但是，机体的免疫反应有时也会对机体造成损伤，导致疾病发生。

　　花粉是种子植物的配子体，即植物的"精子"。花粉症是患者对植物花粉过敏所引起的一种过敏性疾病，主要累及眼睛和上呼吸道。患者眼睛接触到某些种类植物的花粉，会有灼烧感、剧痛、瘙痒、流泪、头痛或眼部水肿；经鼻部吸入花粉，容易引起喷嚏、流涕、鼻腔瘙痒和咳嗽等，甚至表现出"伤风感冒"的症状，严重则引发哮喘甚至多器官损伤。在一些地区的某些时期，例如春天花粉飞扬的季节，花粉症患者可能被花粉弄得痛哭流涕、喷嚏连天和鼻塞难忍，苦不堪言。

　　花粉症的本质是过敏，是免疫反应过度发生，即人体免疫系统将花粉等误认为是病原体，引发一系列强烈的清除病原体的免疫反应。这与多种传染性疾病发生机制中经常被提及的"细胞因子风暴"类似，都伴随着免疫细胞的过度激活和细胞因子的大量释放，引起过度的侵袭性炎症反应，可能危及原本正常的器官和组织，从而造成损伤性的严重后果。

　　目前尚未有证据显示花粉能够直接损伤男性和女性生殖系统的结构与功能。不过，花粉可能通过以下途径间接地危害男性和女性青春期生殖健康。

　　（1）儿童和青少年是对花粉过敏的易感人群，常见表现为过敏性鼻炎或引发哮喘，会对睡眠、基本作息和学习成绩都有影响，而这些因素可以干扰机体的内分泌系统的正常调节水平。青春期是男性和女性生殖系统高度发育的阶段，需要内分泌系统做精细调控，任何影响内分泌调节的因素，都有可能干扰正常的生殖激素分泌，造成体内的生殖激素水平紊乱，后果是对青春期生殖系统发育、成熟产生负效应。

（2）花粉引起机体免疫系统的反应，产生了多种细胞因子，有些细胞因子会影响睾丸精子发生、成熟及干扰卵巢卵子发育、成熟的。

（3）治疗花粉症的某些药物含有激素成分，长期使用含激素抗过敏药物可能对青春期生殖系统正常发育产生一定的干扰。

因此，尽管花粉症本身是一种危害较小的疾病，仍需重视。患有花粉症的青春期男性和女性，应在花粉季节减少外出，尤其是减少到植被较多的地方，如要外出则尽量佩戴口罩，以避免接触过敏源。如已经有过敏反应，可按照医生开具的抗过敏药物适当服用。避免或控制好花粉诱起的过敏反应或症状，对男性和女性青春期生殖健康都大有裨益。

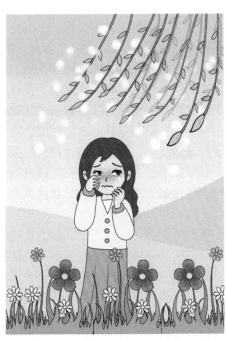

⑴4

纳米材料对青春期生殖健康有什么影响？

◎ 刘芷君

　　纳米材料制品如今已广泛出现在日常生活中。随着工业化进程的加剧，以及纳米材料产品的大量开发，人们现在接触到的纳米颗粒显著增加。

　　纳米是长度的度量单位，为毫微米，比单个细菌的长度还要小得多。纳米技术是在纳米范围内对材料进行设计、加工、组装和制造的一门崭新的高技术。借助于纳米技术制造出的纳米材料，具有很多优良的特性，如强化材料的硬度、强度和韧性，提高吸附、催化的活性等。纳米材料的来源很多，如树枝状聚合物，二氧化硅，碳纳米管和富勒烯，氧化物（例如二氧化钛、氧化铁），金属（例如金、银和铝）和脂质体等。由于纳米材料的独特物理、化学性质，在医学、环境保护、纺织工业和机械制造等领域已有广泛应用。在日常生活中，纳米材料已被开发用于体育用品、轮胎、防污服装、防晒霜、化妆品和电子产品等常见的消费品，在果蔬保鲜、农药残留去除、污水处理和绿色建筑等方面也已经普遍使用。故此，纳米材料与人们生产和日常生活密切联系。随着纳米技术行业的快速增长，通过吸入、摄入、皮肤接触和注射等不同途径暴露于纳米材料，对身体健康的潜在不良效应已经引起了关注。

　　纳米材料由于其非常微小，可以透过细胞的生物膜。对于细胞内的生物学活动而言，任何外源性物质进入细胞内，都有可能影响细胞正常的生理活动，如果细胞被外源性物质持久、大剂量地作用，会引起细胞活动异常，可以发展为整个细胞类群功能紊乱，最终导致疾病发生。例如，防晒霜中的纳米二氧化钛和纳米氧化锌，以及很多化妆品中含有的纳米材料，都有可能经过皮肤、肠胃道吸收进入人体内。

纳米颗粒进入细胞后，存在与细胞内 DNA 或蛋白相互作用的可能性，如果纳米颗粒造成了细胞正常功能改变，会使机体炎症反应、氧化应激和过敏反应的风险增加。

纳米材料现已被评估为新型内分泌干扰物，即可以对人体内分泌活动产生干扰。青春期是男性和女性生殖系统发育的关键阶段，是受体内的生殖激素精密调节，如果机体的内分泌活动受到外源性干扰物作用，对男性和女性生殖系统的发育不可避免地会产生负面效应。而且纳米颗粒能够透过睾丸的血睾屏障，这就对睾丸生精上皮会造成损伤作用，导致精子生成减少和精子质量降低；纳米颗粒也可以积蓄于卵巢和子宫，这对卵巢和子宫的正常生理活动是有负面影响的。

目前关于纳米材料对生殖系统的影响尚局限在少量的动物模型试验，针对纳米材料在人体和环境中的残留、生物富集作用与效应还研究不多。因此，从工业与毒理学角度来说，需要尽快评估纳米材料对人体健康以及生态系统的影响。对于日常生活来说，尤其是青春期人群，应当尽量减少日常含有纳米材料化妆品的使用，尤其避免在皮肤破损、晒伤、湿疹、皮疹或擦伤等部位发生接触，以尽量降低纳米材料进入人体的风险，从各方面保障身体健康包括生殖健康。

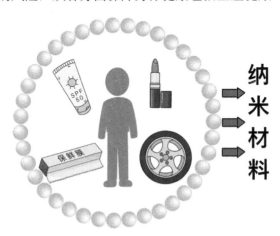

第 12 章

遗传因素与男性青春期生殖健康

01

克氏综合征对男性青春期生殖健康有什么影响?

◎汤冬冬，贺小进

　　小李的父亲最近察觉，儿子 18 岁，刚上大学，似乎有点越来越女性化，皮肤很白，也不长胡须，喉结也基本没有长。于是，父亲李某前来咨询医生，在对小李进行系统检查后发现，该患者身材细长，胡须、喉结等第二性征不明显，阴茎短小，睾丸大约只有花生米大小。建议进一步进行染色体核型检查，结果显示：患者的染色体核型是 47，XXY。

　　根据患者小李的临床表现、体征及染色体检查结果，确诊小李患有克氏综合征，全称为克兰费尔特综合征（Klinefelter syndrome），是男性常见的一种性染色体异常疾病，也是男性睾丸功能减退症的常见病因。

　　早在 1942 年，克兰费尔特（Klinefelter）等就描述了这种以男性小睾丸、男性乳房女性化、没有精子生成的综合征，并以他的名字将这种疾病命名。直到 1959 年，随着遗传学诊断技术的发展，才发现这类患者的染色体核型是 47，XXY。正常男性的染色体核型是 46，XY，正常女性的染色体核型是 46，XX。而克氏综合征的男性染色体可表现为最常见的 47，XXY，也可以表现为较为罕见的 48，XXXY，甚至 49，XXXXY。多余的 X 染色体会对男性生殖健康造成很多不利的影响。尽管克氏综合征的具体表现个体差异较大，但在男性生命周期的各个阶段都会有所表现：在新生儿期和婴儿期多数表现是正常的，也可能同时伴有其他的先天性畸形，像腹股沟疝、隐睾和尿道下裂等；到了儿童期，会出现睾丸体积增长比正常儿童慢，上、下肢发育不协调，可能会出现"大长腿"，在某些特殊领域，例如语言、社交等方面可能会存在一定缺陷；到了青春期以后，可能会出现更多的差异，例如身材一般比较高，两腿细长，皮肤细嫩、体毛少，双侧乳房可能会发育呈女性化，智力一般是正常的。

　　青春期男性患者的这些异于常人的表现，对其身心健康可能会有较大影响。一方面，比较女性化可能会导致患者被同学嘲笑，造成其出现严重的自卑心理，会拒绝社交活动，进而出现各种焦虑、抑郁等心理健康问题；另一方面，克氏综合征对于成年后的生殖健康也有较大的影响，大多数克氏综合征患者在 25 岁以后出现性功能障碍，表现为不同程度的性欲下降、勃起功能障碍、早泄或者射精困难等，此外，随着年龄的增长，也很容易出现肥胖、骨质疏松、糖尿病、肌肉减少等。同时，各类肿瘤以及精神系统疾病的发生率会增加，更为严重的是绝大多数克氏综合征患者都表现为精液中没有精子，一般难以获得自己的血亲后代。

　　既然克氏综合征有这么多严重的后果，哪些青春期男性需要进行克氏综合征的筛查呢？有办法治疗吗？如果青春期男性有生长发育缓慢，特别是小阴茎和小睾丸的情况，或者有语言学习障碍、四肢比例不协调等情况，建议进行克氏综合征的相关筛查。早期诊断、早期治疗对于疾病的进展具有重要的意义。一般在青春期开始的时候进行睾酮补充治疗，可以帮助其改善生活质量，减少并发症的发生。

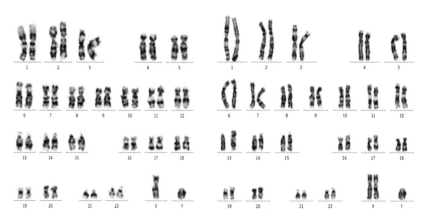

左图：正常男性染色体组成为 46，XY

右图：克兰费尔特综合征患者染色体组成，比正常男性多一条 X 染色体，为 47，

XXY

02

努南综合征对男性青春期生殖健康有什么影响？

◎汤冬冬，贺小进

患者小王的父亲最近发现儿子阴囊空空，摸不到"蛋蛋"，十分担心小王以后不能生育孩子，于是前来医院咨询。小王父亲告诉医生，小王自小就有一定的智力障碍，不聪明，说话不清楚，比同龄人显得笨一点，但生活基本能够自理，有先天性心脏病病史，不能剧烈活动，如跑步、打篮球等。小王父母双方智力都是正常的。医生经过详细的体格检查后发现患者身材矮小，眼距较宽，语言表达能力较差，阴囊内未能触及睾丸。随后对患者进行了染色体检查发现是正常的，考虑患者可能患有努南综合征（Noonan syndrome），随后进行了 *PTPN11* 基因检测，发现该基因存在突变。

依据病史、体格检查和辅助检查，小王被确诊为努南综合征。什么是努南综合征？它对男性青春期生殖健康会产生什么影响呢？

努南综合征，又称为先天性侏儒痴呆综合征，是一种由于常染色体基因缺陷导致的涉及多系统病变的先天性遗传性疾病，在人群中的发生率约为 0.1%～0.25%，早在 1962 年就有这种疾病的报道。这类患者染色体数一般是正常的。目前已经发现有十几个基因突变与这种综合征的发生有关，包括 *PTPN11*、*RAF1*、*RIT1*、*KRAS*、*BRAF* 等基因。

这类患者一般具有比较典型的特征。首先就是典型的面貌，如上眼睑下垂、眼距宽、双耳位置偏低、耳郭厚实、鼻子短、鼻梁低、唇厚、人中深和脖子短等。但是，这种面貌特征在儿童早期表现比较明显，通常一眼就可以看出来，不过，随着年龄增加会越来越不容易被发现。其次，这类患者身材较同龄人矮小，虽然出生时是正常的，但是出生后的生长明显慢于正常儿童；发育也会存在一定问题，主要体现在语言和运动能力方面，如说话不清楚，体力差，看起来很"虚弱"，智商偏低。大多数患者还会有心血管系统的问题，包括肺动脉狭窄、房/室间隔缺损、肥厚性心肌病等，这也是大多数努南综合征患者的重要死因。对于男性患者来说，努南综合征还常常伴发隐睾症，即睾丸不能正常下降到阴囊内，很多人的生育能力也会受到影响。

努南综合征作为一种多系统受累的遗传性疾病，对于男性患者的青春期生殖健康有着较大的影响。首先，这种综合征伴发的男性生殖器异常，会造成患者一定的心理负担；其次，80%的患者睾丸不能正常下降到阴囊内，即隐睾。隐睾不仅会影响生育能力，也大大增加了罹患睾丸癌的风险。目前对于努南综合征还没有特效的治疗手段。例如，对于生长缓慢的患者可以使用生长激素治疗，先天性心脏病可以通过手术治疗，语言、智力问题可以进行一系列康复治疗等。但是，这种疾病无法治愈，大多数患者会死于先天性心脏病等相关疾病。作为一种严重影响患者身心健康的遗传性疾病，目前也缺乏有效的预防措施。生育过这种疾病患儿的父母，在再次生育之前一定要去医院就诊，做好遗传咨询以及孕后的产前诊断。理论上，由于是常染色体显性遗传病，这样的夫妻再生育这种患儿的风险为50%，男性和女性发病率相同。

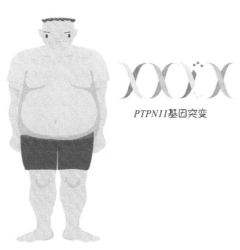

PTPN11基因突变

03

脆性 X 染色体综合征对男性青春期生殖健康
有什么影响?

◎汤冬冬，贺小进

王某跟妻子商量计划生育二胎，但他们先前已生育一个儿子，今年 15 岁，智力比同龄人低下很多，基本不会说话，曾有反复癫痫发作病史。现王某十分矛盾，担心再生育的孩子跟第一个儿子一样再次出现智力低下等问题。于是，王某前来医院就诊进行遗传咨询，希望生育一个健康后代。医生接诊后首先对王某儿子进行了全面的身体检查，发现患者前额向前突出，耳郭比较大，巩膜偏蓝色，语言表达能力差，基本上不会说话，也不能听懂别人说的话。完善染色体及相关基因检测后发现患者染色体核型是正常的，但基因检测发现 FMR1 基因突变。

依据以上临床表现、体格检查和辅助检查，考虑诊断患者为脆性 X 染色体综合征。什么是脆性 X 染色体综合征? 它有什么危害呢?

脆性 X 染色体综合征 (fragile X syndrome，FXS) 是一种导致先天性智力低下的 X 染色体连锁遗传病，男性发病率约为 1/4000，大约为女性的两倍，而且症状也通常比女性更为严重。一般认为，脆性 X 染色体综合征是一种单基因遗传性疾病，通常是由于 X 染色体上的 FMR1 基因突变所导致的一种临床综合征。

不同年龄和性别的脆性 X 染色体综合征患者临床表现不同，甚至同一症状的程度也可不同，主要包括中度到重度的智力发育不全、大睾丸，常伴有大耳、单耳轮、下颌前突、腭弓高、淡蓝色巩膜、语言障碍和癫痫等。其中部分患者可有脸长、前额突出、耳郭大、腭弓高和嘴大唇厚等特殊面貌; 青春期容易发现睾丸突然增大; 大多数男性患者会出现中重度的智力障碍，学习困难，尤其是计算能力和抽象思维能力明显有缺陷。此外，大多数患者出现明显的表达能力发育迟缓，语言单调、经常自言自语，行为上多表现为多动、注意力不集中、容易情绪激动、狂躁，常有攻击行为和破坏行为；部分患者还会出现反复的癫痫发作。

这种脆性 X 染色体综合征的特殊面容，以及智力缺陷同样会对男性青春期健康有很大的影响，患者学习能力显著下降，跟不上正常人学习节奏，因自卑及交流障碍导致社交能力显著下降，严重影响患者的生活质量。然而，脆性 X 染色体综合征尚无有效的治疗方法，只能通过药物控制症状，改善生活质量。因此，积极的预防和诊断就更为重要。如果发现患者学习能力差、注意力不集中、孤僻、交流困难以及特殊面容时，需要考虑到这种疾病的可能性。

目前分子遗传学检测是这种综合征确诊的唯一手段，确诊后需要积极到医院治疗，根据不同的症状采用个体化的治疗方案。另外，行为干预也可以帮助患者养成良好的行为习惯，从而改善生活质量。

总之，脆性 X 染色体综合征目前尚没有可以治愈的方法，早期及时就诊接受正规治疗，部分患者有希望能恢复正常生活。对于有脆性 X 染色体综合征家族史的家庭来说，在孕前需要进行严格的遗传咨询，孕后也需要进行必要的产前诊断。

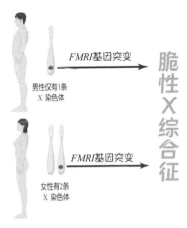

男性有一条 X 染色体，女性有两条 X 染色体，位于 X 染色体上的 *FMR1* 基因发生突变都有可能导致脆性 X 染色体综合征

04

XY 部分性腺发育不全对男性青春期生殖健康有什么影响？

◎耿　浩，贺小进

　　患者张某的父亲很苦恼，其儿子今年 15 岁，小便时经常尿湿裤子，且发现张某的外生殖器与同龄人的明显不一样。该状况对张某的生活和学习产生了很大负面效应，张某的父亲带他来求医，迫切想知道病因，该如何治疗，以及对其儿子生殖健康有什么影响。

　　医生询问患者病史，患者父亲回忆，患者约 7 岁时发现身材矮小，7～8 岁身高仅似 4～5 岁幼儿，但语言、运动、智力等与同龄人类似。患者父母及姐姐均身体健康，父母非近亲结婚，家族内无其他成员出现患者相同症状。经过一系列体格检查发现：患者身高 150cm，体重 45kg，已出现腋毛和喉结，但说话未变声，阴茎短小，尿道开口于阴茎根部，阴囊呈阴唇型，双侧小睾丸。辅助检查：染色体核型：45，X/46，XY，SRY（+）。因此，依据以上患者病史、临床表现、体格检查和辅助检查，患者诊断为 XY 部分性腺发育不全。

　　什么是 XY 部分性腺发育不全，这种疾病对男性青春期生殖健康有什么影响呢？

　　性染色体是决定男女性别的重要因素，正常男性染色体核型为 46，XY，女性染色体核型为 46，XX。XY 部分性腺发育不全是一种性发育异常疾病，该类患者最常见染色体核型为 45，X/46，XY 嵌合体，也可出现 46，XX/46，XY 嵌合体或其他嵌合方式，其原因可能与发育过程中 Y 染色体丢失或者结构异常有关，发生率约为万分之一。患者的临床表现形式多种多样，典型的 XY 部分性腺发育不全患者表现为一侧性腺为发育异常的睾丸，而另一侧为条索状性腺。同时，相对于同龄人来说，患者往往身材矮小。大约 60%的患者表现为男性特征不明显或者外生殖器严重畸形，如出现尿道下裂时导致小便异常，双侧阴囊触及不到睾丸，出现阴毛、腋毛稀少等。此外，部分男性患者因外生殖器畸形被当作女性抚养，少数患者同时伴有心脏和肾脏异常。

青春期男性如果有患者出现以上症状，应警惕 XY 部分性腺发育不全的发生，及时寻求医生帮助。对于该类患者来说，外生殖器畸形矫正、睾丸功能维护及生育需求等生殖健康问题是父母最为关切的。青春期诊断的 XY 部分性腺发育不全患者，往往都是因严重的外生殖器畸形就诊，该类患者通常会因此出现严重的自卑心理，拒绝社交活动，进而出现各种焦虑、抑郁等心理健康问题，应积极寻求儿外科医师进行手术矫正，同时辅以心理治疗尽可能地减少患者心理压力。另外，由于体内雄激素的缺乏，患者通常存在青春期发育延迟、第二性征发育迟缓等症状，应在内分泌科、儿科医生的指导下及时治疗。

值得注意的是，在 XY 部分性腺发育不全男性患者中，需要警惕睾丸发生肿瘤恶变的风险。父母应该定期观察患者的睾丸生殖器是否突然变大等，同时，定期进行 B 超等影像学检查也是必要的。该疾病是否影响患者以后生育子女是父母最担心的问题。通常，这类男性患者不能产生精子，成年结婚后无法生育子女，也有少数患者成年后可产生少量的精子，通过辅助生殖技术可能生育后代，还有极少数患者可自然生育子女。

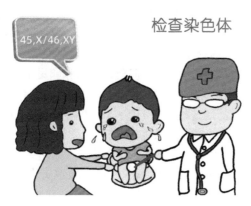

05

黄体生成素受体变异对男性青春期生殖健康有什么影响？

◎耿　浩，贺小进

　　患者李某的父母最近心情非常糟糕，无法接受自己抚养了 16 年的女儿居然是儿子。情况是这样的：患者李某，16 岁，近期李某的母亲知晓其他女同学都来月经了，却没有听女儿说过这件事情，本以为是女儿害羞不好意思说起，询问之下才得知，李某从来没有来过月经。

　　他们来到医院就诊，医生询问后发现，患者父母系近亲结婚，即爷爷和外婆是亲兄妹。患者有一姐姐，已正常生育两个子女。家族中无其他人有类似病史。观察患者后发现：李某身高 152cm，臂长 162cm，肤色偏白，体型偏瘦；乳房及乳头未发育；外阴发育差，阴蒂长约 1.5cm，无阴毛，阴道盲端长约 1.0cm。随后进行一系列检查，发现患者无子宫及卵巢组织等女性器官组织，但在腹腔内发现类似发育不良的睾丸组织。生殖激素结果如下：卵泡刺激素（FSH）24.5IU/L，黄体生成素（LH）28.6IU/L，睾酮（T）0.12nmol/L；染色体核型结果：46，XY。考虑到患者父母是近亲结婚，医生对患者进行了基因检测，结果提示：LH 受体基因变异。经过综合检查，患者被诊断为 LH 受体基因变异所导致的性别发育畸形，患者染色体核型为男性，由于 LH 受体基因变异导致性发育异常，从而第二性征表现为女性，但缺乏子宫和卵巢组织，实际上患者应该为男性。LH 受体基因变异对男性青春期生殖健康有影响吗？

　　正常男性胚胎发育过程中，LH 会与睾丸间质细胞的 LH 受体结合后，促进间质细胞分泌睾酮，睾酮促进外生殖器向男性方向分化。然而，当间质细胞膜上的 LH 受体发生变异时，间质细胞将不能与 LH 发生结合，使间质细胞不能产生睾酮，进而导致男性患者出现外生殖器畸形，甚至完全女性化表现。

　　LH 受体变异导致的间质细胞发育不全是一种常染色体隐性遗传疾病，通常是由于父母双方各携带一个 LH 受体致病基因突变，子女同时遗传父母双方的致病基因突变才会发病。因此，在近亲家庭中发生该病的可能性更高。LH 受体变异患者表型多样化，一般分为两种类型，Ⅰ型患者 LH 受体完全丧失功能，患者第二性征表现为女性，通常从小按照女性抚养，但患者无子宫和卵巢，青春期启动后无月经来潮，也无乳房发育等女性第二性征表现。Ⅱ型患者 LH 受体残存部分功能，患者通常表现为外生殖器男性化不全，可表现为小阴茎、尿道下裂、隐睾等症状。

　　青春期生殖健康是父母较为关注的问题。对于青春期发现的 LH 受体变异患者，如果表型为完全女性表型，同时患者一直按照女性抚养，可建议切除双侧性腺，并在内分泌科/妇产科医生的协助下补充女性激素，按照女性身份生活。同时，需要考虑患者因性别取向而引发的心理问题，积极进行患者的心理疏导。而对于 LH 不完全变异的患者，体内可分泌部分睾酮，因此，患者往往存在男性化不全而导致的外生殖器畸形，可进行外生殖器畸形矫正，并在内分泌科/儿科医生的指导下进行睾酮补充治疗。此外，青春期患者往往因严重的外生殖器畸形出现重度的自卑心理，拒绝社交活动，应积极予以心理治疗。

　　由于睾酮分泌功能受损导致精子发生障碍，这类患者往往成年后不具有生育能力。因此，对于临床表现、染色体核型以及外生殖器表型不一致的患者，尤其注意来自近亲婚配家庭或者家族中有类似病史患者，均应考虑本病的可能，应尽早去专科就诊。

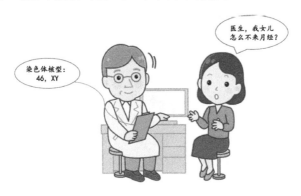

06

先天性肾上腺皮质增生症对男性青春期生殖健康有什么影响？

◎耿　浩，贺小进

周某发现儿子最近总是闷闷不乐，心情不好，与儿子谈话才知道，小周在学校打篮球总是因为个子矮被别人"盖帽"，被同学嘲笑。因此，小周心情很沮丧，甚至有些自卑。父亲周某回忆儿子 9 岁开始出现胡须、阴毛和喉结，同时期身高增长迅速，比同龄人早熟。今年 14 岁，自前年开始已经 2 年没有长个了，现身高已被同龄人超过。父亲周某十分焦急，前来咨询医生，想弄清楚小周不长个的原因，以及是否影响青春期发育。

医生进行检查后获得以下结果。患者小周 14 岁，身高 150cm，体重 42kg，指尖距 150cm，阴毛分布与成人相似，阴茎长度约 7cm，双侧睾丸体积约 6mL，外生殖器近成人发育状态。辅助检查：染色体 46，XY；激素检查：促肾上腺皮质激素（ACTH）、孕酮明显升高，皮质醇降低，卵泡刺激素、黄体生成素降低，睾酮处于正常高值；甲状腺功能、催乳素、电解质、醛固酮正常；骨龄测定：左手腕骨骺干骺端已完全融合，骨龄约 18 岁；肾上腺 CT：双侧肾上腺皮质增生。

依据病史、临床表现、体格检查和辅助检查，考虑患者小周存在先天性肾上腺皮质增生。什么是先天性肾上腺皮质增生症？这种疾病对男性青春期生殖健康有影响吗？

先天性肾上腺皮质增生症（CAH）是一组常染色体隐性遗传病，源于肾上腺皮质醇合成酶或酶调节蛋白的缺陷，其中以 21-羟化酶缺乏最为常见（占 90%～95%）。由于 21-羟化酶缺乏而导致皮质激素合成障碍，主要表现为肾上腺皮质功能减退、高雄激素血症、生长障碍，以及男性性早熟和生精障碍等症状。

对于 CAH 男性患者，由于雄激素分泌过多，早期可能仅表现为突然长高，身高高于同龄人，而性早熟不明显或者第二性征提前发育未能引起父母重视，至青春期才发现患者生长停滞，通常表现为患者身高低于同龄人。然而，此时患者骨骺常已闭合，错过最佳治疗时期，患者已不可能再长高。同时，由于过量分泌的雄激素和雌激素抑制了下丘脑-垂体-睾丸轴，导致卵泡刺激素和黄体生成素分泌减少，抑制精子产生，从而导致生精障碍，患者可在成年后表现为精液中没有精子，不能自然生育。因此，青春期生长缓慢的男性患者应警惕 CAH 的可能，特别是在近亲家系中。同时应密切关注患者的第二性征发育和性早熟情况。如发现患者有上述症状，需立即完善血液学检测、肾上腺 CT 及基因检测等检查，一旦明确诊断为 CAH，应及时至医院就诊，在骨骺完全闭合前就诊可以使患者身高恢复增长。

生殖能力发育是青春期生殖健康的重要关注点，早期发现并诊断 CAH 后，糖皮质激素治疗可解除对睾丸功能的抑制作用，从而恢复生精功能。对于青春期男性患者，规律的糖皮质激素治疗一般不影响成年后的生育能力。但是，青春期 CAH 患者特殊的生理、心理特点给激素规律治疗带来极大的挑战性。因此，能否使青春期患者规律有效地依从治疗，关系到患者未来的生存质量及生殖能力，需要患者父母、内分泌科和儿科医生的共同努力。

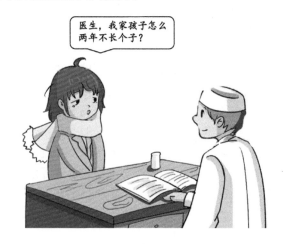

07

5α-还原酶缺乏症影响男性生育能力吗?

◎许　传，贺小进

小明今年 17 岁，他最近和同学们一起上厕所时，发现自己的阴茎比同龄人短小，经常被同学笑话。他的内心很难过，产生了自卑的情绪，影响了他的学习成绩，幸好父亲及时察觉到小明的情况，陪他一起来医院就诊。医生观察到小明的阴茎比同龄人短小，而且双侧睾丸体积偏小。经过一系列检查，小明被诊断为 5α-还原酶缺乏症。小明想知道什么是 5α-还原酶缺乏症，5α-还原酶缺乏对自己以后有哪些影响。

5α-还原酶（SRD5A）是一种类固醇激素，在人体内有 2 种同工酶，分别是 I 型 5α-还原酶和 II 型 5α-还原酶。5α-还原酶的主要作用是将睾酮转化为双氢睾酮，双氢睾酮与雄激素受体结合进一步发挥作用。I 型 5α-还原酶主要是在肝脏和非生殖器的皮肤表达。而在男性外生殖器形成中主要是 II 型 5α-还原酶发挥作用，在胚胎发育至 12～14 周时，诱导生殖结节向男性阴茎分化。如果 II 型 5α-还原酶缺乏或者酶的活性不足，则不能合成足够量的双氢睾酮，导致尿生殖窦和前列腺等依赖双氢睾酮的器官发育障碍，外生殖器男性化受阻。

该病患者出生时婴儿的外生殖器呈两性化畸形，例如小阴茎，尿道下裂，严重者伴有隐睾等情况。在青春期到来后，患者比同龄人阴茎发育短小，生育能力下降。生殖激素水平的变化主要表现在睾酮水平正常，双氢睾酮水平低下，导致睾酮/双氢睾酮的比值增大，人绒毛膜促性腺激素（HCG）激发试验阳性。II 型 5α-还原酶缺乏症是由 II 型 5α-还原酶基因（SRD5A2 基因）突变所致，SRD5A2 基因位于 2p23，有 5 个外显子，主要表达于男性前列腺组织及外生殖器的皮肤，其基因突变类型多样，包括单个碱基的插入或缺失、单个碱基突变等。该病是一种家族型常染色体隐性遗传先天性代谢缺陷病，患者的突变多为纯合突变，也有复合杂合突变。*SRD5A2* 基因缺乏导致体内产出的睾酮不能转化为双氢睾酮，致使男性患者外生殖器分化受阻，呈现男性假两性畸形。

如何治疗这种疾病呢？普通的睾酮和雄激素制剂的补充治疗无效，目前双氢睾酮的补充是 5α-还原酶缺乏症的有效药物，主要使用庚酸睾酮补充治疗，也可以使用庚酸睾酮凝胶涂抹促进外生殖器的发育。对于合并有尿道下裂或隐睾的患者应尽早手术治疗。对于这类患者，提倡行生育力检查，如果患者的精子数目或精子活力低，可以在人类精子库行精子冷冻保存，以后有生育需求时，应用冷冻精子结合辅助生殖技术来解决生育问题。

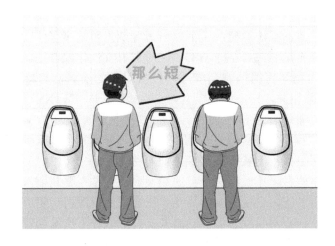

08

雄激素不敏感综合征对男性青春期生殖健康有什么影响?

◎许　传，贺小进

女孩小莉是一名15岁的初中生，但奇怪的是，她处于青春期却一直没有来月经。母亲担心她的身体健康，带她来到了医院就诊。医生给小莉做了仔细的检查，专科查体：双侧乳房发育正常，阴毛和腋毛稀疏，阴道呈盲端。双侧腹股沟可触及包块。彩色B超检查提示：双侧腹股沟各扫描到一枚类圆形肿物，考虑可能是睾丸组织。染色体核型为46，XY（男性）。小莉被诊断为雄激素不敏感综合征。

什么是雄激素不敏感综合征？对青春期生殖健康有什么影响？

雄激素不敏感综合征（AIS），又称睾丸女性化综合征，是一类由于雄激素生物学作用被完全或部分抵抗引起的疾病，与雄激素受体（AR）缺陷相关，其染色体核型为男性核型，即46，XY，属于性发育障碍综合征。在遗传性别为男性的患儿中发病率为1/（20 000～99 000）。根据临床表型女性化的不同程度，分为完全型雄激素不敏感综合征和部分型雄激素不敏感综合征。

完全型雄激素不敏感综合征的典型表现，是在婴儿期易出现腹股沟疝或阴唇肿胀，表现为女性婴儿。在会阴部可观察到阴道，长度不一，酒窝状到正常长度。但由于睾丸支持细胞分泌抗米勒管激素的作用，导致不存在子宫、子宫颈和阴道近端。在青春期表现为原发性闭经，患者在青春期表现为乳房发育和身高增长，但没有月经。

部分型雄激素不敏感综合征的临床表现，取决于外生殖器对雄激素敏感程度。典型的表现是小阴茎，严重者出现尿道下裂和隐睾等。少数病例表现为除了阴蒂肿大外，生殖器的外观更符合完全型雄激素不敏感综合征。这种综合征患者性别多被误认为是女性。尿道下裂是一种常见的男性先天性畸形，通常与不明原因的低出生体重有关。

雄激素不敏感综合征的治疗较为复杂，牵涉患者已建立的社会性别认知、身体健康和心理健康。

对于完全型雄激素不敏感综合征患者，建议将性腺切除术推迟到青春期。该类患者青春期表现为乳房发育和生长突增，但不会出现月经初潮。如果在儿童期做性腺切除术，青春期应该用雌激素替代治疗。另外，性腺的切除一般建议在成年早期进行，以避免患性腺肿瘤的风险。成年后，为了能完成正常的性生活，患者需要进行阴道扩张术。患者没有生育能力。在青春期到来时，她们作为被社会认知的女性，需要面对自身男性染色体核型、睾丸的存在，子宫的缺失，不孕症和性功能障碍等问题，心理压力难以承受，需要给予足够的心理支持。对于男性而言，女性乳房发育症通常发生在青春期，需要进行缩乳手术。部分型雄激素不敏感综合征的男性很少发生乳腺癌。患者在青春期或成年后，因生殖器短小，性生活困难等造成严重心理负担，也需要关注心理健康并积极给予支持。

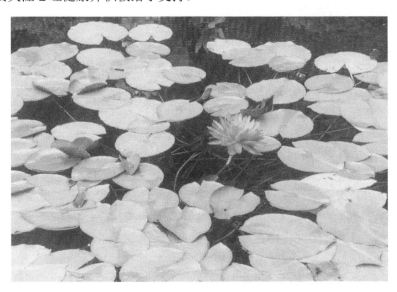

09

米勒管永存综合征影响男性生育能力吗？

◎许　传，贺小进

　　小强今年15岁，他最近留意到自己的右侧阴囊空虚，而且在左侧腹股沟可以摸到一个包块，刚开始也没太在意。不过，小强在学校进行剧烈的体育锻炼后，出现左侧下腹部疼痛不适。父亲知道了儿子的身体状况后，将其带到医院就诊。医生经过仔细检查，诊断小强为米勒管永存综合征伴右侧隐睾。

　　什么是米勒管永存综合征？会影响将来的生育能力吗？

　　米勒管永存综合征（PMDS）是一种男性的假两性畸形，其外生殖器表型为正常的男性，染色体核型：46，XY，在体内同时具有子宫和输卵管，但没有卵巢、性腺组织。

　　男性为什么会有这种疾病呢？

　　这得从胚胎发育说起。在胚胎发育第5～6周，形成原始性腺，此时的性腺组织可以向卵巢组织分化，也可以向睾丸组织分化。同时也存在中肾管和米勒管两套生殖管道。中肾管分化为附睾、输精管和精囊组织。米勒管分化为子宫和输卵管。在胚胎6～7周时，男性胚胎的睾丸中分化的支持细胞分泌抗米勒管激素。抗米勒管激素的作用是诱导米勒管上皮细胞凋亡，引导米勒管退化，只保留一套男性的内生殖器。而米勒管永存综合征是由抗米勒管激素基因（AMH）突变导致抗米勒管激素的合成和分泌异常，或者是由于抗米勒管激素的受体突变导致抗米勒管激素无法发挥作用，未退化的米勒管得以继续分化形成子宫和输卵管，导致患者既有男性的外生殖器和内生殖器，同时也有输卵管和子宫。因为外生殖器正常发育，所以患者在婴幼儿期多被家长忽略，青春期时多因腹股沟斜疝就诊而被发现，严重时伴有隐睾。

如何知道自己得了这种疾病呢？

对于米勒管永存综合征诊断，主要依据以下几点：如果存在腹股沟斜疝，医生在手术中探查疝囊内容物经病理证实为子宫和输卵管；没有腹股沟斜疝的可能会由于隐睾或其他原因，进行腹腔手术时发现残存的米勒管结构。此外，由于这种疾病主要由抗米勒管激素基因突变引起，建议行基因测序判别有无 *AMH* 基因突变或 *AMH* 受体基因突变。

应该如何治疗呢？

目前主要以手术治疗为主。在手术过程中腹股沟斜疝的疝囊内容物为子宫、输卵管和（或）睾丸。手术的主要目标是修补腹股沟斜疝，切除残存米勒管结构，将异位的睾丸下降固定还纳阴囊，无法保留的隐睾则切除。

总之，米勒管永存综合征患者应尽早进行精液检查，有些患者会有一定数量的精子，也有患者是无精子症。如果检出精子，建议到人类精子库施行精子冷冻保存，以备日后解决生育之需要。

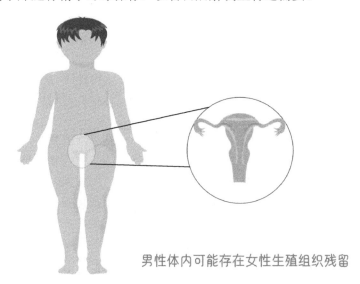

男性体内可能存在女性生殖组织残留

10

睾丸缺如综合征对男性青春期生殖健康的危害有哪些?

◎杨　文，贺小进

　　15岁的小亮来到男科门诊就诊。"医生，您好。我想咨询一些问题。"医生听到小亮尖细的声音及观察到其偏女性化的外貌后为小亮进行体格检查，发现小亮的第二性征发育不良，无喉结，无胡须，腋毛和阴毛稀疏，双侧阴囊空虚，未触及睾丸。为查明病因，小亮又做了泌尿系统B超检查和性激素检测。

　　小亮拿着检查报告单前来咨询："医生，我这是得了什么病啊? 班里的同学都嘲笑我，说我缺乏男子气概。"医生解释道："结合你的病史、体格检查及相关的辅助检查，现诊断为睾丸缺如综合征"。

　　睾丸缺如综合征又称无睾症，是指单纯性无睾畸形，其内外生殖器皆为男性性征，性染色体无异常。无睾症在临床上比较少见，可分为单侧或双侧睾丸缺失两类。正常男性人群中，单侧睾丸缺失发病率为1/5000，双侧睾丸缺失发病率为1/20 000。这种疾病对男性青春期生殖健康有什么危害?

　　睾丸是男性的生殖腺，具有双重功能，一是分泌雄激素，以维持基本的第二性征和生殖系统的发育；二是产生精子，为繁殖后代做准备。无睾症患者是没有精子的，而且在青春期可表现为以下方面。

　　（1）青春期前期（11岁前）：①身高体重增加缓慢；②阴茎增大迟缓或不增大。

　　（2）青春期中期（11～18岁）：①第二性征发育不良，如无喉结，胡须、腋毛和阴毛稀疏，声音尖细；②阴茎发育迟缓，与同龄人相比阴茎较小；③身高体重增加缓慢。

（3）青春期后期（18 岁后）：①对心理健康产生不良影响，如自卑感、忧虑、抑郁和思想不集中等；②心理性的男性性功能障碍，如性欲低下、阴茎勃起功能障碍、射精功能障碍（如早泄、不射精等）和性高潮障碍等；③继发性的男性不育症。

男科医师在门诊遇到无睾症患者时，必须与隐睾和异位睾丸相鉴别，可借助 B 超检查、CT 检查、腹腔镜和性激素激发实验等方法来协助诊断。

这种疾病需要接受哪些治疗呢？实际上，单侧无睾症患者如无其他并发畸形，临床多无症状显现，可不予以治疗。双侧无睾症患者青春期可用激素替代治疗促使男性化。

对青春期无睾症患者的心理治疗也是非常重要的。可将人造睾丸植入阴囊内作为假体，外形和感觉均较满意，但无生育能力。此外，患者还可寻求心理医师的帮助。心理医师应参与手术治疗或激素替代治疗的全过程，并及时与患者及家属沟通，使之积极配合治疗，取得良好的治疗效果。

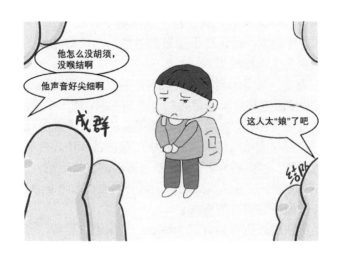

11

单纯性尿道下裂对男性青春期生殖健康有什么影响?

◎杨　文，贺小进

一位父亲陪同自己 14 岁的儿子来医院就诊，面色焦急地问道："医生，我发现我儿子尿道口的位置和同龄人不一样啊！他的阴茎外观呈弯曲状，并且在解小便时，尿液都是呈喷洒状流出来的"。医生首先对患者进行了详细的体格检查：发现患者的尿道口位于阴茎的冠状沟以下，阴茎向腹侧异常弯曲，腹侧包皮缺损，背侧包皮丰富。

父亲问道："医生，我儿子这是什么病啊？这种病是常见病吗？"

医生答道："结合患者的病史和体格检查，现诊断为尿道下裂。"

尿道下裂是指在胚胎发育过程中，阴茎结构不完全闭合，尿道口沿阴茎腹侧移位形成畸形。男性新生儿尿道下裂的发病率为 1/250～1/125 且呈上升趋势，是仅次于隐睾的男性第二类常见先天性疾病，且是常见的阴茎先天性畸形。

尿道下裂是一类多因素导致的疾病，其发生与遗传因素、内分泌因素、母体胎盘因素和环境因素等均有密切关系，属于多基因遗传病。从基因及遗传因素分析，尿道下裂具备明显的家族聚集性，7%的患者会影响第一、第二或第三代亲属。其中，前段性和中段性的遗传易感性表现得更为明显。尿道下裂受父母双方等同的遗传影响，约占57%～77%。30%的尿道下裂可以找到明确的遗传因素。目前已经发现有 20 多个基因与尿道下裂的发生有关。

临床上典型的尿道下裂有三个特点：①尿道口异常，可位于阴茎头腹侧到会阴的任何部位；②阴茎向腹侧异常弯曲；③包皮的异常分布，背侧如"头巾"，腹侧包皮缺损。

尿道下裂伴有的症状常包括：①生殖器发育异常，如阴茎短小、阴茎腹侧弯曲、阴茎腹侧皮肤缺损、阴茎头扁平、阴茎扭转和阴茎阴囊转位等；②尿流喷洒、无法以站立姿势排尿；③成年后阴茎下曲，导致性交困难，精液射入阴道困难，最终出现生育障碍等问题。这些异于常人的表现，对于青春期尿道下裂患者的身心健康都可能会有较大的影响。一方面，患者的异常排尿姿势会对其造成严重心理负担，可能会出现严重的自卑心理，拒绝社交活动，进而出现各种焦虑、抑郁等心理健康问题；另一方面，尿道下裂对于成年后的生殖健康也有较大的影响，由于患者生殖器发育异常，大多数患者会出现性功能障碍，表现为痛性勃起、性交困难等。

尿道下裂应如何治疗呢？手术是治疗尿道下裂的唯一方法，治疗目的在于建立一个外观接近正常且能伸直的阴茎及完整的尿道，能站立排尿及成年后能进行正常性生活。手术年龄不受限制，婴幼儿期也能进行，一般建议在出生后 6～18 个月前完成矫治手术，以免影响儿童心理。常用的手术方式有：①一期手术：矫正阴茎畸形与尿道成形术一次完成，多用于阴茎型尿道下裂，尿道大部分选用包皮成形；②分期手术：是将阴茎畸形矫正与尿道成形术分期进行。目前，尿道下裂分期手术优于一期手术，主要体现在住院时间和手术时间短、术后功能恢复和外观满意度增加及并发症少等方面。

总之，尿道下裂对男性青春期生殖健康有多方面不良影响的。但是，这种疾病可以早发现，早治疗。

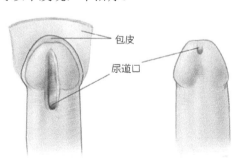

包皮

尿道口

12

什么是低促性腺激素性性腺功能减退症？

◎沈群山，贺小进

　　小东今年19岁，这个年龄是处在青春期的最后阶段了。理论上说，经历了青春期的小东，应该出现了典型的男性第二性征。可是，小东感到自己还不似男子汉，于是，小东前来男科门诊就诊，经过检查后发现小东无胡须，阴茎短小，睾丸偏小，辅助基因检测及相关实验室检查，被诊断为低促性腺激素性性腺功能减退症。

　　什么是低促性腺激素性性腺功能减退症？

　　低促性腺激素性性腺功能减退症（HH）主要是由于促性腺激素降低导致的一种疾病。该病常见表现为无青春期启动或青春期启动延迟、完全或部分第二性征发育缺失、男性不育等。HH可分为先天遗传性和后天获得性。先天遗传性HH即指特发性低促性腺激素性性腺功能减退症（IHH），是HH中常见的类型，发病率约为1/50 000，男女发病率之比为5∶1。根据其有无嗅觉又可分为嗅觉缺失或减退的卡尔曼综合征（KAL）与嗅觉正常的特发性低促性腺激素性性腺功能减退症（nIHH）。卡尔曼综合征是一种遗传性疾病，目前已知多种基因与该病的发病有关。后天获得性HH可有多种病因，包括中枢神经系统或垂体发生肿瘤、过度运动、节食减肥和情绪障碍等。

　　HH的临床表现取决于患者发病时青春期是否发育。青春期发育前发病者，男性表现为第二性征退化、睾丸萎缩、阴囊色素减退且光滑，外生殖器和前列腺缩小，性欲减退与阳痿等。而青春期发育后发病者，表现为体毛减少，胡须生长缓慢，性欲下降，睾丸萎缩，肌力减退，骨密度降低，但男性体型和音调无改变，阴茎长度、前列腺大小和阴囊皱纹正常。

因此，对于先天性 HH 的治疗，无生育要求和性激素水平特别低下的患者，可给予雄激素替代治疗促进第二性征发育、改善代谢状态和提高生活质量。有生育要求的患者则使用促性腺激素治疗。对于后天获得性 HH 的治疗包括病因治疗和激素替代治疗。但是不能完全排除体质性青春期发育延迟，最好追踪观察，必要时用小剂量性腺类固醇激素诱导青春期发育，人为药物启动男性生殖系统发育成熟，从而满足患者生育需求。对于青春期检查发现精子或者通过内分泌治疗发现精子的患者，建议患者咨询男性生育力保存门诊或人类精子库，接受专业的生育力保存指导，以最大可能保存男性生育力。

目前，HH 尚无治愈的方法。早期发现，及时做出诊断和制定治疗方案，接受正规治疗，坚持内分泌治疗，大部分患者有望自然生育或通过辅助生殖技术生育。

由于 HH 患者第二性征的异常可引起心理障碍，所以对于 HH 患者应进行心理健康引导，必要时接受专业的心理辅导及治疗，以期获得更好的身心健康状态。

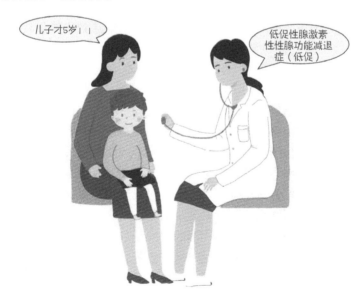

①③

隐睾症对男性青春期生殖健康有什么影响？

◎沈群山，贺小进

小斌今年 15 岁，就读初中三年级。小斌近期发现自己和其他男同学有些不一样，自己只有左侧一个"蛋蛋"，而其他同学都有两个。告知其父母后，前来医院就诊，经过检查后发现小斌右侧睾丸位于腹股沟内，诊断为隐睾症。

睾丸是男性的生殖器官之一，为双侧各一个，处于阴囊内，具备双侧正常睾丸是男性生殖健康的重要基础。在青春期，男性生殖系统发育，睾丸在一系列生殖激素作用下，体积增大，睾丸分泌雄激素和产生精子。如果只有一侧阴囊内有睾丸，或双侧睾丸都不在阴囊内，显然，不处于正常的发育环境，睾丸也就不可能达到成熟和具备正常功能。

隐睾症指在胎儿期一侧或者两侧睾丸未能按照正常发育过程下降至阴囊底部，而是停留在阴囊以外的某些部位（如腹腔和腹股沟处）的病症。大多数隐睾为单侧，右侧多见，约 15% 为双侧。隐睾是常见的男性先天性生殖系统畸形之一，其病因在很大程度上仍然未知，目前认为可能与遗传因素、内分泌异常和环境因素等有关。

隐睾症发病率为 2%～4%，其中早产儿隐睾的发病率约为 1%～45%，新生儿为 4%，1 岁时约为 1%，可见隐睾与婴儿在母体内的生长发育时间有密切联系。部分隐睾症的新生儿在出生后的一定时间，未降至阴囊内的睾丸尚有继续下降的可能。大部分隐睾会在出生后 3 个月内自行下降，但出生 6 个月后继续下降的可能性降低。凡是男性新生儿应认真检查其阴囊，尤其是早产儿，一般在阴囊两侧都能摸到花生粒大小的睾丸，摸时有实物感。如果阴囊空虚，不能摸及睾丸，或只有一个，应立即去正规医院诊治。如果隐睾小儿的智力有低下的迹象，还要检查是否患有相关遗传和内分泌异常的疾病。

随着隐睾患者的年龄增长，可能会引起睾丸萎缩，影响男性的生育能力及发生恶性变的可能性大大增加。睾丸长期处于腹股沟内或腹腔环境中，会导致生精功能障碍，进而影响生育功能。双侧隐睾引起不育症高达 50%以上，单侧隐睾引起不育症高达 30%以上。

隐睾可能会引发恶性睾丸肿瘤。有隐睾病史的男性患睾丸生殖细胞肿瘤的可能性更高，概率为 1∶2000，与一般人群相比增加了 32 倍。双侧未降睾丸发生睾丸恶性肿瘤的风险高于单侧未降睾丸。此外，隐睾还可能引发腹股沟疝及睾丸扭转，且易受到外伤等。

隐睾主张尽早治疗，手术是治疗隐睾的金标准，但 6 个月以内的患儿应该给予耐心观察，待睾丸自然下降；6～12 个月患儿可行内科治疗；1 岁以后患儿的隐睾，自行下降至阴囊的机会很小，建议手术治疗。针对需要手术治疗的隐睾患者，尽量早期手术，不但可减少对睾丸的损伤，且能促进其正常发育，精子参数不会显著受到影响。如果在青春期做治疗，睾丸可以有精子发生，但精子参数会比正常人的低。隐睾患者也可以咨询男性生育力保存门诊或人类精子库，接受专业的生育力保存指导，以决定是否需要冷冻保存精子。

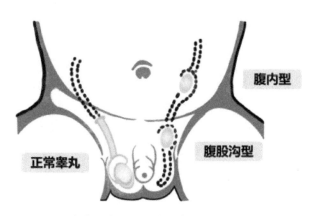

睾丸在腹股沟或腹内的隐睾模式图

14

不良遗传因素对青春期男性生殖器官发育有什么影响？

◎江　欢

　　随着青春期的到来，男性对自身生长发育的关注也开始增长，尤其是对自己生殖器官的关注更是达到新的高度。如果缺乏必要的生殖健康知识，会让其徒增许多莫名的烦恼，甚至产生自卑或焦虑情绪。因此，正确认识青春期生殖系统发育的相关影响因素很重要，其中不良遗传因素与青春期男孩生殖器官发育有密切联系，在多方面起着决定作用。

1. 遗传因素直接影响男性生殖器官的发育

　　男性的生殖器官可分为外生殖器和内生殖器两部分，这两部分的发育都受到遗传因素影响。一方面，遗传基因的调控对维持青春期男性生殖器官的正常发育和分化很重要，如有些男性在出生时就有遗传性睾丸萎缩或睾丸发育不良等问题，他们的雄激素水平也会降低，从而影响他们的生殖器官发育和生殖功能；另一方面，由于遗传基因的不同和表达差异性，促成了不同男性的生殖器官发育出现个体特征性变化，如一项来自于加拿大不列颠哥伦比亚儿童医院的研究认为不同的种族、地域间的男性存在生殖器官发育的差异，这种现象也与遗传基因有着很大的关系。

2. 遗传因素影响男性激素的分泌调节

　　性激素是人体生长发育的重要调节剂，它同时起着促进男性生殖器官的生长、精子发生和维持男性第二性征的作用。男性激素主要是睾酮,睾酮起着促进青春期男性生殖器官发育和功能成熟等生理作用。而睾酮的分泌调控很大程度上依赖于遗传因素。在人类基因组中,存在与睾酮合成相关的基因,还有一些与睾酮受体和调节因子相关的基因。这些基因的差异表达和变异,都可能会影响男性体内睾酮的分泌水平,从而影响男性生殖器官的发育。

3. 致病性遗传基因或先天基因缺陷也有一定的影响作用

致病性遗传基因或先天基因缺陷,对男性生殖器官发育和精子质量有着一定影响,特别是导致生殖器官结构、功能缺陷的先天性遗传病,可直接影响青春期男性生殖器官的正常发育。

总之,不良遗传因素对青春期男性的生殖器官发育有直接的关系。家长应对青春期男性生殖器官的相关影响因素有正确认识,如果发现有可能对其生殖器官发育造成不良影响的遗传因素,应及时就医,尽早干预治疗,维护青春期男性的生殖健康。

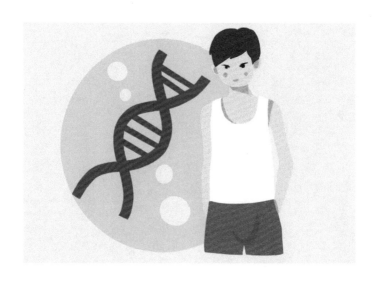

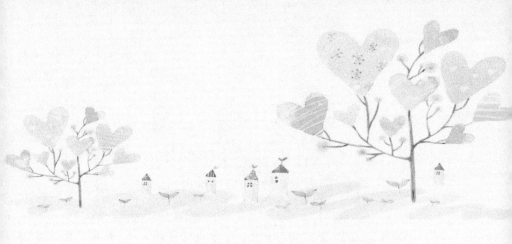

第 ⑬ 章

遗传因素与女性青春期生殖健康

①① 特纳综合征对女性青春期生殖健康有什么影响？

◎吴　欢，贺小进

小丽是一名 15 岁的初二女生，但身高只有 130cm，并且一直没有来过月经。在父母的陪同下，小丽来到医院遗传门诊就诊。医生对小丽进行了体格检查，发现小丽的面部和背部有许多黑痣，上眼睑下垂，耳朵畸形，后发际线低，从耳后到肩部可见蹼状皮肤皱襞，手肘呈外翻状态。随后医生又对小丽进行了第二性征的检查，发现小丽乳房没有发育，乳距宽，没有腋毛，外阴发育也与年龄不匹配，均发育迟缓。综合以上所有信息，并进行了相关检查，小丽被确诊为特纳综合征。

特纳综合征又称先天性卵巢发育不全综合征，是指全部或部分体细胞中，一条 X 染色体完全或部分缺失或结构异常所导致以身材矮小和卵巢发育不全为主要特征的综合征。

小丽母亲对于自己的女儿确诊这一疾病感到疑惑，并表示自己与小丽爸爸并未患有该病。医生解释，小丽患的病是遗传性疾病，正常情况下，小丽的染色体核型应该为 46，XX。但是，细胞遗传学检查提示小丽的染色体核型为 45，X，也就是说小丽只拥有 1 条完整的 X 染色体，而第 2 条性染色体（X 染色体）完全缺失。小丽父母的染色体核型均正常，而小丽的染色体核型是在受精后的细胞分裂过程中出现异常造成的。根据病情，医生为小丽开具了生长激素治疗方案。

特纳综合征是女性患者最常见的性染色体异常综合征，典型的临床表现主要为身材矮小、性腺发育不良、颈蹼、盾状胸、面部多痣、肘外翻等，到青春期常无第二性征发育，成年期身高一般不超过140cm，且成年后易出现糖代谢异常所引发的一系列内分泌失调疾病。

特纳综合征的发病原因为体细胞中 1 条 X 染色体缺失或异常所

致。正常女性有 2 条完整的 X 染色体，目前研究表明 X 染色体的短臂和长臂上均有调控身高增长和性腺发育的相关基因，因此缺失 1 条 X 染色体或 X 染色体结构异常会导致身材矮小、性发育不良等特征。目前已发现的特纳综合征染色体异常核型多样且复杂，主要分为 4 类：单体型（45，X 为经典核型）；嵌合体型；单纯 X 染色体结构异常型，包括长臂、短臂环状、等臂、异位、丢失等；含有 Y 染色体的罕见核型。

目前诊断为特纳综合征的检查方法包括激素检查、细胞遗传学检查，超声检查，其中细胞遗传学检查为特纳综合征的确诊方法。特纳综合征患者智力不会受到太大影响，但是可能会出现早期生长落后以及神经性耳聋、斜视、颈部淋巴管水肿等不同部位的症状。目前针对身材矮小这一发育不良的问题，临床上主要采取生长激素周期治疗的方式，对于其他系统出现的异常，建议前往专科就诊。在家长发现自己的孩子身高明显低于同龄人等异常表现时，要及时前往医院就诊，提高该病的诊断率，做到早诊断早治疗，确诊后对于骨骺未完全闭合的身材矮小患者，外源性激素治疗能达到很好的临床效果。

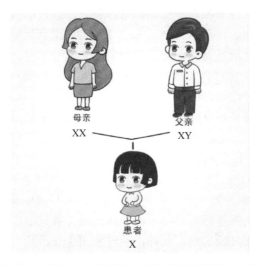

女性患者染色体核型因遗传异常所导致的特纳综合征模式图

02

早发性卵巢功能不全对女性青春期生殖健康有什么影响？

◎倪小晴，贺小进

　　小梅，14岁，是一位正值青春期的女孩，矮小又瘦弱的她非常苦恼，跟同龄女孩相比，自己的乳房一直没有发育，月经也一直没有来潮。小梅的妈妈每天给女儿加强营养，陪伴她一起锻炼身体，也没有明显的效果，焦急的妈妈只能带女儿去医院就诊。医生为小梅进行了体检，并建议小梅行超声、性激素和染色体的检查。根据检查结果，诊断小梅为早发性卵巢功能不全。

　　早发性卵巢功能不全（POI）是指女性在40岁前出现了卵巢功能减退，伴有高促性腺激素和低雌激素，使其出现月经紊乱、不孕或易流产等不良症状。青春期的POI患者表现为初潮延迟或未出现，女性第二性征不发育或发育差，如乳房和阴毛未发育。身高发育异常矮小是染色体异常导致的POI常见的临床表现，甚至伴随潮热、盗汗及抑郁、焦虑等精神症状。

　　影响卵巢发育不良的原因较多，例如，自身免疫系统异常、内分泌疾病（甲状旁腺功能减退、肾上腺功能减退），盆腔感染和医源性因素（盆腔手术、化疗和放疗）等。此外，染色体异常（如特纳综合征，脆性X染色体综合征）和基因突变也是其主要病因之一，目前已发现90多个与POI相关的基因，这些基因突变均可导致卵巢功能不全。尽管目前没有办法恢复卵巢功能，但是通过激素补充治疗可以帮助乳房和子宫发育，使月经来潮。此外，通过加用生长激素可以改善身高。

　　在医生的耐心讲解和妈妈的关心与安慰下，小梅配合医生开始了小剂量的激素补充治疗，小梅逐渐发现自己的乳房和阴毛开始发育，皮肤变得更加水润有光泽，同时疲劳倦怠等不适症状也逐步改善，生长激素的坚持使用也让小丽明显长高了。突然有一天，小梅发现自己月经来潮了，激动的小梅迫不及待地告诉医生。医生感到很欣慰，但同时也提醒她激素补充治疗并不是一劳永逸的，小梅仍然需要继续服用，并且需要经常复查监测身体状况。此外，健康的饮食结构和生活习惯也非常重要，小梅应当多吃新鲜蔬菜水果、补充钙剂及维生素 D，保持充足的睡眠、适当的锻炼，以帮助身体更好地调整自身机能。

目前对 POI 患者常用的治疗方法是激素补充治疗，通过补充体内缺少的雌激素，以利于青春期发育。治疗需从 12～13 岁开始，从小剂量开始进行雌激素补充治疗；进行青春期诱导，至少在应用雌激素 2 年后或发生子宫内膜突破性出血后再添加孕激素，持续用药至成年期。对于因肿瘤需要进行手术及放疗、化疗的女性，可预先进行卵巢或卵子冷冻，以保存一部分生育力。对于有生育需求但无可用卵子的女性，可考虑供卵等助孕方式。

总之，POI 是一种影响女性青春期生殖健康的疾病，给很多青春期女性带来心理和身体上的困扰，甚至将直接影响其日后的生育计划。对于患者来说，在发现症状后，应及时寻求医生的诊断和治疗。

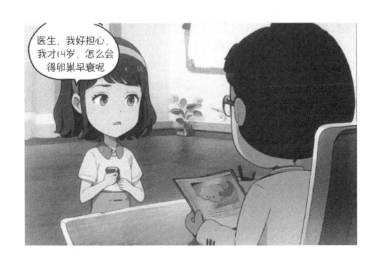

03

多囊卵巢综合征对女性青春期生殖健康有什么影响?

◎倪小晴，贺小进

　　小红是高二学生，正处于青春期。自 13 岁月经初潮开始，她的月经一直不规律，常常推迟，有时候甚至几个月都不来月经。体型有一些肥胖的她脸上长了很多痤疮，身体上的毛发也比其他女生多一些，让她变得自卑又沮丧。经过医生的检查，她被确诊为多囊卵巢综合征。

　　多囊卵巢综合征（PCOS）是一种生殖功能障碍与糖脂代谢异常并存的内分泌紊乱综合征，大约影响着 10% 的女性。随着青春期的到来，体内激素水平变化较大，同时面临着课程及考试的压力，有些女性可能出现一系列类似于 PCOS 的生理变化。

　　医生向小红解释，由于她体内激素水平异常，所以出现了月经失调、面部多痤疮和体重增加等症状。这种疾病与遗传、环境以及生活方式等多种因素有关，肥胖会加重这些症状。因此，需要控制饮食并增加体育锻炼以帮助减脂增肌，达到控制体重的效果。此外，通过口服避孕药控制激素水平来调节月经，避免因长期无排卵导致子宫内膜病变。

　　PCOS 以长期排卵功能障碍、雄激素过多，以及卵巢多囊样改变为主要特征，临床表现为月经失调和排卵功能障碍、体毛增多、血脂异常和肥胖等一系列症状。PCOS 的确切病因尚不清楚，可能受到遗传、生活方式和环境因素的影响，目前已发现基因的多态性与 PCOS 高度相关，可影响 PCOS 女性的促性腺激素活性。此外，一些基因的多态性可能导致 PCOS 患者更易肥胖。这些易感基因与环境因素共同作用，导致 PCOS 及其相关症状的发生。

　　不同的 PCOS 患者会有不同的症状，通常以下症状是常见的。

①月经周期不规律。青春初期在初潮后 1 年内存在月经不规律的情况属正常生理现象。对绝大多数青春期女性来说，在初潮后两年内将逐步形成规律的月经周期；如初潮两年后仍然未建立规律月经，出现月经稀发甚至闭经的情况，需考虑病理因素。②体重增加，易肥胖。③体毛增多，且体毛常常在脸上、背部等部位。④面部及背部皮肤油腻，易发痤疮。⑤成年期不孕。

PCOS 的治疗包括多个方面，首先是生活方式的干预。青春期 PCOS 患者常常合并超重或肥胖，其中一部分患者减重后即能恢复正常月经。但也应注意减重不宜过快，以免影响生长发育，一般 3～6 个月内减轻 5%～10%较好。非肥胖 PCOS 患者通过加强锻炼，增加体内肌肉含量，也可帮助恢复自发排卵。其次，对于一些减重后仍无法恢复月经周期或者不易减重的青春期女性，也可以配合药物治疗。

总之，PCOS 会发生在青春期女性。青春期女性要多关注自己的身体状况和变化，如果在初潮两年后仍有月经不规律的现象应该及早就医，在医生的指导下选择健康的生活方式，必要时口服一些药物帮助改善症状。

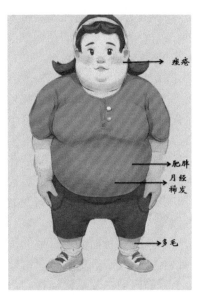

04

脆性 X 染色体综合征对女性青春期生殖健康有什么影响？

◎李关健，贺小进

　　小芳今年已经 10 岁，平时性格有点孤僻，经常有癫痫发作，智力稍微差点。小芳的妈妈智力低下，长相方面和正常人不一样，耳朵大且外凸，嘴巴大，前额突出。小芳的姐姐发育基本正常。医生了解情况后为小芳和她的妈妈做了一系列检查。结合她的病史：性格孤僻、智力低下、癫痫病史以及家族情况（妈妈智力低下以及特殊的面容特点），医生考虑诊断为脆性 X 染色体综合征。

　　脆性 X 染色体综合征（FXS）是一种罕见病，可引起智力和发育障碍，也是导致智力障碍和自闭症等精神障碍常见的单基因病。它是一种 X 染色体遗传病，因此与小芳妈妈的基因病变有关，即小芳妈妈将有异常的基因遗传给小芳。

　　FXS 的致病基因 *FMR1* 定位于 X 染色体，呈 X 连锁不完全显性遗传，小芳妈妈是前突变患者，她有 50% 概率将前突变传递给后代。小芳的姐姐可能是前突变的携带者，即携带了这个致病基因。

　　结合进一步检查，小芳属于 FXS 前突变类型，一般对于女性，第二性征如乳房发育、月经初潮等影响较小，但是有 20% 患者表现为卵巢早衰，可能会影响怀孕，这个病有可能传给后代。不过，现在可以通过辅助生殖技术帮助患者筛查出没有基因病变的胚胎来达到阻断致病基因 *FMR1* 传给后代。

　　医生告诉小芳的父亲，FXS 目前尚无有效的治疗手段，主要的治疗包括非药物干预、针对 FXS 致病机制的靶向治疗以及针对精神症状的药物治疗等，针对小芳的问题主要是认知行为治疗，可以改善社交缺陷和抑郁等行为。

　　总之，FXS 对女性青春期生殖健康有很大的负面效应。女性携带者生产的子代患病概率可高达 25%（男孩高达 50%）。*FMR1* 基因可分为四种基因型，由于基因转录及蛋白表达的改变，不同的基因型有不同的临床表现，有很多可能是携带者，在婚育年龄既不表现出智力问题，也不会出现卵巢早衰。因此，为保护子代免除疾病的危害，目前建议所有育龄女性都要接受脆性 X 染色体综合征产前筛查。

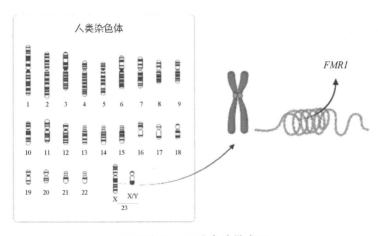

FMR1 定位于 X 染色体模式图

05

低促性腺激素性性腺发育不良对女性青春期生殖健康有什么影响？

◎李关健，贺小进

18 岁的小琪，身高 170cm，体重却有 100kg，"壮硕"的身形让她害羞敏感，而让她更为自卑的是，从小她就和别人不一样——她胸部一直没有发育，也没有腋毛、阴毛，从来没有来过月经，也没有嗅觉。小琪知道自己和正常女性很不一样。眼瞅着小琪到了成年人的年龄，容貌却仍是一副少年模样。如果不是亲戚朋友一直说这孩子是"女汉子"，并经常嘲笑她是不是"内分泌失调"了，她会将自己的"异常"一直隐瞒下去。

小琪为了解除内心的疑惑与不安，最终到医院就诊。内分泌科医生进行了多项检查后，发现人高马大的小琪竟然基本上没有第二性征发育，初步怀疑小琪是低促性腺激素性性腺发育不良，同时小琪又伴有嗅觉缺失症状，经过一系列检查后，确诊其为卡尔曼综合征。

卡尔曼综合征（KAL），是伴有嗅觉缺失或减退的低促性腺激素性性腺功能减退症，也是低促性腺激素性性腺发育不良中常见的一种类型。女性表现为原发性闭经，内外生殖器均呈幼稚型，雌二醇水平降低。由于染色体中某个基因有缺陷，使得嗅觉神经和促性腺激素神经元均发育不良，影响嗅觉（有些患者可能无明显嗅觉减退），不能启动青春期，影响第二性征的发育。

医生强烈建议小琪进行进一步内分泌方面的治疗，采用周期性雌激素和孕激素联合替代治疗促进小琪的第二性征发育。但是，小琪对激素治疗有抵触情绪，尤其担心激素令她更肥胖。医生向小琪解释治疗方案的内容，适量的雌激素和孕激素并不会导致发胖，通过激素治疗，可以像正常女人一样来月经，甚至还能生育。

小琪在这次的就诊过程中突然明白，正是因为这个病，自己这些年一直生活在自己的世界里，没有闺蜜，更没想过交男朋友，甚至对婚姻有了绝望的念头。经过和医生的沟通，她知道自己的疾病如果不接受治疗，不仅是不来月经、无法生育，而且长期的性激素水平低下，容易引起糖脂代谢紊乱和脂肪肝，还会导致骨质疏松等，对心理发育也很不利。

小琪进一步了解到，她的"不能发育"是可以治疗的，而且将来有生育需求时，用促性腺激素促排卵治疗或促性腺激素释放激素脉冲治疗，仍可以做母亲。小琪最终接受了治疗，经过内分泌科专家团队一段时间的精准治疗，小琪的胸部逐渐发育，后来也来月经了。

低促性腺激素性性腺发育不良的患者，其中大多数病例是患者进入青春期时就诊才确诊的。如果女孩子超过 16 岁，没有乳房发育、月经来潮，很可能说明她的下丘脑-垂体-卵巢轴出现了问题，应该进行全面的内分泌功能评估。

第二性征缺乏

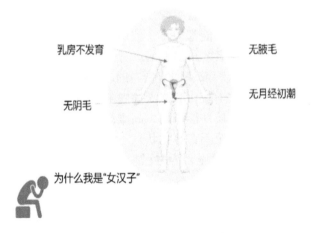

低促性腺激素性性腺发育不良（部分女性患者表现为第二性征缺乏）

06

先天性肾上腺皮质增生症对女性青春期生殖健康有什么影响？

◎宋　兵，贺小进

小倩是一名14岁的初三女孩，但迟迟没有月经来潮，男性特征非常明显，小倩妈妈带着小倩来到医院就诊。据了解，小倩至今未曾有过月经来潮，在9岁时就开始长阴毛和腋毛，那时她的身高也增长得非常迅速，但近两年来身高不再增长。医生了解情况后为小倩做了一系列检查，发现小倩的下体有异常增大和显著着色，检验结果显示某些激素水平呈现明显异常。依据病史、临床表现、体格检查和辅助检查，小倩被诊断为先天性肾上腺皮质增生症。

小倩妈妈对于"先天性"感到疑惑，并表示自己与小倩爸爸并未患有该病。医生解释，先天性肾上腺皮质增生症是一组常染色体隐性遗传病，小倩的父母双方可能都携带了致病基因，一对常染色体上同时存在隐性遗传基因的患者才可能发病。肾上腺皮质增生症（CAH），主要因肾上腺皮质醇合成酶或酶调节蛋白的缺陷而致病，其中21-羟化酶缺乏占90%～95%。21-羟化酶先天性缺陷会导致皮质激素合成障碍，临床表现为肾上腺皮质功能减退、高雄激素血症、女性男性化、闭经、多毛、生长障碍甚至不育等症状。

14岁的小倩现在来就诊是否为时已晚？对于CAH患者，多数父母可能至其青春期才发现患者闭经、男性化和生长停滞等问题，才到医院就诊。由于患者过量分泌的雄激素和雌激素抑制了下丘脑-垂体-卵巢轴，卵泡刺激素和黄体生成素分泌减少，导致卵巢功能障碍，青春期没有月经来潮，而且成年期不育。此时通过骨龄测定证实患者骨骺已闭合，最佳治疗时期已然错过，患者无法再长高。

尽管患者身高无法改变，但生育问题已有解决方案。医生表示，尽早明确诊断为 CAH 后，首要采取糖皮质激素治疗。糖皮质激素既补足了身体需要，又能够发挥对垂体的负反馈作用，缓解肾上腺皮质过度增生和雄激素分泌过量的问题，从而可使女性患者月经正常来潮，恢复生育能力。

对于处于青春期的女性患者，特别是在近亲家系中，若出现月经初潮延迟、生长缓慢、男性化特征明显等症状，父母应警惕 CAH 的可能。此时，患者需立即完善血液生殖激素检测、肾上腺 CT 检查以及基因检测等。一旦明确诊断为 CAH，应及时补充糖皮质激素，不仅可以缓解女性男性化体征，还可以改善骨骺闭合前患者的身高。除此以外，更需关注到青春期 CAH 女性患者的心理健康问题，防止女性男性化给患者带来的社会交往压力及心理负担。先天性肾上腺皮质增生症会影响患者未来的生存质量及生育能力，患者父母及医院多科室应当通力协作，保证患者接受科学、完善的治疗。

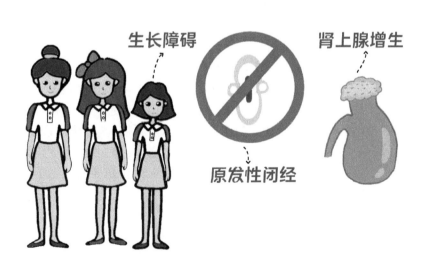

07

5α-还原酶缺乏症对女性青春期生殖健康有什么影响?

◎宋　兵，贺小进

　　小佳是一位 14 岁正值青春期的"女孩子"，也是一位特殊的患者。她出生时，医生和父母都认为她是女生，但是随着年龄增长，小佳并未像正常女性一样发育。在父母的陪同下，小佳来到医院就诊。经过一系列详细的检查，医生发现小佳的染色体核型为 46，XY；基因测序提示：*SRD5A2* 基因突变；性激素水平检查提示睾酮水平正常，双氢睾酮水平低下，睾酮/双氢睾酮比值增大，且人绒毛膜促性腺激素（HCG）激发试验阳性。经诊断，小佳患有 5α-还原酶缺乏症，主要表现为性发育异常，即假两性畸形。

　　什么是 5α-还原酶缺乏症？小佳和父母十分疑惑。

　　5α-还原酶（SRD5A）是一种类固醇激素，分为 I 型 5α-还原酶和 II 型 5α-还原酶，该酶的主要作用是将睾酮转化为双氢睾酮，双氢睾酮与雄激素受体结合后进一步发挥作用。当胚胎发育至 12～14 周时，生殖结节将在 II 型 5α-还原酶诱导作用下向男性阴茎分化，若该酶缺乏或活性不足，将无法合成足量的双氢睾酮，导致发病，使得尿生殖窦和前列腺等依赖双氢睾酮的器官发育障碍，外生殖器男性化亦受阻，胎儿从不完全男性化到完全女性化均可出现。

　　简单来说，由于小佳的 II 型 5α-还原酶基因（*SRD5A2* 基因）突变所致，5α-还原酶缺乏，所以双氢睾酮合成受阻，外生殖器男性化受阻，表现为严重的会阴型尿道下裂，外表上看和女性外生殖器相似。但是检测发现小佳的染色体核型为 46，XY，并且体内有男性性腺。通俗来说，就是"蛋蛋"隐藏在体内了。因此，从本质上来说，小佳是一个男孩子，众多和小佳一样患此病的孩子都很难接受这个生理事实。

医生建议小佳父母尽早确认小佳的睾丸发育情况，早期诊断对患者性别的决定十分重要。对于确诊为男性假两性畸形的人群，若患者一直按女性抚养长大，建议选择女性社会性别，切除发育不良的睾丸，以防止恶变。睾丸的位置可能在腹腔内或者腹股沟内，切除后予以雌激素替代治疗以促进女性第二性征发育。

对于患有 5α-还原酶缺乏症的患者，建议在选择社会性别为男性或者女性后，再进行药物及手术治疗。如果选择女性，补充雌激素的同时，根据患者的性心理需求择期行阴道成形术，提高生活质量。

尽管如此，多数患者由于两性性腺均发育不全，很难具有生育能力。更须重视的是，性别认同将会是假两性畸形患者未来面临的最大挑战，尽管这类患者从小以女性身份被抚养，但明确诊断后，不管最终选择哪一种社会性别，都将在患者内心留下难以磨灭的创伤。因此，医生或父母都应该在患者治疗和后续成长过程中，给予患者必要的心理疏导和心理干预。

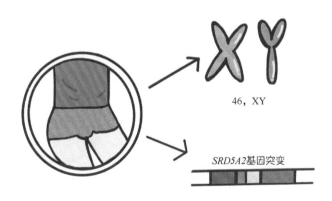

46，XY

*SRD5A2*基因突变

08

糖皮质激素受体变异对女性青春期生殖健康有什么影响？

◎王田娟，贺小进

小琴，18岁，13岁时出现月经初潮，月经极不规律，月经稀发，囊性痤疮和多毛非常明显。小琴一直很焦虑，在父母陪同下来医院检查。经过一系列的检查，显示小琴的雄激素水平升高，血浆皮质醇浓度升高，24小时尿游离皮质醇排泄增加。体格检查：身高155cm，体重41kg，血压110/60mmHg。询问家族史时，发现小琴的父亲和两个哥哥没有高雄激素的临床表现，但均出现血浆皮质醇浓度升高，24小时尿游离皮质醇排泄增加。小琴的染色体核型正常，接着对小琴进行了全外显子测序及家系验证，显示糖皮质激素受体基因变异。结合全外显子测序结果及其他的检测结果，诊断小琴为糖皮质激素受体基因变异导致的原发性糖皮质激素抵抗。

什么是糖皮质激素受体变异呢？这种疾病对女性青春期生殖健康有什么影响？

糖皮质激素（GC）是肾上腺皮质分泌的含21个碳原子的类固醇激素，包括皮质醇、可的松和皮质酮。正常人每天都会分泌一定量的糖皮质激素，能够帮助身体调节碳水化合物、蛋白质和脂肪的代谢，调节心血管功能，活化中枢神经系统等多种生理、病理过程。糖皮质激素主要通过激活糖皮质激素受体（GR）发挥作用。GR与糖皮质激素结合后活化，进入细胞核结合糖皮质激素应答元件，促进磷酸烯醇丙酮酸羧激酶等基因的表达。GR变异可能会造成原发性糖皮质激素抵抗，即身体对激素反应明显降低，甚至全无反应，从而影响机体代谢、细胞增殖、发育、繁殖等基本生理过程。

在青春期，生殖系统的发育，依赖于多种激素的刺激和调控。糖皮质激素反馈抑制下丘脑、垂体释放肽类激素，达到自稳作用。糖皮质激素能在急性应激时通过对下丘脑-垂体-性腺轴的调控产生对生殖的抑制效应。

通过小琴的案例，全外显子测序明确了糖皮质激素受体基因发生了突变，进一步检查要明确是否是原发性糖皮质激素抵抗，因为这种疾病多表现为家族性遗传，而且体内雄激素呈高水平。对于女性，高雄激素水平会导致痤疮、多毛症、女性假两性畸形，在青春期出现月经不规律、排卵障碍，甚至成年期不孕。GR 变异可能会造成母体或胎儿因素的雄激素增多，引起子代性发育异常。

在临床上需要注意与其他导致高雄激素血症的疾病进行鉴别，当明确是原发性糖皮质激素抵抗时，主要的治疗方法是给予其地塞米松替代治疗，可以控制雄激素水平增多的相关临床症状。虽然这种疾病不常见，但是，如果女性在青春期显示了相关症状，家长须充分重视，尽早带其就诊、治疗。

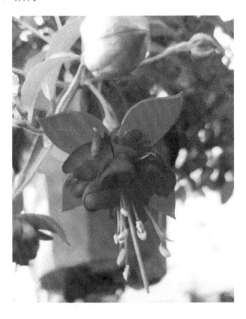

⑨⑨

卵泡刺激素受体缺陷对女性青春期生殖健康有什么影响?

◎王田娟，贺小进

　　小丽，17 岁，正值青春期却一直没有月经来潮。小丽的妈妈非常焦虑，带她来到医院就诊。经过一系列详细的检查，发现小丽两次性激素检查中卵泡刺激素（FSH）的结果分别为 91.3IU/L 和 78.3IU/L，均高于正常水平；超声提示子宫内膜厚度仅为 4mm，双侧的窦卵泡数目非常少。医生详细地排查了小丽的家族史，并对小丽进行了染色体及全外显子测序检查，显示小丽染色体核型是正常的，但基因检测发现 *FSHR* 基因突变。

　　依据以上临床表现、体格检查和辅助检查，考虑诊断小丽为卵泡刺激素受体缺陷所致的原发性闭经及早发性卵巢功能不全。为什么这个 *FSHR* 基因突变会导致闭经和卵巢功能不全？
　　FSH 是垂体分泌的一种促性腺激素，促进卵泡生长发育、雌二醇的合成和分泌、卵巢内窦状卵泡群的募集，调节优势卵泡的选择，促进排卵及黄素化等。在女性体内，卵泡刺激素受体（FSHR）主要表达于颗粒细胞，FSH 通过卵巢颗粒细胞中 FSHR 的介导发挥生物学作用，对卵泡的发育和雌激素生成具有重要作用，从而在女性生殖活动的调控中起关键作用。
　　自 1995 年芬兰学者首次报道了 *FSHR* 点突变造成的致病表型，迄今已报道了 20 余例 *FSHR* 失活突变位点，对生殖系统功能产生负面效应。*FSHR* 基因的突变，直接使 FSH 不敏感，进而导致 FSH 分泌增加、雌激素合成减少，影响卵巢储备功能。这类患者的性激素特点为高FSH，高黄体生成素，低雌二醇水平；超声常提示小子宫或发育不良，双侧卵巢中可见小卵泡但无成熟卵泡。因此，*FSHR* 基因不同部位失活突变可能导致 FSHR 功能受损，引起原发或继发性闭经、不同程度的卵巢功能减退，在一部分患者中则表现为卵巢抵抗综合征，继而导致不孕。

针对卵泡刺激素受体缺陷的患者，需要根据患者的年龄及临床表现的轻重程度来进行个体化的治疗，包括心理及生活方式干预，激素补充治疗。对于小丽出现的原发性闭经，在青春期可采用雌激素和孕激素进行人工周期治疗，促进生殖系统发育和维持月经。待患者进入成年期有生育需求时，可通过辅助生殖技术助孕。对于有生育需求但无可用卵子的女性，可考虑赠卵体外受精-胚胎移植等助孕方式。目前正在开展的 FSHR 体外功能实验研究也将会为今后探讨这类患者的遗传性致病原因及进行生育的有效指导提供帮助。

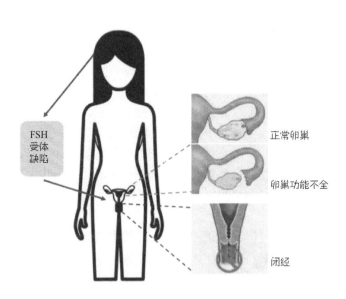

10

先天性子宫发育不良对女性青春期生殖健康有什么影响？

◎吴　欢，贺小进

小羽是一名14岁的初三女生，从外表上看小羽和其他同学没有什么不同，爱说爱笑活泼开朗，但是在她的心里一直有一个心结，那就是自己迟迟不来月经，这令她备受煎熬。经过再三考虑，小羽鼓起勇气来到医院妇产科就诊。主治医生对小羽进行了妇科检查，发现小羽乳房、腋毛均发育良好，肛门指检摸不到子宫。主治医生高度怀疑小羽可能是先天性子宫发育不良，于是给小羽开具了腹部B超和核磁共振检查，两项检查均提示：幼稚子宫。小羽被确诊为子宫发育不良。

先天性子宫发育不良是指女性在胚胎发育阶段，副中肾管未能正常分化形成子宫，导致子宫的大小、形状、结构或位置的异常。

先天性子宫发育不良分为以下几种类型。子宫发育不全：子宫体的发育不完全，导致子宫较小或缺乏正常结构。双角子宫：子宫体部分被分隔成两个角，形成一种心形的结构。纵隔子宫：子宫内有一道纵向的隔膜，分隔成两个腔室。双子宫：子宫形成两个独立的结构，每个都有自己的子宫颈和腔室。子宫后屈曲：子宫向后倾斜而非正常的位置。

女性子宫形态与位置的正常对于女性的生殖健康至关重要，它关系到女性的月经周期是否规律、生育能力等。许多女性患者往往在青春期开始已经出现月经不规律甚至闭经等症状，但在育龄期才发现是子宫发育异常的问题。

因此，青春期女孩发现自己迟迟不来月经或月经不规律的情况后，应及时前往医院就诊。先天性子宫发育不良的诊断方法包括以下两种，妇科检查：通过阴道检查来评估子宫的大小、形状和结构；影像学检查：如 B 超、MRI 等，以获取更详细的图像来确认子宫的结构异常。

先天性子宫发育不良的治疗方法取决于患者的具体情况，大致分为两种，性激素法：对于一些患者，存在子宫偏小的情况，使用激素治疗来调整月经周期和促进正常的子宫发育；手术矫正：一些情况可能需要手术干预，例如移除子宫隔膜或矫正其他结构异常。

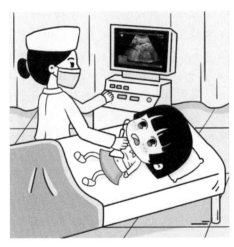

B 超检查女性子宫

①①

先天性阴道闭锁对女性青春期生殖健康有什么影响？

◎吴　欢，贺小进

进入青春期后，女性逐渐迎来月经的造访，每个月一次的月经宣告着她们已经由小女孩变成了大姑娘。然而，16岁的高中生小华非但没有来月经，最近一年内还出现了周期性的下腹部疼痛。最开始肚子疼的时候，小华以为是自己吃得太杂引起了阑尾炎，选择忍一忍或者吃点消炎药挺过去，直到有天夜里，小华肚子疼到睡不着觉，最后甚至连大、小便也解不出了，在室友的陪伴下，小华来到医院急诊。医生给小华进行体格检查，并结合超声检查结果，确诊小华为"先天性阴道闭锁"。

先天性阴道闭锁是女性在胚胎发育时期，苗勒氏管和泌尿生殖道窦发育异常所导致的，以原发性闭经为主要临床症状的先天性发育畸形疾病。

先天性阴道闭锁属于梗阻性的生殖道畸形，根据患者阴道闭锁的程度，大致将其分为两型。Ⅰ型：阴道下段闭锁，有发育正常的阴道上段、宫颈及子宫，经血潴留形成阴道血肿，阴道血肿大小可与阴道闭锁长度呈反比，血肿越大提示闭锁长度越小。Ⅱ型：阴道完全闭锁，多合并宫颈发育不良，经血倒流至腹腔内出现严重周期性腹痛。随着无法排出的经血在子宫内累积，压迫到子宫周围的器官如膀胱和直肠，患者即会出现周期性排尿排便困难的症状。

确诊先天性阴道闭锁的方法为病史询问（尤其是月经史）和体格检查，同时完善影像学如B超、核磁共振和激素水平等检查，对于高度怀疑发育异常者，必要时进行染色体核型检查、泌尿系统及生殖系统影像检查。核磁共振对于软组织分辨率高，能更清晰显示全盆腔情况、梗阻的不同位置及各种复杂畸形，为临床提供更直观的图像。因此核磁共振是生殖道畸形患者治疗前评估的最佳检查方法。

先天性阴道闭锁如何治疗？先天性阴道闭锁的治疗原则是为患者重建一个形态功能与正常女性相类似的人工阴道，将人工阴道与子宫吻合，并保持可持续的通畅性，起到引流经血的作用。

先天性阴道闭锁虽为罕见病，但也要予以充分重视，大多数病例是患者进入青春期后发现自己没有月经来潮，并且出现逐渐加剧的周期性下腹疼痛，或者有尿频、尿急甚至排尿排便困难等症状，才到医院就诊。青春期女性要特别注意上述的症状，如果出现这些症状，一定要尽早就医，早发现，早手术治疗。

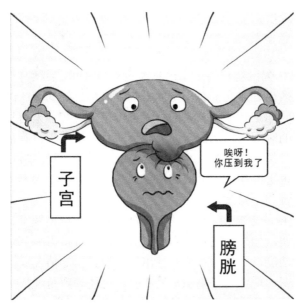

先天性阴道闭锁所导致的经血无法外流，压迫膀胱

①② 遗传因素对青春期女性月经的影响?

◎江　欢

青春期是每个人从童年期到成年期的过渡阶段，在这个时期女性的身体发生了很多明显变化，例如出现月经来潮。月经是女性第二性征中的一个重要特征，月经初潮后也代表着女性开始具有生殖能力。但是，很多女性在青春期，甚至一直持续到成年以后，都受月经周期不规律、痛经等困扰，而这些困扰可能涉及遗传因素。

遗传因素对青春期女性月经的影响：①可能直接影响月经的周期、经量；②可能通过影响身体内其他器官发育，间接引起月经异常。

1. 遗传因素直接影响青春期女孩的月经

（1）遗传因素对青春期女性月经初潮的时间、后续月经周期的规律以及经量多少等方面都有一定的影响。母亲月经初潮的时间与女儿月经初潮的时间是有一定关系的。如果母亲月经初潮来得早，那么女儿月经初潮的时间也可能提前，反之母亲月经初潮来得晚，女儿也可能会晚些来月经。如果家族中有月经周期不规律或月经量过多的女性，她们后代中也更容易出现类似的情况。这是因为遗传因素会直接影响生殖系统发育和生殖激素分泌。

（2）遗传基因突变。有些基因直接控制着生殖系统发育和生殖激素分泌、代谢，如果这些基因中出现变异，可直接影响到生殖系统的正常发育和功能，导致青春期女性出现月经异常等情况。当女性睾酮代谢基因突变，使体内睾酮水平过高时，可能导致月经周期紊乱或中断；雌激素相关基因突变，会导致雌激素合成和代谢异常，而过高或过低的雌激素水平可直接影响生殖器官，导致月经异常。

2. 遗传因素可引起其他器官疾病，从而间接影响青春期女性的月经

（1）遗传性肥胖。部分肥胖人群有一定的家族聚集倾向，这些常常与遗传因素有关。肥胖又可间接地影响青春期女性正常的月经周期。肥胖容易造成胰岛素抵抗、胰岛素水平升高或高雄激素血症、高瘦素血症等，进而影响女性的月经周期，甚至可引起生殖健康受损、子宫内膜癌发病率增高等不良后果。

（2）糖尿病。糖尿病是一种以血糖增高为特征的遗传性的代谢性疾病，其中 1 型糖尿病主要发病于青春期人群，为胰岛素依赖型糖尿病。而在这些患者中，常见的月经紊乱症状为月经稀发和周期延长，其月经紊乱的患病率 20%～80%。

（3）血友病。血友病是一种遗传性出血性疾病，是由于血液中某些凝血因子缺乏而导致患者产生严重的凝血障碍，男性和女性均可发病，女性相对少见。该致病基因主要引起血液中某些凝血因子缺乏导致有出血倾向，月经时期可能会出血增多。类似引起凝血功能异常导致出血、月经异常的遗传性疾病还有假性血友病、血管性血友病等。

综上所述，遗传因素对青春期女性月经有着重要的影响，了解家族有无遗传性疾病及与之相关的生殖健康问题，可以帮助青春期女性及时发现问题、及时就医，并采取合适的措施，保护自己的生殖健康。

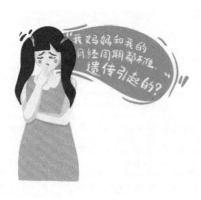

13

遗传因素对青春期女性乳房发育的影响？

◎江 欢

青春期是女性身体形态发生显著变化的时期，而乳房发育是青春期女性最早出现的女性第二性征。

乳房作为女性的形态特征，其大小、形状对女性的自尊、心理健康和社交活动都有一定的影响。乳房发育会受到多方面因素的影响，其中包括遗传因素。那么，遗传因素对青春期女性的乳房发育有哪些影响呢？

1. 遗传因素可直接影响青春期女性第二性征发育

人类基因决定所有器官发育及形状大小，包括五官、身材，而乳房也不例外。这主要是因为女性第二性征相关性基因的表达，可通过影响乳腺发育、乳房内脂肪及淋巴管结构分布，从而影响乳房发育。另外，还有一些特定基因的突变会影响乳房发育。例如，某些基因突变会导致乳房发育不全，又称为乳房发育迟缓症。巨乳症也与遗传因素有关，曾有报道一对双胞胎姐妹同患巨乳症及另一家姊妹 7 人均有巨乳症。

2. 遗传因素可引起生殖激素分泌、代谢异常，导致青春期女性乳房发育异常

女性生殖激素水平也是影响乳房发育的关键因素。进入青春期后，卵巢开始规律地周期性分泌生殖激素，包括雌激素、孕激素和少量雄激素，其中雌激素是促进乳腺生长发育的关键激素之一，其作用主要是促进乳腺导管的上皮增生和分支，促进乳管及乳腺小叶周围结缔组

织发育，对乳腺小叶的形成及乳腺成熟有着重要作用。例如特纳综合征，它是一种由于全部或部分体细胞中一条 X 染色体完全或部分缺失或结构发生改变所致，这类患者的激素水平检测显示雌激素水平低，临床表现为生殖器与乳房等第二性征不发育，同时有躯体发育异常。

3. 遗传因素可导致女性患乳腺癌的风险升高

部分癌症具有遗传易感性，其中乳腺癌是女性常见的恶性肿瘤之一，它的发生与遗传因素密切相关。例如母亲、姐妹患乳腺癌，女性罹患乳腺癌的可能性会比正常人群高 2～3 倍，这种情况主要是因为乳腺癌易感基因和某些基因突变增加了个体患乳腺癌的风险，例如，1型或 2 型乳腺癌易感基因（*BRCA1* 和 *BRCA2*）的突变携带者，患乳腺癌的风险会显著增加。

因此，遗传因素与青春期女性的乳房发育有一定关系，同时，女性的生活方式、饮食习惯、营养状况和内分泌水平等也会影响乳房的发育。因此，在青春期阶段，女性可以通过合理的饮食、科学的运动、健康的生活习惯来促进乳房的正常发育，保障乳房健康，对于有乳腺癌家族史或存在高风险基因变异的女性应提高警惕，定期进行乳房检查，在有可能出现问题的情况下，及早发现、及早治疗。

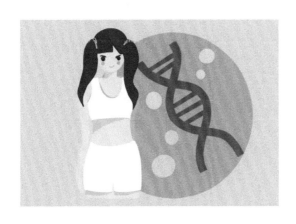

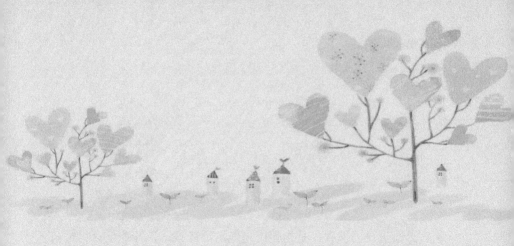

第 14 章

男性生育力保存

01

为什么要进行男性生育力保存?

◎盛慧强，张欣宗

男性生育力保存，是指使用超低温冷冻技术，冷冻保存男性精子（包括精原干细胞）或睾丸组织以期预防未来生育风险，并借助人类辅助生殖技术最终达到生育目的的技术和方法。这是一种应对男性未来生育需求的有效策略。

一般来说，男性生育力保存适合以下人群：短期内无生育计划的育龄男性、从事对男性生育力有损伤风险的职业男性、即将接受可能影响男性生育力治疗方案的男性患者，以及需要接受辅助生殖治疗的不育男性患者等。青春期男性并不属于男性生育力保存的建议人群。但是，在某些特殊情况下及时保存生育力仍是很有必要的。

1. 青春期肿瘤

肿瘤发病率逐年升高，处于青春期的肿瘤患者人数也呈现上升趋势。青春期男性比较多见的肿瘤包括淋巴瘤、白血病、脑肿瘤和睾丸肿瘤等，这些肿瘤本身以及后续的治疗会导致不同程度的精液质量下降，部分可发展为不可逆的无精子症。随着肿瘤治疗技术的发展，青春期肿瘤患者的平均 5 年生存率可以达到约 80%，当生命威胁暂时解除后，生育需求就是现实的问题。但是，有些患者或其家属并未得到来自肿瘤医生的合理建议，错过了保存男性生育力的合适时机。

2. 运动损伤

青春期是活力四射的时期，身体发育迅速，第二性征显现。青春期男性更是喜欢运动，适当的运动有利于其成长。但是，运动方式不当很容易导致运动损伤。普通的肌肉或骨骼损伤一般对生育力没有影响，外生殖和睾丸的损伤则要引起足够的重视。例如，睾丸扭转是青春期比较常见的外科急症之一，治疗不及时很容易引发患侧睾丸的缺血坏死，进而影响男性的生育能力，高强度的活动、精索及阴囊外伤常是睾丸扭转的重要诱因。超负荷运动会导致睾丸的微环境温度上升，干扰生殖激素分泌等，尤其是高强度的自行车训练，容易损伤睾丸生精功能，所以运动千万不能过度。对于偏爱运动的男性，可以考虑先保存精子，以应对日后突发的风险。

3. 精索静脉曲张

精索静脉曲张是一种血管病变，其发病机制目前仍不是很明确，是青春期男性的常见疾病之一，严重者可引起睾丸发育不良和男性不育。精索静脉曲张在青春期男性中的发病率较高，而且有些患者的症状从轻度至重度的发展很快，加之，青春期男性距结婚生育尚有一段较长的时间。一般来说，及早治疗有助于改善精索静脉曲张对生育的不良影响，但仍有小部分患者以后会因精索静脉曲张复发而面临生育困难的风险。因此，也可以考虑提早保存精子。

总之，一般不提倡青春期男性过早考虑生育力保存的问题。但是，青春期生殖健康不仅要关注现状，也要考虑未来，一旦出现有可能影响生育力的特殊情况如疾病、损伤等，家长或医生需要慎重考虑未来的生育风险并给出合理化的建议。

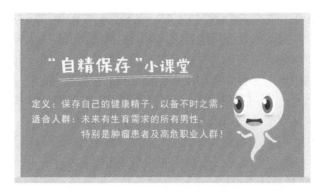

"自精保存"小课堂

定义：保存自己的健康精子，以备不时之需。
适合人群：未来有生育需求的所有男性。
特别是肿瘤患者及高危职业人群！

⓪② 人类精子库是怎么回事？

◎盛慧强，张欣宗

　　"我为人人，人人为我"的献血意识已深入人心，血站（血液中心）作为保存血液的专业机构众人熟知。同样是助人助己的公益机构，人类精子库却少为人知，相当一部分人尚不知道精子库是做什么的，有什么用途，是否会与自己或家人发生联系。

　　人类精子库是对人类精液或精子进行体外冷冻保存的机构。它是以治疗不育症及预防遗传病和提供生殖保险为目的，利用超低温冷冻技术，采集、检测、保存和提供精子的专业机构。精子库具有两大功能，精液捐赠（助人）和生殖保险（助己）。

　　精液捐赠是指精子库接受社会爱心人士捐献自己的精子，用于治疗不育症和预防遗传病。根据我国《人类精子库基本标准和技术规范》要求，年龄在 22～45 周岁、原籍为中国公民的男性，如符合精子库的供精者健康检查标准，均可以在人类精子库自愿捐精。这些捐赠的精子将提供给医院——具备辅助生殖技术治疗资质的机构，帮助那些因男性没有精子或者患有遗传性疾病的夫妇获得健康的后代。捐赠的精子也可以用于生殖相关的医学科学研究。当然，青春期男性的年龄还不符合捐精的基本条件，想要献爱心只能再等几年。生殖保险也称为自精保存，是指精子库可以为有需要的男性提供精子长期冷冻保存服务，例如短期内无生育计划的育龄男性、男性在其接受致畸剂量的射线、药品、有毒物质、绝育手术之前，以及夫妻长期两地分居，需保存精子准备将来生育等，在未来需要时他们可以通过辅助生殖技术生育自己的后代。

　　精子库由精液采集部门、精液冷冻部门、精液供给部门及档案管理部门等组成。捐精志愿者第一次到精子库由精液采集部门的工作人员负责接待，讲解捐精的具体流程和注意事项，符合基本条件的志愿者了解详情后，如果愿意捐赠的话，会拿到一个取精杯，到取精室取精。取精室并不像很多人想象得那么神秘，就是一个干净整洁的小房间，会布置得温馨，常规配置沙发、洗手池等。取精是通过手淫的方法来排精，对于步入青春期后的男性来说，手淫也是一种正常的生理行为，但不能过度。

精液取出后会送到冷冻部门检测，质量达标的精液会进行冷冻保存。精子冷冻保存的原理是在一定的低温条件下，精子内的分子运动速度减慢甚至停止，精子代谢降低，处于休眠状态。精子库使用超低温冷冻技术，将精子冷冻保存在−196℃的液氮中，只要保持这种超低温环境不发生变化，理论上精子可以长期保存。

除了精液质量要好，捐精志愿者还要进行遗传病、传染性疾病等多项检测，只有全部检测都合格，才能成为正式的捐精志愿者，一般捐献精液5～10次就够了，在最后一次捐精过半年后，还要进行人类免疫缺陷病毒（HIV）抗体的复查，这样才完成了整个捐精的流程。

我国最早的精子库是1981年在湖南长沙建立的，经过几十年的发展，大部分的省份都建立了人类精子库，截止到2023年共有29家。人类精子库是由国家或省级卫生行政部门批准建立并受其监督和管理，无论是冷冻技术的水平还是管理的规范性，都足以令人放心。青春期男性如果想要奉献爱心，现在就可以开始培养良好的生活习惯，积极锻炼身体，等年龄符合条件的时候到精子库为国家的人口发展做出自己的贡献。

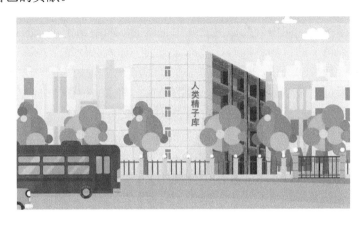

03

精子是怎样冷冻保存的？

◎黄　川

　　科幻电影里常常会出现这样的情节：一个活人被冷冻数十年甚至上百年后，解冻出来又复活了。很多人都会对这样的情节感到好奇，如果人体被冻住，真的能复活吗？冰箱在日常生活中能保持食物新鲜，是因为当温度足够低时，细胞将停止新陈代谢进入休眠状态。目前，人体冷冻技术仍未成熟，但人类精子可以经历冷冻，复苏后还具有活力。

　　自从 1776 年意大利牧师斯帕兰札尼（Lazzaro Spallanzani）尝试首次观察到人的精子在雪中冷冻 30min，用适当方法复温后，部分精子仍能恢复活力，人类对精子冷冻技术的探索已有 200 余年的历史。如今，精子冷冻保存技术已经在临床工作中得到广泛应用。那么，精子是怎样经历冷冻保存的呢？经过 200 多年的发展，精子冷冻技术又得到了哪些提升呢？

　　精子在冷冻之前，首先需要添加一定比例的精子冷冻保护剂作抗冻处理。冷冻保护剂的主要作用是减少冷冻和复苏过程中的冰晶形成，从而减少精子细胞内外在温度变化中生成的冰晶给精子带来的损伤，达到保护精子的目的。同时，冷冻保护剂的加入会使整个冷冻体系具有更加合理的渗透压，可降低精子在冷冻复苏过程中受到的伤害，减少精子因过度皱缩或过度膨胀造成的死亡。简言之，添加冷冻保护剂可以减少冷冻对精子产生的部分损害。

　　精子受冷冻保护剂作用后，还需要给其选择一个合适的载体，临床中常用的载体是冻存管或麦管，冻存管是一种小塑料瓶，而麦管则像一根细长吸管。对于无精子症或严重少、弱、畸形精子症患者，经治疗或手术后获得的极少量精子，目前临床上多采用单精子冷冻技术，这种技术有利于复苏后短时间内高效率回收精子。单精子冷冻的载体经历了人和小鼠卵母细胞透明带、琼脂糖胶囊等更新迭代。如今已有更加先进的单精子冷冻载体，它们拥有更好的可操作性，也成功应用于冻存精子，并出生了很多健康婴儿。

除了冷冻保护剂和载体的选择，对精子的冷冻速率也是影响精子冷冻保存效果的一个重要因素。更快速地把温度降低，可以缩短精子处于温度变化的时间，时间越短精子膜内外冰晶的形成越少，从而减少冷冻过程中冰晶变化给精子带来的损害。目前临床中常规冻存精子多采用慢速冷冻的方法，但是如果精子数量少、活力差，慢速冷冻并不适用，对于这类精子，临床常用快速冷冻的方法。精子玻璃化冷冻法是一种超快速冷冻方法，已显示出良好的临床应用效果。最后，经过冷冻程序后的精子，将储存于–196℃的液氮中。

精子冷冻保存实施的时候，将精子和冷冻保护剂混匀，加至冻存管或麦管，然后应用慢速冷冻方法将精子慢速降温，再放入液氮罐，进行超低温保存。单精子冷冻方法与常规精子冷冻的不同之处只是存放精子的载体不同。常规冷冻保存的精子是储存于冻存管，而冻存管置于液氮罐的液氮里。

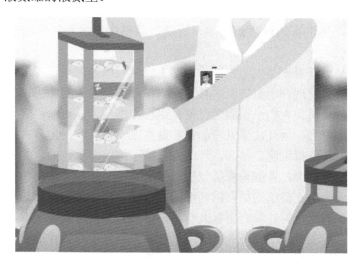

04

什么是睾丸组织冷冻保存？

◎黄　川

青春期生殖健康状况决定着青春期男性在未来能否生育自己的健康后代。但是，不少人在青春期罹患肿瘤或者其他恶性疾病，这些疾病带来的影响和后续治疗都会严重威胁到青春期生殖健康，而此时患者生殖系统未发育成熟，有的甚至还没产生成熟精子。那么，如何保存这部分患者的生育力呢？睾丸组织冷冻保存或是可行的方法。

肿瘤患者在放疗、化疗前进行生育力保存是唯一有效的方法。对于成人或者青春期睾丸已能产生精子并且能够射精的患者来说，可以通过手淫取精的方法，分数次收集精液，将精子进行冷冻保存。成年后有生育要求时，可选择解冻冷冻保存的精子行辅助生育治疗。然而对于儿童来说，通过睾丸活检手术获取未成熟睾丸组织并冻存起来，将来患者成年后再进行自体睾丸移植，恢复自身一定的生精能力后，再进行辅助生殖助孕，这是目前临床医生和科学家能够设想的策略之一。

目前已开展的睾丸组织冷冻保存主要是对成熟精子进行保存。但是，科学家发现在小鼠睾丸中移植冷冻保存的精原干细胞可以恢复精子发生，从而使人们意识到通过睾丸组织冷冻技术，可保存青春期前男性的生育力。因此，睾丸冷冻保存重点在于保存并保护睾丸中精原干细胞以及支持细胞。那么，什么是精原干细胞？男性的睾丸有成千上万根曲细精管，曲细精管类似生产精子的工厂。如果将曲细精管比作高楼大厦，支持细胞如同钢筋结构的框架，精原干细胞则是大厦内生产精子的原材料。只有将睾丸中精原干细胞和支持细胞保护好，日后才有可能生产出一批又一批的精子。由于睾丸中有各种细胞类型，每种细胞类型在大小、复杂性和水渗透性方面都不同。因此，区别于传统的卵子、精子和细胞冷冻保存，睾丸组织应做到整体最小的冷冻损伤和最大的细胞恢复，这些成为睾丸组织冻存的重大挑战。

目前睾丸组织冻存已经在多种动物模型中取得了突破。2012 年，匹兹堡大学的科学家将青春期前的猕猴含有精原干细胞的未成熟睾丸组织冷冻保存。在进行睾丸放疗和切除后，等猕猴成年时解冻复苏这些不含成熟精子的冷冻睾丸组织，移植后，3%～7%的移植睾丸组织存活，并且观察到 13%～17%的曲细精管有成熟精子形成。这项令人鼓舞的动物实验在随后进一步研究：2019 年，匹兹堡大学的科学家再次将青春期前的猕猴未成熟睾丸组织进行冷冻保存，在成年后将睾丸组织进行解冻复苏，随后自体移植到背部皮肤，最终使用自体移植的睾丸组织产生的精子，成功获得猕猴的子代。

科学家们还探索将冷冻睾丸组织进行复苏后体外培养，在获得成熟精子后，使用辅助生殖技术使卵母细胞受精，进而获得子代。这项探索在小鼠试验获得成功。然而，在人类未成熟睾丸组织上，通过冷冻复苏后再经体外培养获得成熟精子尚未实现，冷冻后的睾丸组织也暂未能移植回患者体内从而自然孕育子代，不过，相信经过人类的努力，未来是能够实现的。

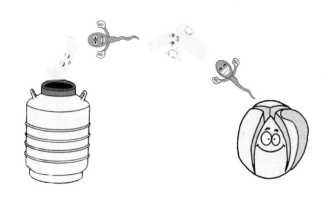

05

精子可以冷冻保存多长时间？

◎黄　川

　　食品、日用品等包装上都会标有保质期。然而，食品的保质期不只是时间这一项指标，还涉及食品的储存条件，如避光、干燥、常温、冷藏或冷冻等。但是，即使将食品放到冰箱中冷藏或冷冻，存放时长超过保质期后，还是会出现质量下降，甚至变质等不良情况，也不建议继续食用。那么，精子是否也存在保质期呢？液氮中冷冻保存的精子可以存放多久呢？

　　不同的储存条件决定精子不同的保质期：37℃下的精子可以存活4~8小时；加入了冷冻保护剂的精子放在冰箱中4℃冷藏保存，精子可以存活达2周，在冰箱中–18℃冻存，精子可以保存约1个月。理论上，在液氮中冷冻保存的精子没有保质期，或者可以保存很长时间，这是因为在–196℃的液氮中，精子代谢停止，换言之，此时的精子处于完全静止状态。但是，无论在何种条件下，精子冷冻和解冻过程中的冰晶形成和溶质损伤都会影响精子的存活，其中包括氧化应激损伤、精子形态结构的改变和诸如顶体酶活性、精子膜改变和DNA损伤等。另外，一些与精子活力、顶体完整性、精子鞭毛结构完整性和精子代谢相关的蛋白质在冷冻复苏后出现显著的增加或降低。

　　目前，冷冻保存时间最长的精液使用记录来自美国的明尼苏达州，他们把冷冻保存了近40年的精液从液氮中取出，进行了复苏，通过体外受精，最后将2枚胚胎移入女方体内，成功出生了2名健康的女孩。在此之前，美国冷冻时间最长的精液使用记录是28年。在澳大利亚，冷冻保存时间最长的精液使用记录是21年，当时男方在22岁不幸被检查出患有淋巴癌，需要接受化疗。化疗对精子有不利的影响，会严重降低男性生育力，这种影响甚至可能是不可逆的，所以该患者选择在化疗之前把精子进行冷冻保存。21 年后，夫妇俩将冷冻保存的精子从液氮中取出，解冻后的精子依然活力良好，最终应用辅助生殖技术，成功孕育了新生命，出生了一名健康的男孩。

　　精子冷冻技术已经非常成熟，一旦放入液氮中储存，精子的生物活性将暂时停止，这意味着精子并不会随着冷冻保存时间延长而变质。但是，出于对生殖健康和伦理的考虑，在美国和欧洲等国家和地区，精子的冷冻保存时间都有明文规定，最长冷冻时间不得超过 10 年，且冷冻保存精子的男性年龄不得超过 50 岁，而国内暂时没有相关的规定和约束。虽然已经证实冷冻 10 年以上的精子解冻后仍然可以拥有很好的精子活力，但是冷冻和解冻对精子的损伤仍然不可忽视。所以，在青春期，生殖系统正值发育的关键阶段，一定要把生殖健康重视起来。

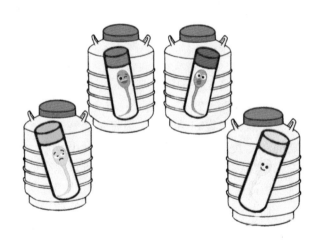

06
怎样进行自精保存?

◎盛慧强，张欣宗

　　自精保存的适宜人群很广，可以是已经面临生育力即将受损的疾病患者，或是担心未来生育风险的健康人群，或是接受辅助生殖技术的男性不育症患者等。青春期男性如果有需要也可以进行精子保存。除了出于辅助生殖目的的短期保存可以选择在生殖中心进行，其他各种情况的长期自精保存均建议在人类精子库进行。那么，如何到人类精子库进行自精保存呢？

1. 保存前的准备工作

　　对于成年男性，准备工作的重点是尽量保持最佳的状态以获得最佳的精液质量。保存前禁欲 2～7 天是比较适合的。如果有不良的生活习惯，如抽烟、喝酒、熬夜和桑拿等，最好是调整 3～6 个月的时间，但这不是必需的，尤其是在需要尽快保存的情况下，第一时间先保存精子。对于青春期男性，重点是确认能够获得可以保存的精子。青春期的生殖系统发育是一个渐进的过程，精子的可获得性与生殖系统发育的程度相关，而且因人而异。在已有精子产生的前提下，如果有手淫史，一般都能顺利取出精子，不会手淫的青春期男性则需要事先给予恰当的性教育以及适当的交流指导。无论是青春期还是成年男性，少数人可能会存在手淫法不能取出精子的情况，这时可以寻求男科医生的帮助，通过取精器、药物等方式提高取精的成功率，这些方法都尝试过没有效果但又迫切保存精子的话，可以考虑手术取精，但这需要男科医生进行充分的评估。青春期前期的男性如果仍未产生精子，但又需要保存生育力，只能考虑冻存其睾丸组织。不过，目前这种方法尚未成熟，从冷冻保存到临床使用仍有若干技术需要完善，现阶段保存需要医患之间进行充分沟通和知情同意。

2. 精子库的保存流程

每家精子库的保存流程会略有区别，一般包含以下 3 个环节。

（1）知情同意。精子库工作人员会详细讲解流程、费用、使用和风险等内容，对自精保存者的疑问进行解答，了解清楚后自精保存者需要签署知情同意书（未满 18 岁的青春期男性同时需要监护人签字），提供身份证原件和其他相关信息。

（2）保存前检查。精子库首先会检查精液质量，确认可以冷冻并且冷冻复苏后仍能得到可使用的精子后，再进行相关传染病、性传播疾病和优生遗传学方面的检查，在所有的检查均符合精子库自精保存的要求后，可以开始正式保存精液，保存前需签订自精保存协议。

（3）正式保存。精子库会建议保存足够的数量以保证后期用于辅助生殖技术的成功率，保存的次数取决于精液的量、质量以及保存者自身的状态。在某些时间紧迫、不能等待检查结果再进行保存的情况下，如肿瘤患者即将接受治疗等，精子库也会提供应急保存服务，即同时完成精液保存和所有检查，但保存者会被告知如果检查结果异常将不能保存的风险。

精子库作为保存精子的专业机构，具有成熟的技术和管理以保障精子的长期稳定保存，未来使用的流程也非常方便。青春期的自精保存者距生育的年龄相差较大，保存的时间较长，需要注意及时缴纳保存费用，如果联系方式发生变化，也要及时告知精子库，以便精子库能够提供优质的服务。

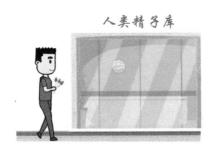

07

冻存的精子以后怎样使用？

◎盛慧强，张欣宗

自精保存的目的是为防范生育力受损的风险，为未来生育加一道保险，如果保存者育龄期生育力没有明显的受损或者得到很好的恢复，建议先尝试自然受孕，不需要使用存放在人类精子库的精子。当确定需要使用冻存精子时，只能通过辅助生殖技术（ART）的方式，故此，需要了解冻存精子的使用流程和注意事项。

自精保存精液标本的使用流程通常包括用精申请、精液交接和临床使用三个环节，每个环节都有特别需要注意的事项。

1. 用精申请的提交

用精申请是第一关，在人类精子库进行。特别需要说明的是，自精保存者的精子只能用于其合法的妻子。因此，除了必须由自精保存者本人到精子库提出用精申请外，还要提供身份证、结婚证原件和复印件，同时还需要提供预行辅助生殖技术治疗的生殖中心证明材料等。人类精子库工作人员审核提交材料的有效性和合法性后，会与预行辅助生殖技术的生殖中心联系精子标本的交接事宜。由于青春期冷冻精子后距离使用有很长的一段时间，建议青春期保存者在使用前先联系精子库询问流程和要求是否发生变化，以确保一次性完成用精申请。

2. 精子标本的交接

虽说自精保存是自存自用，但精子标本不能自取，这也是为了更好地保障精子标本的使用安全。精子库完成内部出库流程后，直接与预行辅助生殖技术的生殖中心对接，由精子库负责将待使用的精子标本送到生殖中心。

3. 精子标本的临床使用

精子标本临床使用的场所是在经卫生行政部门审批后具备 ART 资质的生殖中心，ART 技术包括人工授精和体外受精-胚胎移植及其衍生技术两大类，具体使用何种技术取决于冷冻精液的质量和配偶的生理条件等因素。一般来说，精液质量正常且配偶排卵正常和一侧输卵管通畅时，首选夫精人工授精，这种方式经济成本低，但临床妊娠率也较低，如果精液质量较差或者配偶排卵及输卵管条件不佳等情况，酌情选择体外受精或卵胞质内单精子注射，可以得到较高的临床妊娠率（50%～60%），但费用也会较高。对于患有遗传性疾病的夫妇，也可以选择胚胎植入前遗传学检测，以避免遗传病患儿的出生。

自精保存精液标本的使用流程并不复杂，使用冷冻精子和新鲜精子行 ART 助孕的临床妊娠率、流产率和子代安全性等方面没有明显的区别。可以说，精子库和生殖中心为男性未来的生育建立了强大的技术保障，尽管如此，仍应该重视男性生育力的维护，特别是青春期的自精保存者，距结婚生育的时间还比较久，更要保持良好的生活习惯，远离容易导致男性生育力受损的不良因素，争取未来能以自然的方式得到后代。

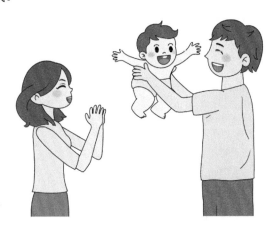

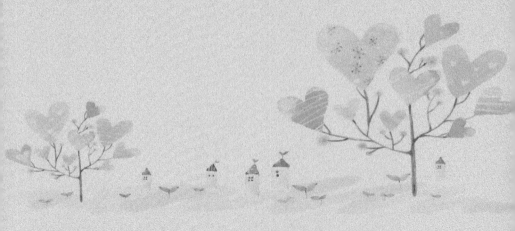

女性生育力保存

第 15 章

01

为什么要进行女性生育力保存？

◎刘　芸，朱伟杰

　　人类的繁衍，女性的生育力至关重要。要实现生育，必须由女性提供的生殖细胞——卵子，与男性生殖细胞——精子相结合，才能形成一个新的生命。女性的卵子数量，在她还是一个胎儿的时候就已经确定了，出生后大约70万～200万个，储存在位于盆腔的双侧卵巢内，到达青春期，大约还有30万～50万个。女性一生的每个月都在以十至数十个的规模不断消耗卵细胞，青春期随着生殖系统的发育、成熟，在身体内的生殖激素调节下，每个月会有一个卵子在一批卵细胞中脱颖而出，形成成熟卵子，为生育后代提供生殖细胞。一般地，女性卵巢内储存的卵细胞经过数十年消耗，到50岁左右耗尽，进入绝经期，女性丧失生育力。

　　但是，人生不一定都是坦途，疾病可能随时伤害到青春期女性。如果不幸在青春期罹患了肿瘤、自身免疫疾病，或者由于遗传因素或某些疾病导致卵巢内储备的卵细胞数量迅速降低或消失等，都有可能对女性卵巢造成伤害，导致生育力严重降低，甚至终身不能生育。同时，由于卵巢功能的损伤，生殖激素来源减少或丧失，将给女性身体和心灵造成严重创伤，影响到正在发育的青春期女性，导致其身材矮小、乳腺发育不良、月经紊乱甚至闭经；学习时注意力不能集中，从而学习效率降低，学习成绩下降。

　　青春期女性如果患了肿瘤，需要进行手术、放疗或化疗。女性卵巢是对放疗极度敏感的器官，常会导致女性卵巢内的卵泡受损、基质纤维化以及血管损伤，从而引起功能衰竭。盆腹腔放射治疗剂量小于2Gy时，会导致50%以上的卵泡损失；24Gy的卵巢放射量时会导致卵巢衰竭。颅内放射治疗可引起下丘脑-垂体-卵巢轴功能损伤，颅内照射的放射剂量超过 50Gy 会导致性腺机能减退。某些化疗药物对身体细胞的 DNA 损伤，可导致不可逆性卵巢功能衰竭。

青春期前子宫比成人子宫更容易受盆腔放疗的影响，青春期前子宫直接辐射剂量＞25Gy 时，对血管、子宫内膜和子宫肌层的损伤，导致组织纤维化和子宫容量及血流下降，可造成子宫功能不可逆转的损害。

有的女性在青春期或更年幼的时候诊断了免疫系统疾病，如系统性红斑狼疮、类风湿疾病等，身体免疫系统产生了针对自身组织细胞的抗体，攻击自身组织细胞，包括卵巢组织，就会导致卵巢功能受损及卵细胞减少。加上治疗自身免疫疾病使用的免疫抑制剂或免疫调节剂，如果长期大剂量使用，也会导致卵巢组织受损，成年后的生育力将受到巨大影响。

有少数女性先天 X 染色体异常，如染色体核型为"45，XO"，卵巢储备先天不足，进入青春期后，表现为身材矮小、月经异常，可能很快卵巢里面卵细胞就耗尽，从而失去生育力。

那么，有什么办法可以提供帮助吗？现代医学的发展，组织和细胞的低温保存技术，给这类青春期女性带来福音。如果发现可能对生育力产生损害的问题，应及时寻求妇科、生殖科医生的帮助，在条件许可的情况下进行卵细胞或卵巢组织的冷冻保存，是可以为女性未来的多彩人生留下宝贵希望的。

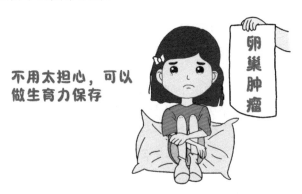

什么是卵母细胞冷冻保存？

◎刘　芸，朱伟杰

　　卵母细胞是储存在女性卵巢内的生殖细胞，是生命繁衍的种子。在生命遭受疾病威胁时，为了避免治疗疾病的手段危害到卵母细胞，提前将卵母细胞提取出来保存，是保存生育力的有效方法之一。

　　女性生育力保存，可以有胚胎冷冻、卵母细胞（卵子）冷冻和卵巢组织冷冻等方式。目前，胚胎冷冻保存是可靠的，基本可以达到99%的复苏存活率，但取卵后需要有精子授精，才能形成胚胎，因此，胚胎冷冻保存仅适用于已经有配偶的人群。对于未婚的青春期女性，只能采用卵母细胞冷冻保存或者卵巢组织冷冻保存。卵母细胞冷冻保存又包括经过使用促卵母细胞成熟药物后，取出成熟卵母细胞冷冻保存，以及不用药直接从卵巢里取出未成熟卵母细胞冷冻保存两种方式。

　　由于卵母细胞结构及物质组成极为复杂，含水量高，冷冻过程中细胞内冰晶形成极易将细胞结构破坏而使细胞不能存活，早期采用慢速降温冷冻法，取得了一定的效果。1986年世界上首例利用冷冻卵子成功生育的孩子诞生。但是，当时采用慢速冷冻后的卵母细胞存活率不足50%，能够出生孩子的概率更低。因此，卵母细胞的利用率极低。1999年随着玻璃化冷冻方法的成熟，将卵子存活率提高到90%，体外受精率提高到70%以上，大大提高了冷冻卵母细胞的效率。

　　但是，并不是冷冻的每个卵母细胞都可以受精、生育后代的。卵母细胞储存在卵巢这个大仓库里十几年至几十年，每个月都有一批被唤醒，从几个到几十个不等，越年轻越多，随着年龄增大到40岁以上，就可能只有几个了。年龄增大后取到的卵子，其中有些卵母细胞质量异常，将来不能形成正常的胚胎，这种异常的比例随着年龄的增高而增加，还有冷冻损伤、受精和体外培养的不确定性等因素，会导致冷冻卵子降低了生理学正常性。因此，小于 35 岁的年轻女性冷冻的卵子，大约每 10 个能够有生育 1、2 个孩子的可能性；35 至 38 岁女性冷冻的卵子，大约每 18 个能够有生育 1、2 个孩子的可能性；40 岁以上的女性，冷冻卵子生育后代的希望就十分渺茫了。

那么，青春期女性如果遇到突发疾病等原因，应该如何寻求医生帮助呢？

首先，请专科医生对疾病进行全面评估，如肿瘤性质、预后、治疗方法及疗程，评估对生育力的影响，制定治疗方案。由生殖专科医生对患者当前生育力进行评估，包括年龄、抗米勒管激素、生殖激素和 B 超计数双侧卵巢内小卵泡个数等。在病程允许的条件下，给予促卵泡生长和成熟的药物，大约在 7～10 天内进行取卵手术，将获取的卵母细胞冷冻保存于 –196℃的液氮内。如果病程许可，可于下次月经周期再次取卵冷冻。然后由肿瘤专业医生进行疾病治疗。

由于目前世界范围内冷冻卵子出生后代年龄均较小，对后代是否有影响，仍需进行进一步的研究和随访观察。

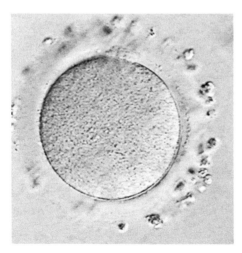

人卵母细胞

03

什么是卵巢组织冷冻保存？

◎刘　芸，朱伟杰

当女性在儿童期或青春期罹患肿瘤需要采取放疗、化疗时，要想保存生育力和提高肿瘤等疾病治疗后的生活质量，在放疗、化疗之前将卵巢组织甚至于整个卵巢冷冻保存，理论上是一个比较好的方法。

卵巢，从结构上来说，由卵母细胞、颗粒细胞、卵泡膜细胞、结缔组织、血管、神经等各种细胞和组织组成。其中，卵母细胞是繁衍后代的种子细胞，其周围的颗粒细胞和卵泡膜细胞还具有分泌雌激素和孕激素的内分泌功能，可以保持女性的体态和维持女性心理，是女性不可或缺的部分。如果能够将生育和内分泌功能一同保护起来，将比单纯保存卵母细胞对女性更有意义。尤其是青春发育期的女性，乳腺和子宫的发育依赖于卵巢产生的雌激素和孕激素，规律的月经来潮也需要卵巢有规律地释放雌激素和孕激素，如果能在肿瘤治疗后及时将卵巢或卵巢组织移植回身体内，就能最大限度地降低疾病对青春期发育的影响。

但是，卵巢是一个人体器官，器官内有各种细胞，组织结构复杂，体积过大，使得各个部分的组织冷冻降温速度不能达到要求，组织存活的概率不高，目前人类尚未攻克成功冷冻整个器官的难题。因此，整个卵巢冷冻技术进步受限。由于卵巢最基本的单位——卵泡，绝大部分位于靠卵巢表面的皮质部分，将皮质分割成足够小的单位，即可解决大部分组织不能同步迅速降温的问题，给卵巢组织冷冻带来了可能性。近10余年，已经有较多文献报道卵巢组织冷冻后，解冻移植成功分娩的案例，妊娠率可达到 23%～31%，已经成为一种临床应用方案。

卵巢组织冷冻过程大致如下。

（1）腹腔镜下切除一侧卵巢或一侧卵巢大部分，立即将切下的组织转移到卵巢冷冻培养液内，放置于低温装置转移至实验室。

（2）在无菌条件下将卵巢皮质组织切割成 10mm×10mm×1mm 的组织块，装入含有专用保存液的冷冻管内，采用慢速降温冷冻法或玻璃化冷冻法，最后置于液氮保存。

当疾病治疗稳定后，将冷冻保存的卵巢组织按程序解冻，再次通过手术的方式移植回原卵巢位置或其他合适位置。一般移植后 3 个月可通过生殖激素检测或观察月经情况见到治疗效果。

卵巢组织冷冻-复苏移植技术的应用，也存在一定的风险。首先，对技术要求高，复苏组织移植后存活的概率并不高，存活的时间也比较有限。其次，高剂量冷冻保护剂的使用，对移植后生育后代的安全性非常值得关注。最后，移植后的卵巢组织是否会导致肿瘤复发，也是需要积累更多病例才能回答的问题。

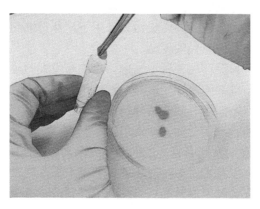

将切割好的卵巢组织片装入含有专用保存液的冷冻管内

❶❹
什么是未成熟卵母细胞培养？

◎刘　芸，朱伟杰

　　女性卵巢内储存着数以十万计的卵母细胞，大多处于原始状态。随着青春期来临，女性下丘脑、垂体开始成熟，产生卵泡刺激素和黄体生成素，这些激素对女性卵巢产生刺激作用，促进卵母细胞由原始状态开始发育，经历由未成熟到成熟的过程，这就是女性内分泌的指挥机关——下丘脑-垂体-卵巢轴。

　　卵母细胞的成熟过程是非常复杂的。首先，一群卵母细胞从原始卵泡库里面被调取，称为"募集"阶段；然后，这一群卵母细胞内对卵泡刺激素敏感的细胞被优选，称为"选择"阶段；接下来，某个最优秀的卵母细胞连同它周围的辅助细胞一同脱颖而出，形成"优势卵泡"；最后，在大量的黄体生成激素作用下，卵母细胞成熟，等待精子的到来以完成繁衍后代的使命。

　　在女性生育力保存的各种方法中，冷冻卵母细胞是非常重要的可行方法之一。卵母细胞冷冻一般是经过使用卵泡刺激素后获得成熟卵母细胞进行冷冻，但还有某些特殊情况无法获得成熟卵母细胞，就涉及未成熟卵母细胞冷冻保存，通常包括：

　　（1）当青春期女性或青春期前卵巢尚未发育成熟的女性，不幸罹患肿瘤需要实施生育力保护时，可选择卵巢组织冷冻，在卵巢切片冷冻过程中可能有些尚未成熟的卵母细胞游离到培养液中，需要尽可能将其冷冻保存；

　　（2）某些对性激素敏感的肿瘤，如子宫内膜癌、乳腺癌等，促进卵泡成熟过程中产生的过多雌激素将有可能加速肿瘤的进展，只能在尚未成熟的小卵泡内获取未成熟卵母细胞；

　　（3）肿瘤治疗迫在眉睫，没有更多时间促排卵的患者，可以直接穿刺卵巢内小卵泡获取未成熟卵母细胞保存；

（4）严重的多囊卵巢综合征患者，促排卵造成卵巢过度刺激的风险极大时，采取直接穿刺卵巢内小卵泡获取未成熟卵母细胞进行冻存，也是一个非常经济有效的方法。

未成熟卵母细胞虽然冷冻和复苏效果与成熟卵母细胞相当，但其受精率、形成优质胚胎的概率和临床妊娠率都不如成熟卵母细胞冷冻复苏的高。1998年和2004年相继出现了冷冻GV期、MI期卵母细胞获得成功妊娠的报道，不过，目前为止，冷冻未成熟卵母细胞复苏后成功出生婴儿的例数不多。此时需要用到未成熟卵母细胞体外成熟培养技术，简称IVM技术，将卵母细胞培养成熟后再进行冷冻保存，增加了生育力保存的效率。但经过IVM后冷冻的卵母细胞，复苏后存活率仍然只有60%。

自从1969年世界试管婴儿之父罗伯特·爱德华兹（Robert G. Edwards）发现人体外成熟卵母细胞能完成体外受精后，科学家们不断探索，1983年人类首例IVM婴儿成功诞生，标志着IVM技术走向试验性临床应用阶段。虽然在取卵时机、细胞培养时间、培养液、冷冻液成分和冷冻储存过程等各方面进行了大量研究，将IVM后的体外受精成功率由20%提高到40%，但仍然有非常大的提升空间。

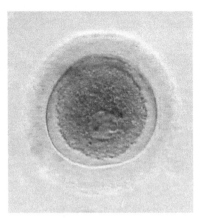

未成熟卵母细胞

05

冻存的卵巢或卵子以后怎样使用？

◎刘　芸，朱伟杰

当青春期女性由于各种原因导致生育力遭受巨大影响时，如果预先采取了冷冻卵巢组织或卵子的措施，将给女性病愈后过上尽量完美的生活带来极大的益处。

如果肿瘤放疗、化疗摧毁了卵巢功能，女性将因失去雌孕激素而闭经、出现绝经期症状，当然也没有了生育能力。确诊肿瘤后，在放疗/化疗前，将卵巢组织或者卵子冻存起来，如果冻存的是卵巢组织，肿瘤治疗缓解或治愈后，可以将冻存的卵巢组织，解冻后移植回原来的卵巢位置、皮下或腹膜内等合适的位置，一般3个月后可以缓解雌激素缺乏引起的不适，有月经来潮，如果有伴侣，甚至有可能自然妊娠。如果不能自然妊娠，也可以将冻存的卵巢组织复苏后，提取卵巢组织内的未成熟卵母细胞在体外培养，获得成熟卵母细胞后进行体外受精-胚胎移植，以实现生育目的。或者使用促排卵药物，期待移植后存活的卵巢组织能够产生成熟卵子，供取卵后体外受精用。

如果是冻存的卵子，当肿瘤缓解或治愈，伴侣有生育要求时，可以解冻卵子帮助生育。

根据目前我国卫生行政部门的行业规定，必须是已婚女性才能接受辅助生殖技术治疗，卵子解冻体外受精也一样，要提供结婚证。当夫妇双方各项身体检查确定没有活动性传染病、不适合妊娠的疾病后，在辅助生殖医疗机构建立档案。女方遵医嘱服用雌激素，观察子宫内膜生长情况，当内膜厚度达到标准后，加用黄体酮使子宫内膜向适合接受胚胎的状态转化。加黄体酮当天，按照卵子冷冻的程序（慢速冷冻或玻璃化冷冻），采用相应的解冻程序进行解冻。其步骤为：

（1）按照特殊编号标签找到卵子，将卵子从-196℃的液氮中提取出来，迅速转移至复苏培养液内；

（2）按步骤实施复苏程序；

（3）复苏后 1～3 小时，将丈夫提供的精子在显微镜下注射至卵细胞质内；

（4）注射后的卵母细胞培养 16～18 小时，观察是否正常受精，放置培养箱继续培养 2～4 天；

（5）按照胚胎评分标准选择优质的胚胎 1～2 枚移植到女方子宫内；

（6）移植后 2 周查血绒毛膜促性腺激素判断是否怀孕。

需要注意的是，如果冷冻的是成熟卵母细胞，目前全球范围数据显示，解冻后存活率为 80%～90%，存活后的卵子受精率约为 70%，受精后形成优质胚胎的概率约为 30%，移植 2 个优质胚胎后约 40% 可以获得妊娠。而如果是未成熟卵母细胞体外成熟后冷冻的卵子，临床妊娠率为 20%～35%。

因此，作为一个生育力保存的可用方法，冷冻卵子并不能够提供 100% 的生育保障，青春期女性在年龄上有优势，卵巢内储备卵母细胞数目相对较多，质量也较好，可以通过尽可能多的保存卵子数来提高生育保障力。

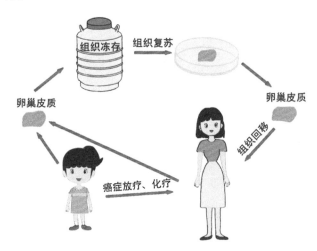

第 **16** 章

人类辅助生殖技术的现状与发展趋势

01
人类辅助生殖技术与青春期的生殖健康有什么关系?

◎黄向红

通过辅助手段来改善和帮助不能自然生殖的患者,达到受孕目的这类技术称为人类辅助生殖技术。辅助生殖技术包括人工授精(AI)和体外受精-胚胎移植(IVF-ET)技术及其各种衍生技术。

青春期是生殖系统发育及成熟的关键阶段,如果重视青春期的生殖健康,了解男性和女性青春期生殖系统发育的生理知识,就可最大限度减少应用辅助生殖技术的机会。因此,青春期男性、女性应该从以下几方面加以注意。

1. 规律生活,减少排卵障碍

青春期是神经-内分泌系统快速发育成熟的时期,此时需要规律的作息、保持合适的体重,才能有利于身体内分泌轴的启动及稳定。而熬夜、肥胖、过度运动及减重过快,可能使内分泌中枢下丘脑失去正常分泌节律,从而导致内分泌腺,如卵巢、甲状腺、肾上腺及胰腺功能紊乱,引发闭经、多囊卵巢综合征、糖耐量异常甚至糖尿病、甲状腺功能异常等。内分泌异常会引起排卵障碍,即卵子不能发育成熟或无法正常排出,它是女性不孕的常见原因之一,必要时需经辅助生殖助孕,而追溯病史,相当一部分女性与其青春期生殖健康处于非良好状态有关。

2. 注意卫生,避免炎性疾病

慢性炎症所致的女性输卵管梗阻性不孕、男性输精管梗阻性不育都是辅助生殖技术治疗的适应证。男性和女性均应注意隐私部位的卫生，及时换洗内裤，尽量避免穿紧身裤，应该选择宽松透气棉质柔软面料的内衣裤。女性青春期月经来潮，随之白带分泌会增多，注意月经期间使用质量合格的卫生用品，勤更换；防止间接感染，做到洁身自爱。尽量不去公共浴室洗澡，日常清洁用品及浴盆做到专人专用。此外，提高免疫力，注意营养，防止结核等慢性感染性疾病的发生，一旦发生结核感染，及时合理规范治疗，防止炎症后遗症的发生。

3. 了解青春期生殖健康知识，规避严重伤害

处于青春期的男性和女性，体内的雄激素或雌激素分泌增多，生殖系统逐渐发育、成熟，性意识萌动是正常的生理、心理反应。青春期人群应该接受生殖健康及其相关知识的科普教育，认识性病发生，以及对生殖系统造成的严重危害，杜绝不洁性行为。若非计划怀孕，人流并发症可能造成生殖系统感染、宫腔粘连和输卵管梗阻等，均可能导致成年期生育需借助于辅助生殖技术的应用。

4. 不吸烟，不酗酒

青春期人群应避免吸烟和酗酒等不良嗜好。烟草和酒精对全身各个系统功能均有很大的负面影响，尤其是对男性和女性生殖细胞均有毒性作用，而青春期睾丸或卵巢中生殖细胞的规模，直接关系到成年期的生殖能力，因此须尽量避免各种因素对青春期生殖健康的不良效应。

总之，青春期生殖健康是以后身体健康和幸福生活的基础。辅助生殖技术不是为挥霍青春准备的后悔药，注重青春期生殖健康，将有利于青春期男性、女性减少以后不育的发生，获得更幸福的人生。

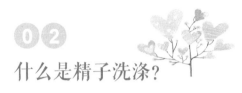

什么是精子洗涤？

◎李倩仪

为了保持身体的干净清洁，人们都会每天洗澡，洗去的不只是当天身上的汗液、污渍等，也洗去了一天的疲惫，恢复活力。但是，很多人不会知道，在特殊情况下，精子也是需要"洗澡"的。

精液里不仅仅只有精子，还有很多其他的成分，如精浆（占精液体积的 90% 以上）、上皮细胞、白细胞、细菌和病毒等，而当其中的某些成分含量异常时，会影响生殖健康，导致无法自然怀孕。青春期如果不重视生殖健康，损伤了男性生育力，成年期就要用辅助生殖技术来帮助生育。故此，为了获得比较纯粹的精子用于辅助生殖技术治疗不育，在精液使用之前要先给精子"洗澡"，即精子洗涤，俗称"洗精"。通过精子洗涤，可以除去精液里除精子外的大部分其他成分，从而优选精子。

精子洗涤是指在体外通过人工方法将精子从精浆中分离，用于精子功能检测或辅助生殖技术等。携带传染病病原体如人类免疫缺陷病毒、乙肝病毒、丙肝病毒和梅毒螺旋体等的患者，难免担心体内的病原体会伴随着精液感染他们的伴侣或子代，而精子洗涤后则可减少这些病原体的滴度，降低了感染风险。另外，精液黏稠度高、精液不液化等的患者，可借助精子洗涤后通过人工授精生育。

常用的精子洗涤方法有三种。

1. 简单洗涤法

用培养液稀释精液标本后直接离心，收集沉淀的精子团。这个方法可以回收大量的精子，但容易夹杂死精子和其他细胞碎片。

2. 直接上游法

直接上游法主要是根据精子的泳动能力选择精子。将培养液轻柔加到精液上方（也可将精液加到培养液的下方），活动的精子由于有泳动的能力，可以穿过液体界面进入培养液里，并聚集在培养液表层，从而与死精子、活动力差的精子、凝集精子、畸形精子、白细胞及其他有害成分和杂质分离，收集这部分液体就可以获得优质精子。这种方法通过纯物理作用使精子重新分布，几乎不会影响精子的生物学特性。使用这个方法收集到的精子质量明显提高，缺点是精子的回收率低，精子数量少和精子活力差的标本不适用。

3. 非连续性密度梯度离心法

先将精液进行稀释，然后以合适的离心力离心一定时间，由于精液放置在不同密度梯度液的上层，在离心过程中由于密度不同而分离，加上活动精子主动游动，穿过梯度液在离心管底形成一个松软的沉淀团，可获得活力较好的精子，且降低碎片、白细胞、生精细胞和非精子细胞等的含量。

精子洗涤可以获得形态正常、活动力强的精子，这样的精子才可以用于人工授精等辅助生殖项目。总之，洗涤精子可有效改善精子质量，提高受精成功率及优质胚胎率，从而达到优生优育的目的。但相较于辅助生殖助孕，更倡导自然受孕。因此，青春期男性和女性应重视生殖健康，保护男性生育力，尽量以后不需要使用精了洗涤。

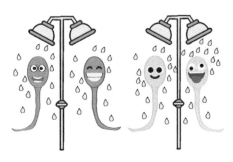

03

什么是人工授精？

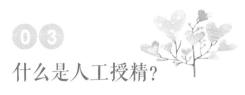

◎黄向红

人工授精是用人工方法将精液或体外分离后的精子悬液注入女性生殖道使其妊娠的一种方法，是让女性受孕的一种辅助生殖技术。目前，人工授精技术被广泛应用于治疗不育症。

人类人工授精技术应用源于 1790 年，英国外科医生约翰·亨特（John Hunter）用注射器将一位尿道下裂男性的精液注入其妻子的阴道，获得正常妊娠。1884 年美国费城报道了首例捐献精液的人工授精，1953 年邦杰（Bunge）和谢尔曼（Sherman）报道首例冷冻精液人工授精成功。20 世纪 70 年代中期后，人工授精技术在生殖临床得到广泛开展。

现在人工授精技术已作为辅助生殖的常用技术，但也是限制使用的技术。开展人工授精的医疗机构必须经过当地省、直辖市或自治区卫生健康委员会（以下简称卫生健康委）的评审和校验，方可进行此项技术。国家卫生健康委组织专家组根据当地区域规划，以及国家卫生健康委的相关文件规定，对申请开展人工授精的医疗机构的人员资质、技术水平，场地及仪器设备配置进行评审，通过评审后医疗机构方可试运行此项技术。一年后再次评审，对机构人工授精技术应用及效果进行现场考察，通过评审后方可正式实施该技术。

采用人工授精技术辅助生育，女性输卵管必须通畅，卵巢能够正常排卵，如果输卵管梗阻，即使人工授精，精卵仍然无法相遇而受孕，如果合并排卵障碍，可用药物诱导排卵。另外，男性具有活力的精子数不能太少，否则在精子处理回收后则更少，不能使卵子授精，则人工授精失败。另外，注意生殖道急性感染时，不建议行人工授精。接受人工授精的夫妇应当经过全面评估，包括详细病史、体检及有无其他病变，如输卵管病变或排卵障碍的检查，夫妇均应就治疗方法、效果等与医师进行深入的沟通交流和接受咨询。

对于目前医疗技术仍无法获得精子的非梗阻性无精子症或患有严重遗传病男性患者，应用供精人工授精可以让这部分家庭实现拥有孩子的梦想。在中国，夫妻双方在正规辅助生殖技术机构签署了知情同意书者，供精人工授精生育的孩子拥有和正常夫精生育的孩子一样的法律权利。供精人工授精的精源必须来自卫生行政管理机构批准的精子库，均为冻存精子，要求捐精志愿者无家族遗传病史，无乙肝、丙肝、艾滋病及梅毒等感染性疾病史。这一方面可以降低感染性疾病传播给受者的风险，另一方面每份精子的来源和随访均可追溯，规定要求每名捐精志愿者的精液仅能使 5 名女性怀孕，且出生的孩子长大后可以进行婚前排查以防近亲婚配的可能。供受双方互盲，捐精志愿者对捐赠精子出生的后代不具有法律抚养义务。

总之，人工授精技术使众多不育夫妇圆梦生育，而且这项技术在动物基因改良、选种和遗传资源保存等领域也有广泛的实际应用。

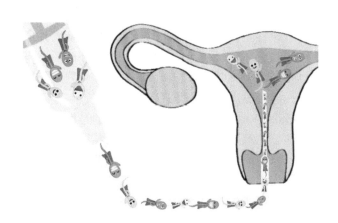

04

什么是体外受精-胚胎移植？

◎黄向红

1978 年 7 月 25 日英国妇科医师帕特里克·斯蒂普特（Patrick Steptoe）和科学家罗伯特·爱德华（Robert Edwards）（2010 年获得了诺贝尔生理学或医学奖）采用体外受精-胚胎移植技术成功获得世界上第一例活产"试管婴儿"——路易斯·布朗（Louise Joy Brown），被称为人类医学史上的奇迹。现如今，路易斯·布朗已成为两名自然受孕孩子的妈妈。中国大陆第一例"试管婴儿"郑萌珠 1988 年诞生于北京大学第三医院。2019 年 4 月 15 日，郑萌珠自然怀孕，在北京大学第三医院生下了自己的宝宝，是一个可爱的男孩。自 1978 年以来，全球已有超过 800 万"试管婴儿"出生。

体外受精-胚胎移植（IVF-ET）是治疗男性或女性不育症的一项辅助生殖技术，俗称"试管婴儿"技术。不过，所谓的"试管婴儿"，并不是在实验室试管里长大的婴儿，而是通过技术从女性卵巢内取出卵子，之后在实验室与精子结合发生受精，形成胚胎后，再将胚胎移植到女性子宫腔内，使胚胎着床发育成胎儿。试管婴儿仍然需要像自然妊娠一样，在母亲体内孕育并分娩。

体外受精-胚胎移植技术之所以诞生，其目的是解决有些夫妇在自然情况下不能怀孕的问题。这些生育障碍包括各种炎症导致的女性输卵管不通畅、子宫内膜异位症和排卵障碍，以及男性少精子症、弱精子症和畸形精子症等。非计划妊娠的人工流产、熬夜、肥胖、吸烟、酗酒和接触有毒有害物质等不良因素，是可能导致上述疾病的罪魁祸首。

体外受精-胚胎移植技术在中国属于限制使用的技术。原卫生部规定，施行该技术的医疗机构，需获得相应的许可证书，并通过每 2 年的校验方可继续进行。

　　体外受精-胚胎移植技术的流程如下：根据夫妇双方的不育症情况，确定需要体外受精-胚胎移植助孕后，首先进行夫妇双方孕前体检，评估女方可以耐受妊娠和接受助孕，然后在医生指导下选择个性化的促排卵方案。正常女性一次月经周期仅一枚优势卵泡发育，而促排卵可使进入发育周期的一簇窦卵泡长大，获得较多成熟卵子，从而形成的可用胚胎更多。女性取卵可在麻醉下进行，男方于同一天取精。取出的精子在实验室处理后，将优选的精子按一定的比例置于卵子周围，于体外培养箱中孵育，精子与卵子结合后完成受精。受精后在培养箱培养 3～5 天后，选择合适胚胎移植入女性子宫腔内，多余的胚胎可以冻存。移植可在超声引导下进行，将胚胎通过移植管放置在宫腔内，一般几分钟即可完成。移植后 14 天可以测到是否成功受孕。

　　体外受精-胚胎移植技术不仅为很多不育症夫妇解决了不能生育的问题，而且在体外条件下，实现了精、卵受精和胚胎早期发育，让科学家能够借助于这项技术研究生命的始基物质——精子和卵子的功能活动，以及形成新生命的早期事件，有助于阐明生命发生的本质。

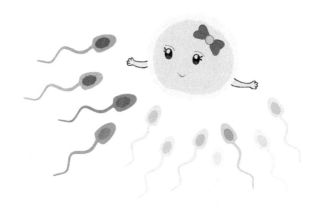

05
什么是卵胞质内单精子注射?

◎黄向红

卵胞质内单精子注射（ICSI）是在显微操作系统帮助下，在体外直接将精子注入卵母细胞质内，使其受精的技术，属于体外受精-胚胎移植（IVF-ET）的衍生技术。ICSI 最早在 1992 年由比利时自由大学中心的巴勒莫（Palermo）等进行操作而获得成功妊娠。中国大陆首例 ICSI "试管婴儿" 于 1996 年在广州市中山大学附属第一医院诞生。

一个新生命的诞生，来自于母亲一个卵子和父亲一个精子所形成的受精卵。似乎一个卵子只要遇到一个精子就行了。但是，如果精子数目太少、精子活力太弱，卵子周围不能达到足够的精子数量，就很难得到受精和形成受精卵。

ICSI 技术主要应用于男性不育症患者，包括精子数量或质量差，体外受精失败或低受精率，精子头部畸形如圆头精子（精子顶体缺乏）或完全不活动者，无精子症患者从睾丸或附睾取精获得的精子等。此类患者通过 ICSI 技术可以获得较高的卵子受精率，从而获得更多的可供移植的胚胎。另外，体外培养成熟的卵子由于体外培养时间较长，卵子周围透明带变硬，精子不易穿透，为保障受精，最好行 ICSI 技术。对于需要进行胚胎植入前遗传学检测者，应用 ICSI 受精，可以避免透明带其他精子残留所致的 DNA 污染，更有利于诊断的准确性。

ICSI 的显微操作过程对于胚胎学家的要求极高，需要操作者具备耐心细致、持之以恒的练习，付出大量时间与精力之后才能掌握。进行 ICSI 操作需要一台良好的显微操纵仪，维持卵子在 37℃的微环境，以及防震工作台。在显微注射之前，需要对精子进行处理，去除精浆，尽可能优选出活力好、无畸形的优良精子。进行显微注射的卵子也需要预先处理。首先去除卵子周围的卵丘和放射冠细胞，这不仅能精准地进行精子注射，而且还能很好地评估卵子的成熟度。只有卵细胞的细胞核膜已破裂，即生发泡消失，排出第一极体，处于第二次减数分裂中期即 MII期的卵子方可应用。

准备好精子、卵子，调试好仪器，应用注射针压精子尾部制动后，将一个精子从尾部吸入注射针。另一方面，用固定针通过负压轻轻固定卵细胞，将已被制动的精子调至注射针的针端处，刺破卵子的透明带，将精子缓慢地注射到卵子里面去，保证随精子注入的液体量最少，操作完毕后小心地撤回注射针，ICSI 过程就完成了。

ICSI 技术为男性不育患者带来了福音。但是，由于没有经过自然选择精子，有可能使一些具有染色体结构异常、染色体微缺失或基因变异的精子直接注射入卵，增加将遗传缺陷传给下一代的风险。不过，ICSI 技术确实是人类辅助生育领域中造福广大不育家庭的一项创新性技术。

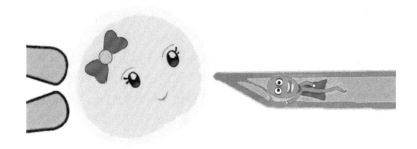

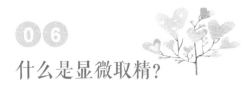

06
什么是显微取精？

◎胡　雷，张欣宗

　　小陈 26 岁，是一位"大长腿帅哥"，四肢修长，已经结婚 3 年多了，一直想要个小孩，却事与愿违，夫妻俩便到医院进行生育检查。小陈的各项结果显示：精液中没有精子，阴囊彩超报告睾丸体积只有 2mL，染色体核型为 47，XXY，诊断为"克氏综合征"，属于非梗阻性无精子症，这类患者通常是无法自然生育的。

　　正常中国男性睾丸体积参考值是 12～20mL，小于 6mL 为小睾丸，生精功能较差，通常表现为无精子症。睾丸相当于生产精子的工厂，工厂太小，生产能力就不够。后来，小陈做了睾丸穿刺活检手术，也没有发现精子。一些医院建议小陈直接使用人类精子库的捐献精子通过辅助生殖助孕，因为像他这样小的睾丸，很可能不会产生精子。面对残酷的现实，小陈夫妇不甘心，几经辗转打听到"睾丸显微取精手术"。医生告诉小陈：他的睾丸就像一片荒无人烟的大沙漠，但是沙漠之中也可能有幸运的绿洲。随着男科显微技术的进步，有 1/3 的非梗阻性无精子症患者都能通过显微镜下睾丸切开取精的技术获得精子。针对小陈的病情，医生通过内分泌药物治疗后进行睾丸显微取精手术，手术非常成功，医生在显微镜下从睾丸中发现了几条透亮润泽饱满的曲细精管，然后将曲细精管送至生殖中心的胚胎实验室找精子。很幸运，实验室找到了 10 条精子，其中有 4 条活动的，挑选活动的精子与卵子通过卵胞质内单精子注射（ICSI）技术成功受精，后来诞生了健康的婴儿。

　　全世界约 15%的育龄夫妇患有不育症，男性因素约占 40%，其中 10%～15%男性不育症患者为无精子症。无精子症可根据病因分为梗阻性无精子症和非梗阻性无精子症，其中非梗阻性无精子症患者可由多种病因引起睾丸内生精功能障碍，但睾丸内常有局灶性精子发生区域，通过睾丸显微取精手术可获取少量精子。

自 ICSI 技术用于治疗男性不育症以来，睾丸显微取精技术与之相互密切配合并取得快速发展，过去传统的睾丸穿刺取精手术无法获得精子的非梗阻性无精子症患者，能够使用自己的精子生育。

睾丸显微取精术是男科医师在专用的手术显微镜下获取睾丸内精子的方式。通过手术显微镜的放大功能，直接观察睾丸内可能存在精子的扩张曲细精管，这些曲细精管内可能找到极少量的精子。因此，睾丸显微取精被认为是非梗阻性无精子症患者取精的最佳手段，结合 ICSI 技术可使诸多非梗阻性无精子症患者生育自己的后代。

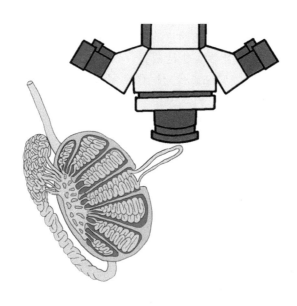

07
什么是睾丸组织培养？

◎李倩仪

    青春期生殖健康对于青春期人群未来的正常成长具有重要作用。然而，青春期前的儿童中，有小部分可能不幸患病，其中罹患如重型地中海贫血、癌症等恶性疾病的儿童，在经历重疾的摧残及其相应治疗，如放疗、化疗、靶向治疗等后，常常会有生育力损伤甚至完全丧失。与此同时，随着医疗设备的推陈出新，医学水平的飞速提升，青春期前的重疾患者生存率显著提高。可是，青春期前儿童睾丸发育很不完全，曲细精管狭细呈条索状，没有明显的管腔，还不能产生成熟的精子。这些患者在伴随治疗的长期生存时，成年后难免要面临不育的困扰，这将严重影响其生活质量。

    2021年《中国男性生育力保存专家共识》指出，对于无法获取精液的儿童，可考虑冻存其睾丸组织（或精原干细胞），这也是患病儿童成年后生育的希望。那么，冷冻的睾丸组织后续该如何使用，让患者如愿获得自己的健康后代呢？睾丸组织培养是解决这些问题的关键技术之一。

    睾丸组织培养是对离体的睾丸组织进行培养，使精原干细胞在体外能够完成精子发生。睾丸组织培养有两条技术路线：①在体外把干细胞培养诱导分化形成精子细胞，这种传统的单一细胞株的二维培养方法由于缺乏相关细胞因子以及曲细精管微环境，要完成精原细胞到精子的完整生精过程显得困难重重；②体外培养睾丸组织来完成体外精子发生，该技术的优势是当生殖细胞在体外生长时，其睾丸组织可以保持生殖细胞及体细胞的空间排列，尽量模拟睾丸组织内的微环境。

    近一个世纪以来，科学家们进行了很多睾丸组织培养的尝试。体外睾丸组织培养的主要目标是维持睾丸组织的活性，但是进展缓慢，培育出具有受精能力的单倍体精子更是希望渺茫。曲细精管培养是一个通过体外培养可获得精子的培养方法，这种方法可以避免生精细胞与支持细胞的脱离，也可以维持曲细精管结构的稳定，再利用各种技术优化培养条件，可较好地模拟睾丸内微环境，从而获得有受精能力的精子。

随着儿童重疾治愈率的增加，保存生育能力并能在未来生育自己的孩子已经成为患者及其家属尤其关心的问题。由于精液冷冻保存仅适用于青春期发育后的患者，青春期前的男性患者则需要借助其他措施帮助他们在未来有生育意愿时能顺利孕育自己的后代，其中包括睾丸组织培养技术。此外，睾丸组织培养对通过睾丸活检不能获取可用精子、但能获得精原细胞的非梗阻性无精子症患者也有实际意义，如果能完成体外精子发生，这类患者可以获得用于辅助生殖的成熟精子。

总之，睾丸组织培养在面临挑战的同时，也是一个充满机遇的新领域。虽然新技术的研发可以解决很多目前难以攻克的难题，但从根本上而言，还是需要社会提高对青春期生殖健康的重视，维护好青春期生殖健康。

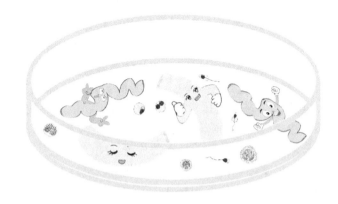

08
什么是植入前遗传学诊断？

◎黄向红

随着辅助生殖技术的发展，人们不再满足于仅仅能够怀孕生子，生出健康的婴儿才是目的。植入前遗传学诊断（PGD），在进行胚胎移植前，从受精卵中取出极体或从植入前阶段的胚胎中取 1～2 个卵裂球或多个滋养层细胞进行特定的遗传学性状检测，然后据此选择合适的胚胎进行移植的技术。

1990 年英国艾伦·汉迪赛德（Handyside）教授及团队报道全世界第一例 PGD 试管婴儿诞生，应用聚合酶链反应（PCR）扩增 Y 染色体特异序列，选择性去除男胎预防性连锁遗传病，诞生了世界上第一例通过植入前遗传学诊断筛选胚胎的婴儿，至今已经历三十多年。这引起了很多伦理讨论，包括性别选择风险、由谁决定胚胎的去留和订制完美子代的担忧等。

随着科学技术的发展，胚胎植入前遗传学诊断技术取得了长足的进步。目前遗传学诊断的活检样本包括：第一极体、第二极体、卵裂球细胞、囊胚滋养细胞、囊胚液和囊胚培养液等；可用的遗传学检测技术由最初的聚合酶链反应发展到单核苷酸微阵列芯片（SNP）、三代测序（NGS）等。通过这些检测，可以进行植入前非整倍体检测（PGT-A）、植入前单基因遗传病检测（PGT-M）和植入前染色体结构重排检测（PGT-SR）等，甚至可以通过分析囊胚液和培养液的 DNA 及代谢组学检测进行无创的胚胎植入前检测（NICS）。

家族中有致病基因明确的单基因遗传病可以进行 PGT-M，如地中海贫血；夫妻任一方染色体结构异常，可进行 PGT-A 及 PGT-SR，生育一个染色体正常或健康携带的宝宝；曾生育过需要进行骨髓移植治疗的严重血液系统疾病患儿的夫妇，通过 PGT-M 可以选择生育一个和先前患儿 HLA 配型相同的同胞，通过新生儿脐带血中采集造血干细胞进行移植，救治患病同胞等。2022 年 8 月，妇产科网生殖媒体报道黄荷凤院士及其团队通过多基因疾病遗传风险评估模型，结合对 2 型糖尿病家族中多位家庭成员的基因型-表型的综合分析，创新性地提出基于家系遗传信息的多基因疾病风险评分方法，对胚胎进行多基因遗传风险评估，选择 2 型糖尿病风险最低的胚胎进行移植并获得临床妊娠，这意味着胚胎植入前遗传学检测为多基因病的患者提供了可选项。

相比传统的孕早期或孕中期取绒毛或羊水细胞对胎儿进行遗传学诊断的方法，胚胎植入前遗传学检测避免了遗传性疾病患儿的出生对整个家庭可能造成的心理和经济负担。但是，胚胎植入前遗传学检查能够取到的样本有限，其诊断的准确性、对于嵌合体胚胎发育潜能的判断、活检导致的胚胎受损及对于表观遗传学的影响等都有待进一步研究。

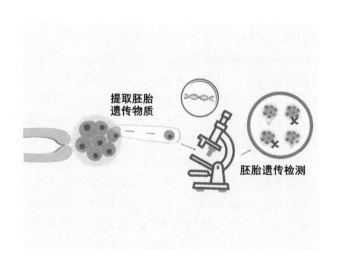

09
什么是性别控制?

◎李倩仪

青春期的时候,脑海里总会出现各种各样的幻想。例如,在某个风雨交加电闪雷鸣的夜晚,忽然出现一道闪电,自己的性别就改变了,然后就可以尝试不一样的人生⋯⋯然而在现实中,每个人的性别在出生的那刻,甚至早在妈妈的肚子里还只是个胚胎的时候就已经决定了,再想改变性别只能是付出难以承受的代价才能拼得一丝可能。但是,随着科学技术的进步和发展,选择性别不再是不切实际的幻想,目前已有新的生殖工程技术,可以在怀孕以前控制宝宝的性别!

在我国,重男轻女的现象很普遍,近年虽然有所好转,但还是有不少人费尽心思想要生个男宝宝,也有想拥有一儿一女凑成一个"好"字的父母。为了生出符合心意的宝宝,民间甚至有许多偏方声称可以控制性别,例如,生男孩要在排卵日当天同房,生女孩要在排卵日前两天同房;备孕期间多吃碱性食物更容易生儿子等,这些都是没有科学依据的。不过,从理论上来说,后代的性别的确可以控制。那么,什么是性别控制?能否通过科学方法进行性别控制?

性别控制是指通过对正常生殖过程进行人为干预,使其生育出符合人们愿望性别的后代的一种生物技术。人的体细胞染色体数目为23对,其中22对为男女共有,称为常染色体;另外1对是决定性别的染色体,男女不同,称为性染色体,男性为XY,女性为XX。在生殖细胞中,精子的性染色体为X或Y;卵子的性染色体为X。所以,人类后代的性别是由与卵子结合的精子携带的是X还是Y染色体决定。

性别控制主要包括两个方面,即受精之前和受精之后。受精之前控制是通过对精子进行体外干预,在受精之时即可决定后代的性别。针对X精子与Y精子间存在着微弱的生物学差异,如比重、抗原性、对酸碱度的敏感性和运动性等不同进行各种试验，如流式细胞仪分类法等，识别区分出带有 X 染色体和 Y 染色体的两类精子，并将它们分开，再进行人工授精来控制后代性别。受精之后控制是对早期胚胎利用特异性 DNA 探针或 PCR 技术进行染色体鉴定等，按需求选择特定胚胎，移植后即可以发育为所需性别的后代。

性别控制技术的诞生并不仅仅是为了满足个人对后代性别的偏好，它其实拥有更为深远的临床意义。伴性遗传病是指致病基因位于 X 染色体或 Y 染色体上，是发病与性别有着密切关系的遗传病。常见的伴性遗传病有红绿色盲、蚕豆病、血友病等等。因为伴性遗传病可以随着性别的不同，而表现出正常人、携带者或患者的不同性状，所以可通过性别控制的方式获得健康的后代。由于伴性遗传病的发生与性别有着密切的关系，因此，性别控制可从源头上避免携带遗传性缺陷胚胎的使用，这与传统产前诊断，如超声、羊水穿刺等先怀孕后诊断的方法不同，是在体外已完成了检测和筛选，先诊断后怀孕，可以避免中期引产给母体带来的生理和心理的伤害。

我国 1994 年颁布的《母婴保健法》明确规定，严禁采取技术手段对胎儿进行非医学需要的性别鉴定。选择胎儿性别是为了生育健康的宝宝，只有在夫妇双方其中一方患有严重伴性遗传病，且无法通过目前的基因检测技术进行排除，生育时才可以选择宝宝的性别来规避遗传缺陷儿的出生。有伴性遗传病家族史的夫妻应到相关医院进行优生咨询，由遗传咨询师决定是否具备医学需要的性别选择临床指征。

对于青春期的男性和女性，不仅需要普及生理卫生常识，还要了解前沿的科学技术，才能开阔眼界，更好地健康成长。

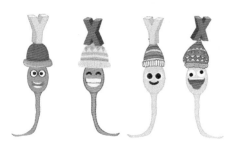

⑩ 什么是性状控制？

◎张 莹，李观明

身体的各种特征，例如，身高、体重、发色和眼睛颜色等，都属于性状。性状指生物体（或细胞）的任何可以鉴别的表型特征，是生物体中可被观察到、检测到或测量到的属性特征，是生物体形态、结构、生理生化特性以及行为特征等属性的总和，是由基因决定的。这些基因是存在于细胞中的一段段 DNA 序列，负责性状的控制。但是，基因并不是唯一决定性状的因素。事实上，环境也会对性状产生影响。例如，饮食习惯、锻炼习惯和生活习惯等，都会对身体产生影响。那么，如何控制性状呢？性状控制可以分为两种类型：自然性状控制和人工性状控制。

自然性状控制是指由基因控制的性状。例如，身高、眼睛虹膜颜色等，人们无法改变它们。但是，人们可以通过改变环境因素，例如，通过饮食、锻炼等，让自然性状更好地发挥作用。例如，人类毛发颜色与肤色有深浅，源于黑色素的合成途径中的限速酶——酪氨酸酶的活性高低所造成，活性越高，则黑色素生成量越多，颜色则深；活性越低，则黑色素生成量越少，颜色则浅。然而，基因与性状并非简单的一一对应关系，环境因素同样参与了性状控制。例如，针对上述的毛发颜色这一性状来说，若人体在严重营养不良或偏食的情况下，哪怕其体内编码酪氨酸酶的基因表达正常，在长期缺乏酪氨酸摄入的状态下，其发色也将变浅。例如，身高这一性状不仅与基因相关，同样还需要从环境中摄入足够的营养元素来确保发育。

人工性状控制是指可以通过人为手段来改变的性状。例如，可以通过整形来改变外貌，或者通过保健品来改善身体状况。但是，这种方法需要谨慎使用，因为它可能会带来副作用，甚至会对健康产生负面影响。

总之，人们可以通过了解基因和环境的关系，可以更好地控制机体性状。但是同时也需要谨慎使用人工干预手段，以避免不必要的风险。

身体健康是最重要的财富。在自然性状控制方面，如果想让自然性状更好地发挥作用，就需要注意自己的生活习惯。例如，多吃蔬菜水果、少吃垃圾食品、多运动和早睡早起等，这些都有助于保持健康的身体和改善身体机能。另外，还可以通过学习和工作来锻炼自己的大脑，提高自己的智力水平。这些都有助于我们更好地掌控自己的性状。在人工性状控制方面，需要更加谨慎。例如，如果想通过整形来改变自己的外貌，则需要先了解手术的风险和副作用，再做出决定。同样，如果想通过保健品来改变自己的身体状况，也需要先了解其副作用，一定要确保以自己的健康为首要因素。

最后，需要强调的是，性状控制并不意味着可以任意改变自己的外貌和身体状况，每个人都是独一无二的，应该珍惜自己的个性和独特之处。

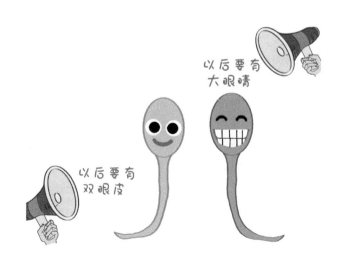

① 1

人类辅助生殖技术能够控制遗传病遗传给下一代吗？

◎黄向红

遗传性疾病是导致新生儿出生缺陷的重要原因之一，目前单基因遗传病有 8000 多种，较常见的有红绿色盲、血友病、白化病等。

人类最早应用人类辅助生殖技术阻止遗传病下传为 X 连锁遗传病，用聚合酶链反应（PCR）技术行男性 Y 染色体特异基因体外扩增，标记出男性胚胎，同时，挑选不患病的女性胚胎移植入子宫。此时的植入前遗传学诊断（PGD）均为检测性别，选女性胚胎移植，帮助有生育血友病 A、进行性肌营养不良等 X 连锁遗传病后代风险的夫妇妊娠，分娩出表型正常的女婴。由于 X 连锁遗传病的遗传规律为：女孩为正常或不患病的携带者，而男孩要么完全正常，要么患病，此法无疑否定健康男孩的出生，而允许携带者女孩繁衍，并不能切断致病基因的传递。

1992 年美国首先报道用 PCR 检测囊性纤维化基因成功，并通过胚胎筛选，诞生了健康婴儿。此后，抗胰岛素缺乏症、色素沉着视网膜炎等多种单基因遗传病的 PGD 检测方法建立，PGD 进入对单基因遗传病的检测预防阶段。

随着辅助生殖技术的发展，能够阻止下传的遗传性疾病越来越多。几乎所有能够明确致病基因的单基因遗传病，均可通过胚胎植入前遗传学检查，挑选不携带致病基因的胚胎移植而阻断单基因遗传病下传。

人类染色体共 46 条（23 对），胚胎的染色体由父母双方各提供 23 条，其中 22 对称常染色体，1 对性染色体，女性为 46，XX，男性为 46，XY。此为人类遗传密码，其大小长度既不能多，也不能少，位置结构也不能发生倒位、易位等，否则，可能导致严重的出生缺陷。辅助生殖技术应用单核苷酸多态性微阵列芯片检测及二代测序技术等可以对染色体倍性进行检查，能检测染色体的非整倍体、嵌合体、基因组病等。

染色体结构异常，如染色体平衡易位在人群中的发生率约为0.2%，显微切割和等位基因映射识别等技术，应用连锁分析识别与易位相关的等位基因，可以鉴别出易位携带状态的胚胎；配对二代测序和 PCR 断点分析等技术，可以有效检测染色体易位断裂区域，精确检测出两断裂点及其邻近序列，以防止因断裂点基因异常所致胎儿遗传性疾病的发生。

2017 年，国际辅助生殖技术监控委员会（ICMART）将植入前遗传学检测（PGT）分成了 3 类，包括植入前单基因遗传病检测（PGT-M）、植入前染色体结构重排检测（PGT-SR）和植入前非整倍体检测（PGT-A）。

随着生物信息学和医学统计学的发展，通过多基因疾病遗传风险评估模型，结合疾病家族中多位家庭成员的基因型-表型的综合分析，对胚胎进行多基因遗传风险评估，对风险最低的胚胎进行移植，实现胚胎植入前遗传学检测-多基因病检测（PGT-P）技术成为可能。

当然，任何技术均有其局限性，即使应用先进的技术手段，毕竟能够活检的胚胎细胞不多，DNA 量少，仍然存在扩增偏移、等位基因脱扣、嵌合体胚胎判断及检测失败等风险，同时大部分多基因遗传病的胚胎植入前遗传学检测目前仍处于研究阶段。

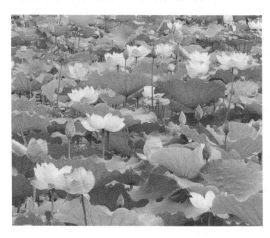

①2

什么是人造精子？

◎张　莹，张欣宗

　　你是否曾听说过人造精子？或许这个词让你感到陌生，但这却是一个备受科学家们关注的话题。

　　在了解人造精子之前，先要了解什么是精子。精子是一种微小细胞，在人体里有很多类型的细胞，但是，只有精子和卵子可以结合形成一个新的生命。精子在男性睾丸中产生，在人类生殖过程中，精子与卵子相结合，这个结合的过程叫做受精。受精之后，形成受精卵，最终发育成一个新生命。

　　什么是人造精子？为什么需要人造精子？

　　所谓人造精子，并非是人工制造精子，而是一项科学技术，是将多功能干细胞在体外环境中培育为精原干细胞，并在体外进一步分化发育为精子，最终和卵子结合完成体外受精。由于有些患者因为生理原因无法自然生育，这时候就需要借助辅助生殖技术，如体外受精等来实现生育后代。而人造精子则是辅助生殖技术的重要组成部分，可以帮助那些不能自然生育的夫妇实现生育愿望。

　　人造精子是如何制造的呢？目前，人造精子的技术还处于探索阶段，但也已经有了一些进展。科学家们通过基因编辑等技术，可以将普通的细胞转化为精子前体细胞，并通过培养和分化，最终形成精子。这听起来很神奇，但还需要大量的研究和实验，目前还有很多技术难题需要克服。专家们表示，通过人造精子，可以让男性不育患者不再需要捐献精子来实现生育。对于那些因为生理原因无法自然生育的夫妇来说，这是极为重要的一步。

　　人造精子的应用前景非常广阔。除了辅助生殖技术，人造精子还可以用于基因疗法等领域。例如，有些疾病是由于基因突变导致的，而通过编辑细胞的基因，可以制造出健康的细胞，从而治疗这些疾病。此外，人造精子的应用还可以扩展到动物繁殖领域。例如，人造精子可以用于提高农业动物的繁殖效率，从而提高农业生产的效率。

目前，人造精子的技术还有很多问题需要解决，但相信随着科学家的不断探索，这项技术将会不断完善。不过，这项技术在伦理方面也引发了巨大的争议和质疑。虽然技术层面可行，但是从进化的角度，该技术不利于物种进化，是不可取的，也会给后代带来不可控的风险。这项技术仍然需要不断完善。另外，技术是一把双刃剑，对于技术的应用，尤其是应用于人类的时候，需要伦理道德的约束。

尽管目前人造精子的技术还有很多问题需要解决，随着科技的不断发展，这个领域会有更多的突破和进展。让我们拭目以待吧！

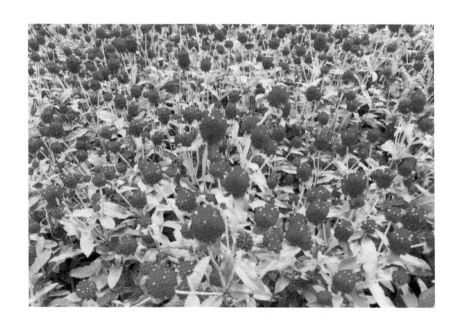

①③
什么是人造卵子？

◎李倩仪

对于地球上的生物而言，繁育后代是其一生中极其关键的使命。然而，当今社会，随着学习压力的不断增大，环境污染的日益严重，熬夜、饮食不规律等不良生活习惯在青春期人群中越来越普遍。如果忽视了青春期的生殖健康，损伤了生育力，会导致青春期人群长大后受到不育的困扰，其中卵巢早衰等生殖疾病往往在被发现之时已经无法挽回，这让许多适龄女性面临"无卵可用"的危机。于是，科学家们在"生殖"这件事情上，可谓是绞尽脑汁，提出用"人造卵子"来帮助有需要的夫妻，这项技术的面世将激发生殖细胞领域的巨大潜力。

要想了解什么是人造卵子，首先要知道卵子是怎么来的。卵子是指卵巢中处于第二次减数分裂中期的次级卵母细胞，在卵巢内经过减数分裂，染色体重组，发育。原始生殖细胞第一次减数分裂发生于胚胎早期，也就是原始生殖细胞迁移进入生殖系统时。第二次减数分裂发生在受精过程中。人造卵子，是指利用人体干细胞培育出的卵子。

目前，科学家们已经可以使用小鼠的胚胎干细胞造出卵母细胞，也就是卵子的前体。但是这些前体细胞必须要重新移植回母鼠活体内，或者从体内分离出卵巢各类细胞，才能进一步产生卵子。这是因为，卵母细胞需要在一个充满液体的特殊囊泡中成熟，这个囊泡叫做卵泡，组成卵泡的体细胞提供了多种营养成分和信号分子，支持卵母细胞的生长和分裂。所以，在培养过程中的不同时间点需要提供各种适当的信号分子，诱导雌性小鼠的胚胎干细胞逐步分化形成卵巢体细胞，当这些细胞与来自小鼠胚胎干细胞的卵母细胞一起共同培养时会产生卵巢卵泡结构，使人造卵母细胞在里面发育成有活力的卵子。

作为生殖领域的一部分内容，科学家们一直致力于实现利用干细胞制造人类卵子的目标。青春期女性一旦不注意保护生殖健康，很容易损伤生育力，甚至造成永久损伤。但人造卵子或许能成为"后悔药"，令这些不能自然产生卵子的女性，通过另一途径获得可以使用的卵子，从而生育出携带自己遗传基因的孩子。毫无疑问，实现这一"有违"自然规律的道路漫长而艰难，科学家们将同时面临着技术与伦理两方面的挑战。

人造卵子如果存在任何基因缺陷都会遗传给下一代，所以出于安全和伦理考虑，人造卵子距临床使用的那一天还很遥远，但它仍是一个值得称赞的梦想。随着生命科学的飞速发展，曾经不可想象的孤雌生殖、孤雄生殖和人造精卵，如今看来并非遥不可及。或许，在不久的将来，有需要的患者就可以通过更为先进的技术手段拥有自己的孩子。

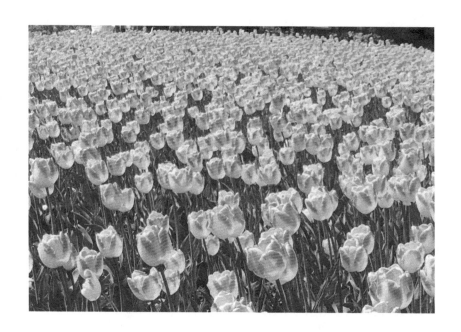

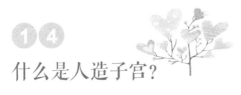

14

什么是人造子宫？

◎李倩仪

　　处于青春期的男性和女性会接触很多科幻作品，而在科幻作品里出现的体外繁殖子代的生育装置，不禁会让人联想到，现实中人类是否能在体外孕育出健康的婴儿呢？正常情况下，人类胚胎发育过程需要在女性子宫内完成。如今，科学家们也正在探索和开发人造子宫，希望能帮助不育人群获得健康宝宝，以及提高早产婴儿的存活率。

　　人造子宫通过模拟哺乳动物子宫和受精卵适宜发育的条件，使受精卵或胎儿可在人造环境下发育，从而脱离对母体的需求，使动物远缘杂交成为可能，而且可以作为批量生产生物的基地，是理想的体外繁衍装置。在母体妊娠过程中，胎儿在子宫内通过胎盘、脐带与母体进行物质交换，获得营养物质和氧气等。而人造子宫使用类似子宫内羊膜腔环境的无菌流体温育，且拥有与脐带-胎盘系统相似的胎儿循环驱动的血液循环和气体交换，不仅提供了自然子宫的无菌、温暖和富有弹性的条件，还能供给胎儿发育所需的养分和氧气，使人造子宫内的胎儿，如同在自然健康子宫内一样顺利发育成长。

　　人造子宫技术的问世可以帮助新生儿存活。新生儿的主要死亡原因之一是早产，早产儿的呼吸系统、神经系统和消化系统尚未发育完全，在妊娠 22 周之前出生的婴儿几乎无法存活，22～23 周出生的婴儿仅有 0.07% 的存活率，进入 24 周后存活率上升到约 60%。而目前的医疗条件配合已有的治疗手段，虽然可以一定程度地改善早产婴儿的结局，但是成功率有限，且即使存活下来还可能会出现严重并发症，影响婴儿的成长和生存质量，也给其父母带来难以承受的痛苦。人造子宫可以通过模拟真实子宫的情况来提升早产婴儿的存活率和生存质量，同时减轻其父母的困扰。

　　青春期生殖健康对成年后的生育力有决定性作用，如果在青春期生殖健康没有得到重视，而致使生育力受损，将会影响到日后繁衍后代。人造子宫给各种原因导致不育的家庭带来了圆梦曙光。在我国，高龄产妇的生育率明显升高，有更多的女性面临高龄生产的危机。而对于罹患影响子宫功能的疾病，如先天性无子宫、子宫发育异常等，尤其是那些由于疾病治疗不得不永久性损伤或切除子宫的女性，生育孩子更加是希望渺茫。另外，女性还要面对生育带来的不平等，包括职场、家庭及社会压力。人造子宫的出现有望解决育龄女性不孕以及高龄女性生育等问题，还给由于疾病失去子宫的女性带来生育子女的曙光。

　　人造子宫不仅可以让出生时间过早的婴儿离开母亲子宫后，继续在相似的舒适环境中汲取营养发育长大，直到孕期结束，长成一个足月的宝宝，还可帮助那些受精卵不易着床或着床之后容易流产，甚至是那些因疾病而摘除子宫的女性解决生育困扰，圆她们的妈妈梦。但是，目前人造子宫技术尚不成熟，仍需要在多方面取得突破性改进，因此，将其应用于人类婴儿仍是路漫漫其修远兮。

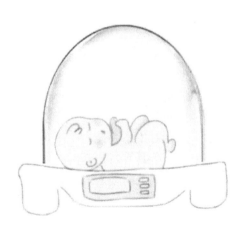

15

人造生命有可能吗？

◎张　莹，张欣宗

人类一直以来都在探索生命的奥秘，而现在，我们似乎离人造生命不再遥远。自 2012 年以来，基因编辑技术得到了极大发展，让科学家们能够对生物的基因组进行精准修改，从而塑造出人类想要的生命形态。

在 2010 年，美国科学家克莱格·文特尔（J. Craig Venter）成功创造出了世界上第一个完全由人类通过化学方法合成的生命体——细菌"辛西娅"（Synthia，意为"人造儿"）。这一创举引起了广泛的讨论和担忧，因为它意味着人为改变基因组并控制生命进化具有可能性。这一技术的突破，让人类能够通过基因编辑技术，创造出新的生命形态，甚至可以创造出人造生命。

基因编辑技术是指以改变目的基因序列为目的，实现点突变、插入或敲除的技术，即通过人工干预生物体的基因序列，对其进行精确的修改，使其具备特定的性状和功能。这项技术在农业、医学和工业等领域有着广泛的应用。例如，可以通过基因编辑技术，让植物具有更好的耐旱性、抗病性，可以尝试创造新的"物种"；可以通过基因编辑技术，治疗某些遗传疾病，例如，囊性纤维化、血友病等。

然而，基因编辑技术的发展也面临着许多潜在的风险和伦理问题。首先，基因编辑技术可能会对生态系统产生不可逆转的影响。例如，如果我们在生态系统中引入了具有特定基因组的物种，这可能会导致生态平衡的破坏。其次，基因编辑技术可能导致人类创造出无法控制的生命形态，从而威胁到人类的安全和生存。最后，基因编辑技术的应用也可能引发伦理纠纷，例如，在人类胚胎中进行基因编辑，将给未来带来什么样的后果，这是必须认真思考的问题。

　　为了避免基因编辑技术被滥用和误用，很多国家和国际组织已经开始对其进行监管和规范。2018 年，有人利用基因编辑技术，在人类胚胎中进行了一系列的实验，引发了广泛的讨论和争议。为了避免这种技术被滥用，2019 年，《中华人民共和国人类遗传资源管理条例》规定在人类胚胎中进行基因编辑必须获得政府批准，并在实验后将胚胎摧毁。

　　基因编辑技术的发展极大地拓展了人类对生命的认识，有助于深入了解生命的形成与发生。同时，亦必须认真考虑其潜在的风险和伦理问题，并采取适当的措施，来确保这类研究与行动不会对生命系统和人类产生不可逆转的影响。同时，应该不断探索和研究这项技术，以期能够更好地应对未来的挑战和机遇。总之，人造生命已经展示出可行性，尽管目前创造的生命尚处于很低级阶段，相信或许在将来的某一天，可以控制或规避这项技术的弊端，使人造生命能够切实给人类带来福音。

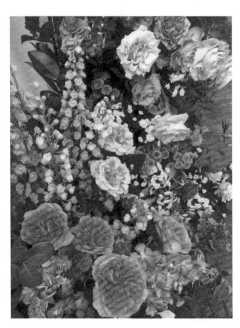

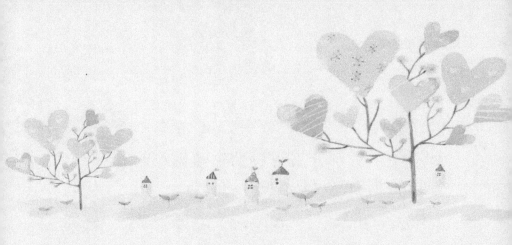

第 17 章

青春期生殖健康的宣教措施

01

针对中学教师开展青春期生殖健康的知识培训有意义吗？

◎夏　桢，饶　燕

　　学校课堂是开展青春期生殖健康教育的主阵地，专题讲座和团体辅导可作为青春期生殖健康教育必要的补充。在中学开展青春期生殖健康教育的必要性已经形成了共识。因此，针对中学教师开展青春期生殖健康的知识培训具有现实意义。

　　从生理上看，人体是一个极其复杂的有机体系统。人体各个系统在神经系统和内分泌系统的调节下，协同完成各项生理活动。神经系统支配全身所有的组织和器官，使得人体成为一个功能完整而统一的整体。内分泌系统分泌激素，调节机体功能，维持机体成长和发育所需环境，并让机体能够适应外界变化。例如，垂体分泌生长激素，促进体内细胞类群的增殖与分化，尤其是促进骨骼增粗增长，同时，生长激素还可以促进身体对于营养物质的吸收与代谢，从而促进身体的生长和发育；垂体还分泌促性腺激素，促进生殖细胞（如精子和卵子）的发生和成熟，以及促进性激素的合成和分泌。而上述机体各个系统的生理功能，主要是在青春期发育、成熟的，其中以生殖系统的发育最为显著，由此引起青春期人群在身体和心理上会发生一系列变化。

　　中学生正处于青春期，学校是他们接受青春期生殖健康科学、规范教育的主要场所。接受过青春期生殖健康知识培训的中学教师可以利用课堂时间、选修课或课余时间通过问题辨析、情境设计、角色扮演、案例讨论、游戏辅导等中学生易于接受的形式，向他们提供生殖健康基本知识。

　　青春期生殖健康知识培训可以让中学教师践行"以人为本"的发展观。生殖健康知识涉及生理、心理、医学、人类进化、生物整体性、生态学、社会学和伦理学等多个学科。丰富的知识使中学教师在注重文化知识传授的同时，关注学生被看见、被肯定、被尊重以及爱与被爱的心理需要。理解中学生行为容易冲动，是由于大脑中负责控制感情和冲动的控制神经中枢尚未发育成熟所致。接纳中学生掩饰、隐藏自己的真实情绪，出现心理"闭锁"的特点，在日常工作中减少批评说教，不应采用惩罚式处分手段，转而营造令学生积极进步、有益于身心健康的成长环境。对于一些不善于用语言表达，想法又消极内向，或者有语言障碍，语言功能发展不足，甚至遭受严重创伤而关闭表达系统的学生，能早识别，早发现，早干预，及时给予学生切实的帮助。

总之，学校是青春期人群实现社会化的重要场所。中学教师是他们除家人之外影响最深远的成年人。对中学教师进行青春期生殖健康知识培训是有现实意义的，可保障中学生及时方便从教师处获取正确的青春期生殖健康知识，为他们后续身心发展提供良好基础。

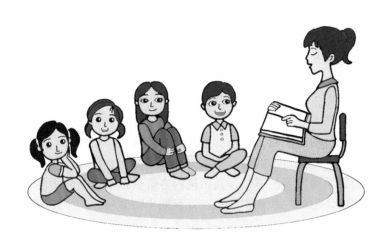

❶❷

媒体应怎样做青春期生殖健康的宣传？

◎张　璟，李观明

青春期生殖健康宣传，本质上是一种信息传播行为。传播的内容是青春期生殖健康知识和理念，目标受众主要是青春期人群，一般受众是相关的社会群体如家长、教师和相关管理者等，主要目的是进行劝服性、观念性的传播，帮助了解青春期生殖系统发育与身心变化，了解青春期生殖健康知识及其伴生的问题，提高青春期人群的自我保护的意识和能力，并在社会层面形成正确的认知和价值观。

传播者、传播媒介、受众和内容构成传播的基础要素，要实现良好的宣传效果，需要基于各要素的特点，采取特定的方法和形式。

媒体是指传播信息的媒介，包括报纸、杂志、电视、广播、电影、图书、音像制品以及互联网络等。

在青春期生殖健康宣传中，如果传播者是媒体，传播特点和内容分别是什么呢？

媒体的传播是面对大众的传播，具有及时性、广泛性、权威性和服务性等特点，其发布的内容影响面广，同时也兼具导向性。由于媒体具有捕捉新闻的天然属性，其传播内容价值挑选需要时效性、重要性、接近性、趣味性和真实性。在青春期生殖健康宣传中，媒体的报道大多结合某些案例以新闻的形式出现，对社会有一定警示作用，可以引发大众对青春期生殖健康问题的关注。

青春期人群的生理、心理发育变化大，一方面体格、生殖系统开始发育至成熟；另一方面，自我意识高涨，逆反心理重，开始要求独立、获得尊重、反对权威等，好奇心重、喜欢冒险，同时存在情绪不稳定、心理不成熟等情况。针对主要受众——青春期人群的特点，媒体在进行青春期生殖健康宣传时，在新闻价值规律和操作基础上，更要留意以下方面。

1. 对内容进行筛选和规范

既要考虑青春期生殖健康宣传内容的科学性、准确性，又要考虑青春期人群的接受度，生动、浅显易懂，有趣而不低俗；基于媒体的示范效应，对一些恶性案件的报道应有挑选，进行价值观引导。

2. 各渠道与时俱进包装

不同的媒体渠道，可以有不同的形式，例如电台节目以声音为主，可以考虑青春期人群喜欢的说唱等方式；报刊以文图为主，二次元、漫画等形式受欢迎；电视兼顾了画面和声效，可以有小剧场、脱口秀等他们喜欢的形式；随着互联网技术发展，各类媒体均可通过互联网进行多媒体报道，同时可通过投票、评论和游戏等形式，加强与受众的互动。

3. 尊重目标受众

从青春期群体能接受的方式来进行宣传，避免教条式的说教，而是平等的知识沟通，避免道德审判，而是给出正面的引导；媒体的影响面广，在个案的报道中严格遵守新闻伦理要求，严格对未成年人的隐私保护等。

4. 坚守社会公器定位

媒体具有公共属性，不应以追求关注度为目标，而应从发动整个社会关注青春期生殖健康的角度开展宣传。媒体应能够协调青春期人群、家长、学校、医疗机构、管理部门、执法部门和公益机构等社会力量发声，共同关注青春期生殖健康问题。

　　总之，媒体在青春期生殖健康宣传中，应充分考虑目标受众的特点，发挥媒体功能，履行好社会责任，为促进青春期人群身心健康包括生殖健康发挥独特作用。

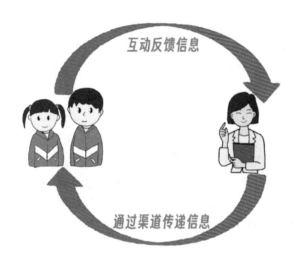

03

书刊应怎样做青春期生殖健康的宣传？

◎张　璟，李观明

开展青春期生殖健康宣教，帮助青春期人群了解其身心发展变化和青春期生殖健康的内涵，有利于提高他们对生殖健康的正确认识，自觉处理好青春期生殖系统发育的相关问题，从而保障身体发育和身心健康。

处于青春期的人群生理和心理都处于变化中。获得有关自己青春期身体的准确信息，有利于减少心理压力，对自己的健康做出明智的决定。通过专业、有针对性的书刊，给予青春期人群生殖健康知识，是目前家庭教育和学校教育中常见且有效的方式。

相比其他媒介，书刊在青春期生殖健康宣传中最大的特点是：容量大，信息比较详细；可保留，信息可长期持有；可选择，读者可以根据兴趣挑选阅读。同时书刊也具有不能随时更新、更正最新知识，携带不便，感染力低等缺点。结合青春期人群和书刊的特点，采用书刊进行青春期生殖健康宣传时，建议重视以下方面。

1. 针对性，分层分类

青春期的年龄跨度较大，从 10～19 岁，应根据不同年龄段、不同性别、不同文化层次和理解能力，进行有针对性的编写，方便读者按需挑选阅读。例如，对于年龄比较小的人群，语言可以低幼化、辅助一些漫画和图片等；而对年龄稍大一些的，可以增加一些更深的专业知识和适当的故事。

2. 科学性

青春期生殖健康的知识，需要确保内容的科学性和准确性，使读者能够接受正确的青春期生殖健康相关知识，并且改变社会上以往对青春期生殖健康的错误认知或偏见。教育部门和社会相关机构，应组织对青春期生殖健康有研究造诣的科学家、医生等专业人员撰写针对青春期生殖健康各方面内容的科普读物，这是保障科学、准确给读者介绍青春期生殖健康相关知识的前提。

3. 趣味性

通俗易懂，语言简洁，避免枯燥，避免大量使用专业术语，可多采用讲故事、比喻和类比等形式，方便读者理解。

4. 多样性

除了文图，也可多采用漫画等形式，随着互联网技术的发展，书刊也可以通过扫描二维码等方式，推出有声读物、立体书画等，甚至可以通过书刊上的二维码，实现电子阅读和更新。

5. 文化导向

以生命关怀为核心内涵，倡导良好的价值观。宣传过程中需要对青春期人群进行引导，除了通过生殖健康知识帮助其正确预防疾病、形成良好的生活习惯，也要帮助他们形成维护生殖健康的责任感，培养洁身自好的意识和良好的卫生道德。

6. 实用、可获取

青春期生殖健康宣传书刊，要以实用、全面的知识，帮助青春期人群认识其身心变化，了解生理知识，识别问题、认知风险，并能得到合理的建议。应加强与学校、教育部门等的沟通，以符合教育需求，提高青春期生殖健康宣传书刊的可获取性。

综上所述，利用书刊进行青春期生殖健康宣传是常见的做法。因此，社会各有关方面应重视这一途径的现实意义和深远影响，持续提高书刊的科学性、实用性和趣味性等，不断提升出版物的质量，通过提供有科学营养的书刊，给予青春期人群科学的生殖健康知识和良好的价值观引导。

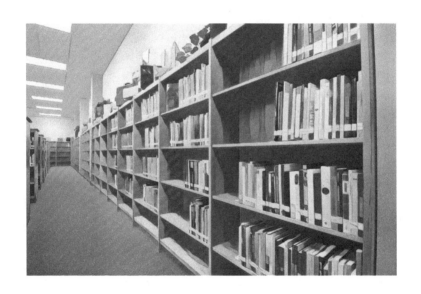

04

医疗机构应怎样做青春期生殖健康的宣传？

◎张　璟，李观明

"因为痛经去看妇科，有点不好意思""肥胖、长痘痘，月经也不规则，会不会是网上说的青春期多囊卵巢综合征""我是男孩，但胸部发育了，很怕被同学嘲笑"……一些青春期男性、女性面对自己身体的变化，会有焦虑和猜想。在这个时候，医疗机构不仅可以通过专业诊疗呵护他们的身心健康，更应加强青春期生殖健康宣传，帮助他们健康顺利地度过这一关键时期。

医疗机构是依法定程序设立的从事疾病诊断、治疗活动的卫生机构。随着人民健康理念的转变，"患病求医"成为基本需求，"健康管理"愈来愈受到重视，医疗机构服务体系从"以治疗疾病为中心"转变为"以健康为中心"，健康知识普及工作也越来越受重视。

在青春期生殖健康宣传中，医疗机构的角色具有特殊性。拥有专业的医务人员、诊疗资源；具有让人信服的公信力，尤其公立机构承担健康知识普及的任务；是健康教育的重要场所，既能接触青春期患者，又能链接其监护人等群体。但是，部分医疗机构现行的健康教育存在着形式单一、效果不理想的问题。医疗机构开展青春期生殖健康宣传，可以从以下几方面入手。

1. 长期建设

完善生殖健康科普专家库和资源库，加强生殖健康科普人员培训和管理，构建全媒体健康知识发布和传播机制，围绕青春期各个阶段，从知识普及、预防、治疗和预后等环节开展宣传。建设青春期生殖健康科普场馆，向公众提供科学、规范的展示，提供互动体验、健康知识普及和健康自评自测等，例如，广东省人类精子库举行科普开放日活动，带领青春期人群参观了解人类精子库，同时通过讲座讲解精子的产生和保健知识。

2. 科学实用

医疗机构最大的特点是专业，内容产出在确保正确和专业的前提下，尽量通俗易懂，针对不同的年龄阶段，普及应该掌握的知识和保护措施、补救措施，给予实用的指引。

3. 多样便捷

充分利用多媒体手段，与时俱进，拓宽青春期生殖健康的宣教渠道，多用青春期人群喜欢的图片、动画和音视频等进行展示，通过微信公众号、视频号等互联网平台进行传播，用信息化手段把宣教内容实现线上展示。宣教内容可以根据青春期人群遇到的疑问、问题等，进行有针对性的推送，通过海报单张、扫描二维码等方式，并在容易看到的地方展示，方便有需要的时候随时查看、方便快捷。

4. 社会公益

健全社会健康教育网络，动员社会力量参与青春期生殖健康知识普及，组织实施生殖健康知识进机关、进学校、进社区和进企业等。在宣传中坚守公益性，不以营利为目的，严格遵守相关法律法规，保护患者隐私，给予青春期人群正确的知识和引导。

在呵护青春期生殖健康时，医疗机构除了进行诊疗，更应该履行社会责任，做好青春期生殖健康宣传，做好长期建设，以科学实用、多样便捷的宣教，向青春期人群普及生殖健康知识，帮助他们顺利度过青春期。

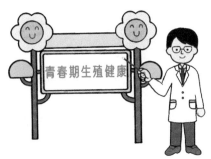

05

网络应怎样做青春期生殖健康的宣传?

◎张　璟，李观明

当一个小朋友说"come on the way"，另一个如果答"ABC"，那就是对上了"社交暗号"；还有"YYDS""XSWL"……很多毫无逻辑的对话、猜不出意义的缩写，是"5G 儿童"经常说的网络语言。要用网络做好青春期生殖健康宣传，让在互联网"冲浪"长大的青春期人群接受宣教内容，先要了解网络的特点。

随着互联网技术的发展，网络在信息传播中的地位越来越重要。2021 年未成年网民规模达 1.91 亿，互联网普及率为 96.8%。互联网已成为未成年人获取资讯、学习、娱乐、社交的重要工具，88.9% 的未成年网民经常利用互联网进行学习。

在信息传播中，网络呈现的特点有以下几种。

1. 无中心性

人人皆可在网络发声，单向传播的时代结束，没有以往传统媒体"把关人"的角色，读者可以根据自己的兴趣选择内容，呈现多向的信息传播。

2. 开放性与交互性

网络没有时间和空间的限制，甚至没有地理上的距离概念，在遵循规定的网络协议前提下，网民可自由创作、信息可以及时流动；人与人之间的互动不受时间和空间的限制，评论、弹幕、点赞、聊天、视频和投票等互动手段层出不穷。

3. 碎片化

网络传播呈现的是快餐式的信息流动，人们的关注度和注意力极容易被分散，猎奇、夸张的吸引眼球信息层出不穷，也容易陷入沉迷。

4. 信息量巨大

网络汇集了海量的信息，内容营养不良，准确性、深度和道德等方面水平不一。

故此，借助于网络开展青春期生殖健康的科普教育，一方面应该利用网络传播的优势，另一方面需要避免目前网络传播的不足之处，尤其是注意以下几点。

1）年轻化

避免传统的权威式、古板的宣教模式，善用年轻化语言，区别正能量的网络语言和网络烂梗，用立体、幽默和多元的表达方式，打通与青春期人群直接沟通的壁垒，在网络上形成受其欢迎的传播模式。对青春期人群浏览网络信息，根据年龄等情况，进行分层分类的建议，提供适当的青春期生殖健康知识。

2）专业化

在青春期生殖健康的网络宣传中，要突出知识的科学性和专业性，能够让青春期人群顺着网线获取成长营养，能够深入浅出、通俗易懂，让他们重视生殖健康，不仅能掌握正确的生殖健康知识，还能识别错误的知识。

3）集成化

互联网的包容性和开放性，使得集成式的宣传得以实现，可以集成社会各类资源、在各种互联网渠道，采用各类形式开展宣传，例如卫生行政机构、卫生医疗机构、学校和公益组织等各方力量，在青春期人群喜欢的平台，采用图文、动画、视频和游戏等形式进行宣传。

由于互联网的开放性和生殖健康知识的特殊性，在网络开展青春期生殖健康宣传，除了做到网络化、年轻化的内容制作和传播，还应联合政府监管部门、学校、家长和社会组织等协同发力，共管共治，对内容进行筛选引导，提升未成年人网络环境的健康度，切实帮助青春期人群提升生殖健康知识水平，构筑心理防线。

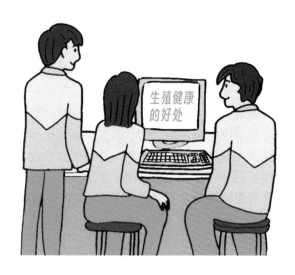

06

短视频应怎样做青春期生殖健康的宣传？

◎张　璟，李观明

短视频是继文字、图片和传统视频之后新兴的互联网内容传播形式。截至 2022 年 12 月，短视频用户规模达 10.12 亿，首次突破 10 亿，用户使用率高达 94.8%。随着智能终端的普及和技术发展，短视频作为一种广受欢迎的传播形式，在青春期人群中有较大的关注度和影响力，必然是青春期生殖健康宣传的重要途径。

短视频一般指在新媒体平台传播的时长不超过 5 分钟的视频，在抖音、快手等平台，大部分视频在 3 分钟以内。短视频具有创作门槛低、碎片化、娱乐化、场景化和社交化等特点，在获取资讯、娱乐的同时，能满足大众的围观心态和自我表达诉求。同时，短视频也存在内容参差不齐、缺乏深度、商业化、雷同化、低俗化、暴力色情和容易令人沉迷等问题，对没有辨别能力的青春期人群是巨大挑战。

利用短视频做青春期生殖健康的宣传，应注意以下几点。

1. 主题突出

短视频具有碎片化的传播特征，因为时长有限，更需要在短时间内说清楚具体的知识。这也要求在青春期生殖健康宣传中，要避免"贪多嚼不烂"，短视频的内容要"小而美"，能围绕不同年龄段的用户关注点，选取比较小的切口进行科普。

2. 打造特色

短视频碎片化特征不仅体现在内容碎片化，还体现在形式碎片化，图文、声音、配乐、动画、出镜人物、字幕、同期声和贴片等的个性化和特点，都可以成为短视频吸引用户的要素，例如，特色的背景音也可能成为一个视频号的标志。

3. 准确易懂

青春期生殖健康宣传首先要确保的是内容科学准确，可邀请专业技术人士对内容进行审核把关。此外，宣传的主要对象是青春期人群，因此短视频中可以利用 3D 立体图像、动画等配合，以趣味性、通俗的表达，传递准确的知识。

4. 确保质量

短视频的创作门槛很低，在青春期生殖健康宣传中，要按照相关法律法规要求进行内容制作，尽量打造高质量的短视频以实现良好的传播效果，包括画面内容要清晰且有质感，逻辑流畅，导向正确，文字简洁、表达清晰，配音与主题契合等。

5. 情感引导

讲故事是目前常用的方式，不仅内容本身有情感元素，还可以通过场景构建等，以情感化的表达拉近与大众的心理距离，力求产生价值共鸣，进行润物细无声的价值引导。

短视频是开展青春期生殖健康宣传的一大途径，基于短视频的特点，打造主题明确、准确易懂和特色有趣的高质量青春期生殖健康宣

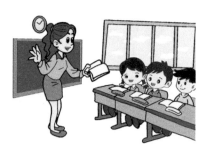

传短视频，有利于拉近与青春期人群的距离，提高宣传效能。同时，面对海量的短视频，青春期人群也存在无法辨别真伪、容易沉迷等问题，需要监管部门、视频平台等各方加强对内容制作的监管，对雷同化、低俗化以及暴力、色情信息进行重点的专项治理,减少负面影响。

07

科普基地应怎样做青春期生殖健康的宣传？

◎王奇玲，李观明

在某个全国科普日（九月的第三个公休日），一群中学生在教师的带领下来到某省级生殖健康科普基地，好奇心让他/她们有点激动，叽叽喳喳说个不停。基地教师已经在现场准备了彩色的生殖健康知识折页，墙上挂好了卡通形象的生殖健康知识挂画，老师背着扩音器，每个学生都拿到了耳机，按照设计好的流程，老师逐个讲解这些挂画，他/她们一改之前的激动，一直在认真地听着，看着，时而小声地讨论着。这是科普基地面向中学定期开放，为学生科普生殖健康知识的场景之一。

青春期是身体由儿童期向成年期过渡的阶段，按照世界卫生组织的定义，青春期的年龄段为10～19岁。青春期是男性和女性身心变化最大的时期，身体、外貌、第二性征、行为模式、自我意识、交往与情绪特点和人生观等都逐渐成熟起来，慢慢接近成年人。青春期孩子通常面临着以下变化：性心理的变化、交际方式的变化、独立意识增强、关注自己的形象以及自尊心增强。在开展青春期生殖健康科普教育时，科普基地应针对青春期人群的上述特征，采用他们容易接受的方式提供适合他们的科普内容。

作为提供生殖健康教育的科普基地，需要秉持公益性原则，配备优质的生殖健康科普师资，具备生殖健康科普所需的场地和资源，结合丰富的生殖健康相关案例开展相关科普宣传。其宣传方式可以是：

（1）科普基地可通过专题教育、黑板报、广播、电视和展板等多种形式宣传介绍中学生生殖健康教育内容；

（2）定期与中学校合作组织专业师资前往中学开展科普讲座和科

普实验展示，丰富学校生殖健康科普内容的广度和深度；

（3）科普基地撰写相关文章、制作视频和音频科普作品在传统媒体与新媒体进行传播推广。与传统媒体相比，新媒体具有鲜明的时代特征。例如，微信已成为一种极其普遍的生活方式；微博可随时随地通过手机阅读，了解发生的新鲜事；小红书可标记年轻一代的生活方式；以及诸多社交论坛平台如百度贴吧、豆瓣、猫扑和天涯等广泛存在；问答类平台针对性强，精准度比较高，已成为一种强劲的网络口碑营销利器，如知乎平台有问题，就有答案等；自媒体平台，如今日头条突出了你关心的才是头条，是用户获取最新资讯的首选途径，曝光率高，流量巨大；音视频类包括短视频、直播、长视频和音频。

上述新媒体等诸多形式和平台的存在便于科普基地组织师资制作相关教育资料，开展多途径、全方位的青春期生殖健康科普教育。

总之，科普基地应充分利用传统媒体和新媒体，如微信、微博等融合发展趋势，传播更多优秀青春期生殖健康教育的科普作品，为青春期生殖健康的科普教育做出独特贡献。

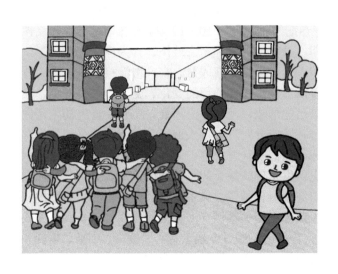

08

指导中学生实验观察精子、卵子和胚胎的
形态与结构有什么效果？

◎王奇玲

　　精子是男性睾丸产生的生殖细胞,排出体外的成熟精子呈蝌蚪状,正常精子长约 60μm,可分为头、颈和尾三个部分,具有运动能力。卵子是女性卵巢产生的生殖细胞,直径约为 0.2mm。女性一生成熟的卵子约为 300～400 个。健康女性每月只有一个成熟的卵子从卵巢排出到输卵管。卵子排出后在体内可存活约 48 小时,在这 48 小时内与进入女性体内的精子相遇、结合即可形成受精卵,受精卵经过分裂、发育、形成胚胎,第 9～38 周进入胎儿期,胎儿在女性子宫内发育成熟直至分娩出宝宝,一个新生命就此诞生了。

　　中学生年龄多为 11～18 岁,正处于青春发育期,最大特点是生殖系统的发育、成熟,他们会对成熟生殖器官——睾丸和卵巢,以及这些器官分别产生的精子和卵子具有好奇心,也会很想看到精子与卵子结合后形成的胚胎是什么样子。因此,在中学阶段,指导学生在显微镜下实验观察精子、卵子和胚胎的形态和结构,一方面可培养中学生的观察能力,使中学生对精子、卵子和胚胎有直观认识;另一方面,这种镜下观察的现场实验,可更好地激发中学生学习了解生殖系统相关知识的兴趣,为引导他们深入学习青春期生殖健康科普知识打下良好的基础。

　　精子成熟后可排出体外,用于现场实验观察时获取标本容易。通过现场实验,中学生在显微镜下可清晰观察到正常精子、活动力弱的精子、不活动的精子,以及畸形精子（如尖头精子、不定形精子和圆头精子等）,从而直观认识青春期男性生殖健康受损后对精子造成的伤害,建立从青春期就要维护男性生殖健康的意识。

卵子和胚胎在女性体内发育，受取样限制，不能在显微镜下现场实验观察。但可通过小鼠实验获取卵子和胚胎，用于实验观察。另外，随着生殖医学中心显微镜设备的升级换代，部分显微镜具有拍摄功能，体外受精时可拍下卵子与精子受精过程以及早期胚胎发育过程，制作为视频。这些视频也可联系生殖医学中心提供给中学生观看。

中学阶段是开展生殖健康科普教育的关键时期，相较于单纯的生殖健康科普知识讲座，通过显微镜下观察精子、卵子和胚胎，让中学生对精子、卵子等生殖细胞和胚胎有更形象、更具体的认识，也可进一步激发中学生对于生殖知识的兴趣，拓宽中学生的思路，有利于引导他们建立正常生殖系统功能的认识，并在今后的学习与生活中产生维护正常生殖系统功能的意识。

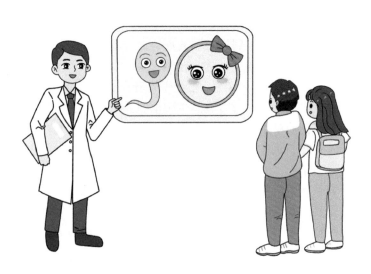

主要参考文献

高江曼, 乔杰. 2012. 卵巢组织冷冻移植在女性生育力保存中的研究进展. 中国优生与遗传杂志, 20(10): 1-4, 7.

李尚为. 2016. 女性生育力保存新进展. 西部医学, 28(5): 593-597, 605.

王欣, 吴勇, 孟庆娅, 等. 2019. 尿道下裂的基因特点及其研究进展. 国际生殖健康/计划生育杂志, 38(3): 253-256.

吴霜, 刘婷婷, 李文. 2017. 人类卵母细胞冷冻技术研究进展. 中国医学前沿杂志(电子版), 9(8): 17-22.

谢幸, 孔北华, 段涛. 2018. 妇产科学. 9版. 北京: 人民卫生出版社.

徐玉萍, 曹云霞. 2011. 未成熟人卵母细胞体外成熟的临床应用进展. 国际生殖健康/划生育杂志, 30(5): 380-383.

郁琦, 金利娜. 2008. 体重异常与闭经. 中国实用妇科与产科杂志, (12): 898-900.

张纪云, 龚道元. 2020. 临床检验基础. 5版. 北京: 人民卫生出版社.

张巧利, 吴瑞芳. 2020. 英国生育协会"医源性原因女性生育力保存策略与实践指南(2018版)"解读. 中华生殖与避孕杂志, 40(4): 344-351.

中华人民共和国卫生部疾病控制司. 2006. 中国成人超重和肥胖症预防与控制指南. 北京: 人民卫生出版社.

朱伟杰. 2020. 睾丸免疫防御机制与新冠病毒是否损伤男性生殖力的思考. 中国病理生理杂志, 36(7): 1340-1344.

朱伟杰. 2022. 《WHO人类精液检查与处理实验室手册》(第6版)修订内容的启示. 中华生殖与避孕, 42(9): 879-886.

Eshre Guideline Group on Female Fertility Preservation, Anderson R A, Amant F, et al. 2020. ESHRE guideline: female fertility preservation. Hum Reprod Open, 2020(4): hoaa052.

Li Y, Teng D, Ba J, et al. 2020. Efficacy and safety of long-term universal salt iodization on thyroid disorders: epidemiological evidence from 31 provinces of Mainland China. Thyroid: Official Journal of the American Thyroid Association, 30(4): 568-579.

Parmegiani L, Cognigni G E, Bernardi S, et al. 2011. Efficiency of aseptic open vitrification and hermetical cryostorage of human oocytes. Reprod Biomed Online, 23(4): 505-512.

United Nations Population Fund. 2014. Programme of Action of the International Conference on Population and Development. New York: United Nations Population Fund.

Wallace W H, Thomson A B, Kelsey T W. 2003. The radiosensitivity of the human oocyte. Hum Reprod, 18(1): 117-121.

World Health Organization. 2010. WHO Laboratory Manual for the Examination and Processing of Human Semen. 5th ed. Geneva: WHO Press.

World Health Organization. 2021. WHO Laboratory Manual for the Examination and Processing of Human Semen. 6th ed. Geneva: WHO Press.